ÉVEIL PSYCHOMOTEUR
DU TOUT-PETIT

Cet ouvrage a bénéficié du soutien de Psychomotricité Suisse, l'association des thérapeutes en psychomotricité.

psychomotorik schweiz
psychomotricité suisse
psicomotricità svizzera

Couverture : Atelier Françoise Ujhazi, Genève
Image de couverture : Photographie de Mathilde, petite-fille de l'auteure.

Maquette et mise en pages : Atelier Françoise Ujhazi, Genève

46, chemin de la Mousse – CH 1225 Chêne-Bourg
e-mail : livres@medhyg.ch
site web : www.medhyg.ch

ISBN 9782880493530

Vanessa Solioz de Pourtalès

ÉVEIL PSYCHOMOTEUR DU TOUT-PETIT

Éducation psychomotrice des bébés de 3 à 18 mois en collectivité

EDITIONS
MEDECINE & HYGIENE

REMERCIEMENTS

Ma reconnaissance s'adresse
aux bébés et à leurs parents,
à la direction et aux éducatrices des crèches : Les Jasmins à Chalais (Valais), Les Eaux-Vives à Genève et Saint-Gervais à Genève, pour leur confiance et leur collaboration pour les photos.

Mes remerciements particuliers vont à
Anne-Marie Munch, directrice de l'École Supérieure d'Éducatrices et d'Éducateurs de l'Enfance à Genève ;

Birgit Mann-Hernot et Renata Pegoraro, mes collègues formatrices de cette école ;

Madelon Saada-Robert (Université de Genève),
Karin Delessert (Service Santé de la Jeunesse, Genève),
pour leurs encouragements et leurs commentaires judicieux ;

Christine Fumeaux avec qui j'ai pu partager l'enthousiasme pour les bébés ;

Sylvie Chabloz pour son aide précieuse et pour les moments d'échanges stimulants sur le développement et l'accompagnement psychomoteur des tout-petits ;

et au
Département de l'instruction publique, de la culture et du sport, Service Enseignement et formation, Ressources et Développement, pour la première impression de l'ouvrage entre 2009 et 2011.

Vanessa Solioz de Pourtalès
Thérapeute en psychomotricité ASTP
Maîtrise en orthopédagogie (Université de Montréal)
Doctorat en psychologie (Université de Poitiers)

À Charlotte-Romaine, ma fille

AVERTISSEMENT

Dans cet ouvrage le masculin générique est utilisé pour des raisons de commodité d'écriture.

Le terme « Éducateur » recouvre les diverses appellations en usage dans les institutions de la Petite Enfance (éducateur de l'enfance, éducateur de jeunes enfants, éducateur de la petite enfance….).

POUR L'ÉTUDIANT

Bienvenue dans les pages de ce livre qui vous invite à la pratique auprès des fascinants petits d'homme : les bébés. Ce livre est écrit principalement pour vous, futur éducateur de l'enfance et futur psychomotricien. Je l'ai conçu à partir de ma formation théorique et pratique de psychomotricienne et de psychologue dans le but de soutenir votre activité accompagnant le développement global du tout-petit.

Mon enseignement de l'Éveil psychomoteur de plus de vingt ans dans diverses écoles formant les éducateurs de l'enfance s'est construit à partir de ce que j'observais, ou n'observais pas chez les bébés, en confrontation avec mes connaissances théoriques en psychologie du développement et en psychomotricité. Cette action de va-et-vient entre la pratique dans le réel et la théorie livresque a été une démarche que j'ai toujours cherché à faire partager à mes étudiants.

Les applications que je propose sont celles que j'ai pratiquées pendant de nombreuses années en crèche. C'est à partir d'un vécu régulier avec les tout-petits, au travers de mes observations, mes questionnements, mes tâtonnements et les réponses participatives des bébés, que j'ai cherché à systématiser mon travail. La collaboration avec l'équipe éducative de la crèche m'a permis de connaître et d'apprécier le rôle important d'un éducateur auprès des tout-petits en institution petite enfance.

Je vous invite à lire un passage et à mémoriser les photos, pour passer ensuite à la pratique, et revenir sur les explications dans le texte. De plus je fais l'hypothèse que si vous vivez vous-même dans votre corps les thèmes du développement comme proposés dans les pages « exercices personnels », vous comprendrez plus aisément les mouvements, les ressentis et les actions sur les objets. Ceci renforcera votre conviction sur la richesse éducative que vous apportez aux tout-petits. Mes propositions ne constituent pas un modèle rigide mais plutôt une incitation à inventer vos propres actions éducatives.

Quand vous rencontrez les bébés dans votre vie ou au cours de vos stages vous avez certainement été émerveillés de la profondeur de leur regard, de leur sérieux, de leur espièglerie révélatrice de leur intelligence et de leur sensibilité. N'en doutez pas les bébés nous comprennent au plus profond de nous-mêmes.

Faites confiance aux bébés, ils sauront apprécier ce que vous leur apportez !

POUR L'ÉDUCATEUR DE L'ENFANCE EN EXERCICE

Pour vous éducateur diplômé, cet ouvrage ravivera pour certains des souvenirs d'expériences vécues en cours de psychomotricité pendant votre formation. Il entretiendra vos connaissances et vous stimulera à rester conscient de vos gestes, à éviter la routine et les automatismes afin d'assurer le bien-être physique et psychique du tout-petit. Il peut contribuer à votre formation continue par l'appui d'un choix de contenus, d'exemples, de matériel et d'exercices, tout en confirmant ce que vous faites, en ajoutant de nouvelles propositions.

Je vous invite à parcourir rapidement cet ouvrage, puis de ne lire que les passages qui vous interpellent ou qui correspondent à vos interrogations du moment pour passer ensuite à une mise en pratique. Laissez-vous attirer par un chapitre qui vous est peut-être moins familier, comme la créativité cognitive.

Les propositions présentées ne vous amèneront pas un surcroît de travail puisqu'elles s'inscrivent dans le quotidien, comme le portage, la manière de manipuler le corps du bébé ou les jeux à partager.

Faire soi-même les changements de positions des tout-petits vous aidera à sentir les « mouvements naturels » du bébé et ainsi mieux comprendre tous les éléments constituants du mouvement. Votre observation en sera facilitée de même que vos manipulations du corps du tout-petit.

Je vous suggère de ne pas vous focaliser sur ce qui « ne va pas » chez le bébé. Certes il faut l'aider, cependant n'oubliez pas l'importance de votre attitude et de vos gestes au quotidien qui accompagnent le développement tout en évitant ainsi l'apparition d'un « problème ». C'est le sens de la prévention.

Ce document pourra servir de support pour alimenter la discussion et les échanges de pratiques lors des rencontres en équipe ainsi que lors de vos échanges avec les parents sur leur enfant qui grandit. Sans oublier votre collaboration avec le psychomotricien ou tout autre professionnel.

Enfin, il faut insister sur l'importance de la qualité de la relation établie avec le tout-petit. Cette qualité se nourrit d'une capacité d'observation, de compréhension et d'attente avant d'intervenir. Il en ressort pour l'enfant un sentiment renforcé de confiance et de sécurité. C'est ainsi que vous accompagnerez utilement le tout-petit au cours de son développement sans sur stimulation et en suivant ses mouvements naturels et ses jeux spontanés.

POUR LE PSYCHOMOTRICIEN EN CRÈCHE

Psychomotricien auprès des bébés, vous trouverez dans cet ouvrage les thèmes bien caractéristiques de la psychomotricité, à savoir la connaissance de la motricité en évolution, la découverte de son corps par le tout-petit et ses jeux spontanés qui illustrent la progression de son intelligence au travers de ses actions avec des objets. Vous reconnaîtrez la modalité de l'intervention éducative qui propose une coconstruction de l'action avec le bébé.

Mon expérience de thérapeute en psychomotricité m'a servi de base dans le choix de mon orientation psychopédagogique ainsi que les thèmes d'éveil à développer.

Ce livre permettra (en tant qu'aide-mémoire) de réactiver des connaissances théoriques et leurs liens avec une mise en pratique concernant le développement de l'enfant normal, et sera un support à la prévention de « problèmes » qui pourraient s'installer durablement.

Même si cet ouvrage s'adresse en premier lieu à l'éducateur il pourra être pour vous psychomotricien un objet de référence à partager avec les personnels de crèche dans votre travail de collaboration. Il sera un moyen de soutenir et de valoriser leur apport positif dans le développement des bébés autant qu'aider à réfléchir sur leurs pratiques éducatives.

Je vous encourage à initier un travail sur le vécu personnel pour donner une base à une transposition sur le plan professionnel. Vous stimulerez ainsi la discussion sur l'intégration de la théorie dans les actions éducatives.

Le contenu de cet ouvrage a pour but de servir de repère pour organiser une intervention générale dans une institution petite enfance.

POUR LES AUTRES PROFESSIONNELS

Assistants socio-éducatifs, assistantes maternelles, infirmières, ergothérapeutes, physiothérapeutes qui intervenez auprès des bébés, vous trouverez également des éléments utiles pour votre pratique, en plus d'une connaissance du métier des éducateurs de l'enfance et l'approche psychomotrice en éducation.

COMMENT UTILISER LE CONTENU DE CE LIVRE

L'orientation pédagogique de cet ouvrage et sa mise en application sont décrites dans le premier chapitre portant sur l'intervention éducative. Les chapitres suivants débutent par un rappel théorique sur des thèmes de développement : l'éveil de la motricité, l'éveil des sens pour la découverte du corps et l'éveil de l'intelligence par la créativité cognitive.

Ces thèmes sont accompagnés d'exercices personnels pour faciliter leur compréhension et pour servir d'aide-mémoire des mouvements spécifiques à exercer sur soi avant d'entreprendre une pratique auprès des bébés. Même si son vécu d'adulte est différent du tout-petit, la pratique sur soi vous aidera à mieux saisir ce que vous allez faire sentir au bébé. Pratiquer les déplacements sur un autre adulte qui commente votre manipulation, vous permettra d'ajuster le trajet et la force que vous imprimer sur son corps.

Chaque thème d'éveil du développement comporte une partie « mise en pratique » qui propose une application de l'Éveil psychomoteur par des exemples de jeux et de matériel suivant l'âge du bébé et l'objectif de développement visé.

Pour vous aider à trouver plus facilement les réponses à quelques-uns des éléments les plus couramment recherchés, voici les pages où vous rendre :

QUELQUES RECOMMANDATIONS

Ne pas faire à la place du bébé.

Ne pas poser systématiquement le bébé dans la position assise au sol.

Ne pas mettre et laisser le bébé dans une position qu'il ne maîtrise pas encore.

Suivre la progression naturelle de ses mouvements et de ses capacités cognitives.

Ne pas trop se fixer sur les âges théoriques d'acquisition (échelle de développement). Regarder plutôt ce que le bébé peut faire et comment il le fait.

Privilégier sur le plan émotionnel et relationnel : la confiance, la réassurance, le plaisir.

Privilégier sur le plan cognitif : les expériences du bébé afin qu'il découvre l'espace et les objets.

TABLE DES MATIÈRES

PRÉFACE

« Psychomoteur », « psychomotricité »... Ces termes évoquent immanquablement en moi ce vieil adage romain *« mens sana in corpore sano »*, un esprit sain dans un corps sain. Cette vision holistique de l'homme et de la santé est au cœur de l'approche psychomotrice décrite dans ce livre. Cette incursion chez nos anciens n'est pas anodine à une époque où la tendance est aux morcellements, à l'hyperspécialisation...

L'auteure a choisi d'associer le mot « éveil » au mot « psychomoteur ». Le choix est heureux. Éveiller, c'est faire naître en l'autre la curiosité, stimuler en lui la part qui sommeille et qui est prête à se manifester. Cet éveil psychomoteur par des professionnels favorise chez les tout-petits une prise de conscience de leurs repères intérieurs.

La démarche que Madame Vanessa Solioz de Pourtalès a voulu mener, et dont ce livre est le témoin, est généreuse. Elle s'adresse d'abord aux psychomotriciens/ennes pour qu'ils/elles comprennent les particularités et les spécificités du monde des tout-petits. Elle s'adresse surtout aux équipes éducatives actives dans la petite enfance. Il est rare que des professionnels transmettent en toute transparence leur science, leur expérience, leur savoir-faire à d'autres corps de métier. Vouloir transmettre aux éducateurs et aux éducatrices des jeunes enfants ce qui est l'essentiel même d'une profession est donc peu banal.

Par la fonction que j'occupe, je me retrouve dans cette approche. La promotion de la santé, qui est au centre de la mission du Service de santé de l'enfance et de la jeunesse, procède en effet d'une démarche similaire. Développer, puis renforcer chez l'autre ses compétences propres afin qu'il devienne acteur de sa trajectoire de vie, de sa santé et de son bien-être est l'objectif central de la promotion de la santé. En permettant à des professionnels de la petite enfance de développer chez le tout-petit grâce aux pistes présentes dans ce livre, son savoir-faire et son savoir-être à partir de son propre potentiel, est sans nul doute la meilleure manière de contribuer à son développement harmonieux.

Madame Vanessa Solioz de Pourtalès est une pionnière, elle fut parmi les premières psychomotriciennes formées à Genève dans les années 60. Elle a ensuite complété sa formation universitaire au Québec et en France à la faculté de psychologie, et s'est enrichie au contact du monde de la danse. Ce bagage pluriel lui a permis de faire ce « voyage » vers les enfants et les tout-petits, vers les professionnels de la petite enfance et de leur tracer une route.

Elle nous livre au travers de ces pages, son intime conviction : c'est à travers le mouvement que l'on se construit, que l'on développe ce lien social, ce lien à l'autre et à soi-même, qui est gage de vie et de santé.

Je souhaite donc un grand succès à ce très beau livre.

Jean-Dominique LORMAND
Médecin directeur du Service de santé
de l'enfance et de la jeunesse

INTRODUCTION

> « C'est l'exercice de ses possibilités qui fait de l'enfant un sujet sain dont on pourra plus tard solliciter des efforts auxquels il consentira librement, pour le plaisir de se sentir mieux vivre. »
>
> Françoise Dolto[1]

Le terme « éveil » dans cet ouvrage est employé pour indiquer l'effet de l'action éducative sur les capacités du tout-petit. Éveiller ne signifie pas faire apprendre, ni enseigner.
Éveiller signifie :

laisser surgir
savoir susciter } les capacités qui viennent à maturité
savoir accompagner

L'emploi du terme « éveil psychomoteur » qualifie la forme de l'action éducative d'éveil en ce qu'elle connaît l'enfant dans la globalité de sa personne. Ajouter « psychomoteur » à éveil exprime la dépendance réciproque entre vie psychique (affective, cognitive) et vie motrice (mouvements, attitudes corporelles). Cette approche fait partie de l'éducation psychomotrice dont elle représente l'application plus spécifique auprès des bébés.

L'Éveil psychomoteur n'est pas une technique, ni une méthode. C'est une attitude, une façon d'aborder l'étude et la pratique qui s'adresse à l'unité corps-esprit de la personne.

L'Éveil psychomoteur est un accompagnement approprié, donc professionnel, de l'unité psychomotrice du bébé. On veut ainsi souligner combien la prise en compte des besoins physiques et psychiques est indispensable pour une évolution harmonieuse chez le tout-petit en collectivité, loin de l'enveloppe protectrice de ses parents.

---

[1] Dolto, Françoise (cité par De Truchis-Leneveu 1996), *L'éveil de votre enfant*, Paris, Albin Michel.

Dans le processus éducatif, l'attitude de l'éducateur de l'enfance (ci-après l'éducateur) est un des facteurs déterminants en plus de son rôle de médiateur des stimulations externes. Sa sensibilité et sa personnalité comptent pour beaucoup dans la qualité relationnelle avec le bébé. Sa formation l'amènera en plus à savoir privilégier l'écoute et le décodage des manifestations expressives du corps du bébé, son langage non verbal, lors de leurs échanges. L'enfant vit et connaît son corps tout d'abord comme corps de relation, siège de ses émotions. Celles-ci sont vécues et exprimées surtout par l'état tonique: hypertonie dans l'appel, hypotonie de soulagement, de détente, de satisfaction, nous dit Ajuriaguerra[2]. La qualité relationnelle soutient les interventions éducatives stimulantes, aidantes et adaptées pour satisfaire les besoins du développement et d'épanouissement du tout-petit.

Il s'agit de cultiver les initiatives du bébé à son niveau de compétences du moment, sans qu'il soit mis dans une situation motrice ou cognitive qu'il ne peut encore maîtriser, ce qui le priverait du plaisir de s'approprier ses conquêtes. L'éducateur cherche à sécuriser le bébé tout en sollicitant sa participation, mais à partir d'une initiative venant de ce dernier.

Ici l'éducateur peut intervenir directement auprès du bébé. Il le fait consciemment en s'appuyant sur son observation et en décidant de son objectif. Il agit aussi indirectement sur l'environnement du tout-petit dans le choix d'objets stimulants et l'aménagement de l'espace, dont il connaît l'impact auprès du bébé en fonction de son niveau d'évolution.

L'Éveil psychomoteur est donc un accompagnement du développement global du bébé dans le cadre d'une relation significative et sécure.

Travailler avec des tout-petits n'est pas simple. Chaque âge au cours du développement d'un enfant a ses particularités. La spécificité du tout-petit n'est pas simplement un enfant très jeune dans le monde institutionnel de la petite enfance. Le bébé requiert une attention particulière. Il n'est pas sans ressources, même s'il est très dépendant de l'adulte. Son immaturité nécessite donc une prise en charge correspondant à ses besoins de protection, tant physiques que psychiques. Ainsi on lui apporte confort et bien-être en développant les sentiments de sécurité et de confiance fondamentaux. Il est entendu que tout ce travail se fait nécessairement en collaboration avec les parents.

Il s'agit de prendre soin du bébé tout au long de sa première année de vie pour qu'il puisse développer la capacité de faire confiance, support du désir de vivre, au travers de son expérience vécue. Erik Erikson (1959)[3], qualifie la construction opérée à cette période par la phrase: «je suis ce que je reçois». C'est par un lien affectif où il est reconnu, compris et respecté dans ses besoins

---

2 Ajuriaguerra, Julian de (cité par Chappaz-Pestelli, Michène 1994). «Des thérapies psychomotrices à la pratique psychomotrice», dans *La psychomotricité* (collectif), Genève, édit. Médecine et Hygiène.

3 Erikson, Erik (1959), *Enfance et société,* Neuchâtel, Delachaux et Niestlé.

et ses demandes que le bébé pourra investir et construire le réel, le monde extérieur avec ses objets, l'espace et le temps. Cette attention soutiendra et alimentera l'harmonie du développement prodigieux de son intelligence et de sa motricité afin de construire son unité psychomotrice. L'action éducative d'éveil psychomoteur accompagne ce développement et contribue à révéler le potentiel du tout-petit. C'est l'objectif du présent document.

Cet ouvrage est conçu pour accompagner un cours théorique et pratique d'Éveil psychomoteur. Il sert de soutien à la compréhension de la pratique du professionnel auprès de tout-petits.

Dans la construction de cet ouvrage, chaque chapitre de développement est introduit par un rappel théorique succinct. Les étudiants reçoivent par ailleurs des cours théoriques complets sur les aspects du développement de l'enfant. Je n'aborde pas non plus les bases théoriques de la pédagogie proposée pour les mêmes raisons. Le rappel théorique est orienté vers une application sur laquelle s'appuie le savoir-faire professionnel pour favoriser chez l'étudiant le lien entre la théorie et une application directe. De l'étude d'une théorie à son usage éducatif, il y a on le sait, un grand pas. Aussi pour aider l'intégration de certains aspects théoriques qui relèvent du mouvement, de la conscience du corps et des actions logiques, je propose des exercices à faire seul ou à deux. Ceux-ci seront complétés par le travail d'expérimentation pendant le cours.

L'étudiant trouvera de plus dans chacun des chapitres de nombreux exemples d'application à réaliser pour accompagner le développement général du bébé.

Il n'est pas question dans ce document de déviances ou de pathologie, seulement de quelques difficultés passagères souvent rencontrées. Les réponses proposées ont pour but de donner des pistes pratiques afin de permettre la reprise du déroulement naturel des potentialités du bébé. N'oublions pas qu'un éducateur de tout-petits est un expert du développement normal !

CHAPITRE 1

L'INTERVENTION ÉDUCATIVE

Ce chapitre a pour objectif de proposer une réflexion sur l'intervention en tant qu'acte professionnel, se présentant sous une forme ludique. Par son intervention réfléchie, basée sur l'observation, l'éducateur accomplit une éducation d'éveil. Une attention particulière est apportée au jeu interactif adulte/bébé pour mettre en évidence sa construction progressive prenant en compte la participation active du tout-petit.

Au cours des chapitres suivants sur l'éveil au mouvement, au corps propre et à la créativité cognitive, on retrouvera les différents moments de jeu décrivant le tout-petit qui joue seul, en parallèle au milieu d'un groupe d'autres bébés et les jeux en interaction avec l'éducateur.

L'Éveil psychomoteur postule que le bébé profite de la disponibilité de l'adulte pour répondre à sa poussée développementale. Cependant la question se pose sur la manière d'accompagner ce développement prodigieux. Faut-il ou non intervenir dans les actions du tout-petit ?

Il paraît utile de commencer par définir ce qu'on entend par « intervention », car ce terme soulève souvent, en éducation préscolaire, une connotation négative de contrainte et de modelage.

Intervenir signifie :

> « Prendre part volontairement, se rendre médiateur » ;
> « Prendre part à une action, à une affaire en cours dans l'intention d'influer sur son déroulement. Entrer en action, agir, jouer un rôle. »
>
> (Dictionnaire Robert)

Nous retiendrons qu'il s'agit d'un acte volontaire de la part de l'adulte, par conséquent réfléchi et adapté. Dans la pratique, cet acte est dirigé par les connaissances théoriques de l'éducateur sur le développement, la compréhension des besoins de l'enfant et par son attention bienveillante.

Cette attention affective dans un acte volontaire peut être nommée : **intervention maternante**.

Celle-ci assure une relation chaleureuse, une sécurité physique et psychique qui va rendre possible l'évolution de l'enfant. Elle lui permet d'exprimer et de réaliser son potentiel de croissance.

Les moments de soins, du portage et du repas demandent toute une suite de gestes professionnels ritualisés qui forment le support de l'interaction de nature affective et ludique, où le plaisir d'être ensemble constitue la « nourriture » relationnelle. Il s'agit souvent d'un corps à corps propice aux petits mots chuchotés et aux câlins. Au travers du plaisir sensoriel et par les paroles de l'adulte se noue et s'entretient la relation. C'est la qualité de cette relation qui va servir de toile de fond à toute intervention (Lauzon, 1995).

La dimension cognitive d'un acte volontaire peut être nommée : **intervention éducative d'éveil**.

L'action éducative poursuit un objectif de développement toujours accompagné d'une relation. D'une part, cette action se traduit par l'aménagement des conditions matérielles et le choix des interventions qui vont stimuler, accompagner ou orienter les acquisitions de l'enfant en l'introduisant au monde environnant des choses et des personnes. Elle organise le temps, comme l'espace et les objets, pour que l'enfant fasse ses découvertes tout en exerçant sa motricité et en retirant une satisfaction. Il s'agit ici d'actions soutenues par la réflexion. Sans qu'il y ait nécessairement une interaction avec l'enfant, c'est la traduction en actions du travail théorique professionnel.

D'autre part, l'éducateur joue son rôle d'organisateur des expériences et de la facilitation de l'apprentissage de connaissances. En même temps il s'engage affectivement dans la relation avec l'enfant. Il est attentif aux besoins de soutien, d'encouragement et de partage du plaisir de la réussite et de la découverte. Lors de son intervention éducative, il a « l'intention d'influer sur » l'action du tout-petit et ainsi sur son développement cognitif, moteur et sensoriel. L'intervention prend très souvent la forme d'un jeu construit ensemble où le bébé reste cependant l'acteur principal.

Cette intervention éducative doit être structurante sur le plan de la personnalité et stimulante sur le plan mental et sensori-moteur. Cependant l'éducateur n'intervient pas à chaque fois qu'il se trouve en présence du tout-petit, il lui faut apprendre quand, comment et pourquoi il engage une interaction.

L'Éveil psychomoteur distingue le rôle de l'éducateur lors des moments de jeu où **le bébé joue seul** pour se développer, des moments où **le bébé profite de l'interaction avec l'adulte** pour se développer.

On peut caractériser ainsi ces moments :

- pendant les moments de **jeu autonome**, le tout-petit joue seul avec une variété d'objets mis à disposition par l'éducateur ; ce dernier observe de loin les intérêts et les compétences du bébé tout en étant disponible pour d'autres tâches ;
- lors du moment du change, du portage avant et après la sieste..., bref au cours des gestes du quotidien, le bébé est en interaction avec l'éducateur et

bénéficie alors d'interventions éducatives d'éveil par **des gestes qui accompagnent** le développement de sa motricité, de la connaissance de son corps ou de sa logique;

- au moment de «**l'activité**» **psychomotrice en groupe**, un matériel est proposé pour stimuler un objectif d'éveil (la motricité, les sens, le corps propre, la logique). L'éducateur est alors assis dans le groupe de tout-petits et intervient individuellement selon son observation des besoins d'un enfant. Par **des jeux interactifs** il cherche à amener le bébé plus loin dans ses actions motrices et cognitives. Les interventions éducatives d'éveil prennent ici une forme ludique et chaleureuse, s'adressant au bébé dans sa globalité psychomotrice.

LE MOMENT DE JEU AUTONOME DU TOUT-PETIT

En dehors des moments de soins, des repas et de son sommeil, le petit vit une part importante de sa journée où il s'occupe seul. Grâce à la sécurité affective qui le contient émotionnellement le bébé peut, sans préoccupation, jouer seul avec des objets ou avec son corps. C'est le jeu autonome.

Il plane, il gazouille, il gigote, ne semble rien faire de précis. Ce sont les prémisses de nos moments de calme à l'âge adulte, où l'on se sent bien en sa propre compagnie, sans un contact direct ou conscient avec l'entourage.

Le tout-petit passe aussi ce moment à explorer et découvrir son corps; il attrape ses pieds, regarde ses mains, gratte ses vêtements ou les froisse avec ses doigts. Il est éveillé et actif. Son tonus est adapté à ses actions, il ne joue pas dans le vide à faire des manipulations d'objets pour occuper le temps. Ces moments d'activités spontanées, libres et «habitées» sont essentiels pour le développement de l'enfant. Il expérimente ses capacités d'actions et les effets de ses actions sur les objets à son propre rythme et selon son choix, il s'active avec intérêt à découvrir son environnement. Il s'aménage aussi des temps de repos ou de détente avant de reprendre ses activités. Poussé par sa curiosité et sa motivation à connaître ce qui l'entoure, il cherche à résoudre des problèmes pratiques, tels que changer de posture ou mettre en relation des objets. Il régule lui-même la durée et l'intensité de ses actions ludiques, ces moments lui procurent le plaisir qu'il peut renouveler à sa guise sans avoir besoin d'un adulte.

Cependant le tout-petit a la capacité de réclamer un contact humain pour signifier ses besoins physiologiques ou pour obtenir une interaction (David, 1983). La réponse de l'éducateur sera une intervention maternante. Celle-ci lui sert d'une part à entretenir ses liens affectifs tant nécessaires à son évolution, et d'autre part, elle lui sert de soutien à son ouverture vers le monde des choses physiques comme les objets et l'espace en particulier. La relation affective significative avec son parent ou une personne privilégiée à la crèche est la base de sécurité à partir de laquelle les activités cognitives pourront se construire.

OBSERVATION ET NON-INTERVENTION DE L'ÉDUCATEUR

L'éducateur a préparé ce moment de jeu par la mise en place de jouets ou de matériel à différents endroits de la pièce. Il est attentif à l'emplacement des bébés qui ne se déplacent pas encore, leur aménageant un espace protégé. Pour eux les objets peuvent être suspendus du plafond et posés à proximité. Pour les petits qui se déplacent il choisit de mettre à disposition des jouets connus, car présents tous les jours. Le bébé pourra alors reconnaître le matériel et s'exercer à maîtriser ses actions.

La présence parfois d'objets nouveaux est susceptible d'inciter des types de jeux spécifiques comme l'exercice de la motricité, des stimulations sensorielles ou encore un jouet qui produit un effet sonore ou visuel quand il est manipulé. L'éducateur apporte ces nouveaux éléments afin d'observer les comportements de chacun ou pour mieux cerner un bébé en particulier.

L'éducateur observe à une certaine distance chaque bébé engagé dans son jeu autonome. Ce temps d'observation est souvent entrecoupé par l'accueil d'un parent, par le change ou la mise au lit d'un petit, bref par les autres tâches que l'activité ludique. Cependant la décision qu'il a prise de ne pas influer sur le déroulement de l'action de l'enfant est un acte volontaire de retenue et non pas un désintérêt ou un désengagement pour ce qui se passe. Cette attitude est choisie le plus souvent quand l'enfant est absorbé par une exploration ou une recherche de solution dans son jeu.

La connaissance des étapes du développement psychomoteur et la connaissance de la théorie cognitive piagétienne sont ici utiles pour comprendre et pour situer l'action du tout-petit dans le déroulement de son jeu (voir les chapitres 2 et 4). Ses observations lui serviront à déterminer l'objectif d'éveil pour préparer une « activité » psychomotrice. Néanmoins, la non-intervention ne consiste pas en une absence totale d'influence sur l'enfant. En effet, la seule présence de l'adulte dans la pièce, même de loin, apporte la confiance et la sécurité nécessaires pour rendre possible l'entreprise et la poursuite d'une activité. Dans son rôle de spectateur, l'éducateur est un témoin pour l'enfant, témoin de sa réussite, de ses frustrations, témoin de son existence même.

LE MOMENT DE « L'ACTIVITÉ » PSYCHOMOTRICE EN GROUPE

Le terme « activité » n'est peut-être pas très approprié pour des tout-petits. Il désigne seulement un moment de regroupement autour d'un matériel spécifique choisi pour son induction probable pour un développement particulier. Ce moment organisé ressemble à la mise en situation psychomotrice préparée pour des enfants plus âgés. D'autre part, le terme « activité » indique que l'éducateur est attentif à ses interventions éducatives auprès de chaque enfant.

Les moments organisés de jeu avec un groupe de tout-petits offre une garantie de calme et de disponibilité pour l'exploration et l'expérimentation, ainsi que la relation ludique partagée entre l'éducateur et l'enfant. Cette organisation permet aussi de mieux observer les bébés :

- celui qui a tendance à papillonner ;
- celui qui reste longtemps à son affaire ;
- les préférences du moment pour les petits objets à manipuler ou l'utilisation de la grande motricité ;
- la recherche de la relation avec l'adulte plutôt que l'exploration d'objets.

Ces moments organisés sont nécessaires pour se donner du temps pour objectiver et réfléchir à ces observations sans être pris par le tourbillon de la vie en collectivité.

Lors de la préparation d'une activité d'éveil, on détermine l'objectif de développement à atteindre. On recherche ensuite les objets qui en permettront l'exercice ou alors on procède de manière inverse en choisissant un ou plusieurs objets et en tirant des actions réalisables.

Il est toujours intéressant que l'éducateur joue lui-même auparavant avec le matériel pour avoir en tête les actions qu'il pourrait observer chez les enfants ; se préparant mentalement à son action éducative. Bien souvent nous sommes étonnés par l'inventivité des enfants, lorsqu'ils ne font pas ce que nous avons imaginé ou qu'ils trouvent des variantes à nos prévisions, nous sommes à notre tour stimulés à les observer encore plus attentivement.

Le thème de développement choisi offre l'occasion de vérifier les progrès du tout-petit sur les plans physique, social et cognitif.

Il ne s'agit nullement de faire un entraînement à des apprentissages précis avec un programme préétabli, mais de mettre le tout-petit dans une situation qui, par le matériel et l'attitude de l'éducateur, lui offre un éveil de son développement psychomoteur.

ATTITUDE DE L'ÉDUCATEUR PENDANT L'ACTIVITÉ

Présence physique

Se mettre en bordure de la sphère du jeu afin de voir ce qui se passe sans entraver l'action et le déplacement des bébés. Pouvoir entrer dans l'espace de jeu sans faire de grands déplacements. Voici quelques postures permettant un déplacement ou un changement de position rapide :

- assis une jambe pliée devant et l'autre pliée derrière ou les deux jambes repliées sur le côté,
- à genoux,
- à quatre pattes.

Être assez près pour pouvoir parler sans élever la voix, ce qui permet de s'adresser individuellement au bébé.

L'éducateur est garant de la sécurité physique du groupe en observant et en se concentrant sur l'action en cours.

Présence psychique

Contenir chaque enfant et le groupe par sa concentration. Être garant de la sécurité affective de chacun par l'attention qui lui est portée. Être dans un état de réceptivité sans l'attente d'une performance précise, même si l'activité est organisée en fonction d'un objectif. Attendre que l'enfant agisse et choisir le moment propice pour décider ou non de la nécessité d'une intervention, ce qui lui permet d'aller au bout de ses explorations sans être dérangé. La sécurité affective qu'il éprouve offre au bébé la possibilité d'exercer pleinement ses habiletés cognitives.

Il paraît important que les éducateurs s'organisent entre eux avant le début de l'activité psychomotrice. Un éducateur peut mener les petits au cours de l'activité d'éveil et un autre peut se charger « des relations extérieures » (parents, téléphone, moucher un enfant, sortir un autre pour le changer,...).

Ce moment d'« activité » psychomotrice est déterminé par un thème d'éveil : la motricité, la découverte du corps propre ou la créativité cognitive. Ces thèmes sont explicités respectivement dans les chapitres 2, 3 et 4.

LE DÉROULEMENT DE CE MOMENT SUIT GÉNÉRALEMENT LES ÉTAPES SUIVANTES :

1. La préparation de l'« activité » par le choix de l'objectif recherché
2. Le choix du matériel inducteur et de sa présentation
3. Le temps d'observation des bébés engagés dans des jeux avec un même matériel :
   - pour vivre une situation particulière ;
   - pour explorer un nouvel objet ;
   - pour reproduire ou exercer une action connue ;
   - pour interagir d'une manière ludique avec l'éducateur ;
   - pour observer et éventuellement interagir avec un autre tout-petit.

L'éducateur laisse émerger l'intérêt et le plaisir du moment, il observe de plus les capacités physiques et mentales de chacun.

4. Les interventions de l'éducateur:
   - soit il intervient sur le matériel en modifiant la disposition ou en ajoutant un objet nouveau, sans s'engager dans le jeu des petits;
   - soit il entre dans l'action du bébé quand il en voit l'utilité, pour soutenir ou pousser plus loin l'action observée et pour l'orienter vers l'objectif d'éveil choisi. Il s'engage alors dans une interaction ludique où il va construire sur l'action spontanée du tout-petit pour favoriser la poursuite de son développement. Dans ce jeu interactif il lui offre une place dans son propre processus d'évolution.
5. L'observation par l'éducateur des signes chez les tout-petits annonçant la fin de l'« activité ».
6. Le rangement du matériel et désengagement de l'éducateur de l'« activité ».
7. La prise de notes par l'éducateur sur la trame générale de l'« activité » et sur l'un ou l'autre bébé en particulier s'il n'a pas le temps d'écrire sur chacun d'eux. Ses notes serviront à suivre l'évolution des petits sur tous les plans de leur développement. Elles seront aussi utiles pour choisir l'objectif d'éveil de « l'activité » du jour suivant.

Parce que jouer avec un bébé tout en ayant une visée éducative consiste en une action consciente et progressive, la pratique du jeu interactif avec le tout-petit est développée plus en détail, ci-dessous.

L'ACTION DE L'ÉDUCATEUR AU COURS DU JEU AVEC LE BÉBÉ

Schématiquement, le déroulement de l'action de l'éducateur qui désire engager un jeu avec le tout-petit se présente suivant la séquence:

LA PÉRIODE INITIATRICE DU JEU	LA PÉRIODE DE LA CONSTRUCTION DU JEU
observation → prise de contact	proposition → jeu interactif

L'initiative du jeu à deux peut venir du bébé lui-même. Il attire l'attention, et fait simultanément une proposition à l'éducateur. Avec sa réponse, l'adulte démarre le jeu interactif qui suivra le même déroulement que si c'était l'adulte qui avait initié le jeu.

La pratique de l'intervention éducative au cours du jeu se partage en deux périodes distinctes:

1. La période initiatrice du jeu, qui se passe avant l'intervention éducative proprement dite.

Elle consiste pour l'éducateur en une phase d'observation et en une phase d'approche du bébé : la prise de contact.

2. La période de l'amorce et du déroulement de l'activité éducative par le jeu. Elle se présente en une proposition au jeu suivie du jeu interactif qui se construit par adaptations réciproques du tout-petit et de son éducateur. Celui-ci sera attentif lors de ses interventions aux trois zones du jeu : le connu, la nouveauté, l'inaccessible.

La zone 1 : le connu se caractérise par des actions que le bébé maîtrise déjà et qu'il répète pour le plaisir et pour consolider une capacité acquise.

La zone 2 : la nouveauté se caractérise par la prise en compte d'un élément non prévu. C'est ainsi que le bébé explore les possibilités de son corps et les propriétés des objets. Il joue dans sa zone de découvertes et d'apprentissages. C'est dans cette zone de jeu que l'adulte peut aider le bébé, par ses interventions, à progresser dans ses actions motrices, cognitives ou relationnelles.

La zone 3 : l'inaccessible se caractérise par l'incapacité du bébé à maîtriser son action ou un objet. Grâce à son « travail » dans les zones précédentes et par la poussée développementale soutenue par l'accompagnement de l'éducateur, le bébé abordera une habileté ou une connaissance avec davantage de moyens moteurs et cognitifs. Très souvent c'est l'adulte qui propose des actions au-dessus des possibilités du bébé, et qu'il retire aussitôt à la suite de son observation du tout-petit qui ne parvient pas à utiliser l'action présentée.

LA PÉRIODE INITIATRICE DU JEU

LA PHASE D'OBSERVATION

Le but de l'observation de l'activité spontanée de l'enfant est de déterminer le sens de ses actions avant d'entrer dans son jeu. L'éducateur observe le plaisir et l'intérêt manifestés, de même que l'aisance motrice et l'intention du tout-petit. Ainsi l'observation de l'éducateur est de nature psychomotrice car il cherche à prendre en compte les émotions vécues par le tout-petit, ses capacités motrices utilisées dans son jeu, de même que la zone dans laquelle il situe son jeu.

Il constate souvent que l'activité ludique du bébé passe du connu à la nouveauté avec un retour au connu où il consolide et intègre ses actions.

OBSERVATION DES ZONES DU JEU CHEZ LE BÉBÉ

Zone 1 du jeu : le connu
Observation : Le tout-petit fait des actions répétées, il consolide ses acquis.
Zone 2 du jeu : la nouveauté
Observation : Le tout-petit accède à cette zone par hasard. La situation et le matériel sont souvent les inducteurs de changements d'actions. La poussée intérieure liée au développement cognitif concourt aussi à l'avancée dans la nouveauté avec laquelle le bébé va jouer.
Zone 3 du jeu : zone au-dessus des capacités enfantines actuelles
Observation : Le tout-petit ne peut agir, ni contrôler ses actions dans cette zone par incapacité motrice ou de compréhension. Il lui est impossible de progresser, car il se situe hors de sa propre zone d'assimilation. Il abandonne souvent son action.

L'observation de la zone du jeu dans laquelle joue le bébé va aider l'éducateur à s'engager sans déstabiliser ce dernier.

Pendant que le bébé poursuit son jeu, l'éducateur peut décider d'influer sur les actions du tout-petit sans engager une relation directe pour le moment. Il agit discrètement et ponctuellement dans le déroulement du jeu, par exemple, en glissant à la portée du bébé un objet dont il pense qu'il servira à la suite de l'action. Il y a compréhension de l'intention du bébé et des possibilités de poursuite du jeu avec un objet complémentaire incitant une action nouvelle (zone 2 du jeu).

L'éducateur peut aussi décider d'amorcer, sans précipitation, l'entrée du jeu avec le tout-petit.

LA PHASE DE PRISE DE CONTACT

À la suite de son observation, l'éducateur décide de participer au jeu ; il est alors attentif à son mode d'approche. Il ne désire pas déranger l'action en cours, il cherche seulement à être accepté avant de prendre une part active au jeu.

Cette prise de contact se passe nécessairement dans le registre affectif, car l'enfant accepte ou refuse la personne qui demande l'interaction. Son arrivée suscite le plaisir ou bien elle dérange et soulève un sentiment de frustration. Le choix du mode de prise de contact est fonction de la personnalité du tout-petit et des actions en cours observées. L'intervention emprunte différents canaux de communication afin de respecter le tout-petit et de ne pas le bousculer par une intervention trop contraignante. L'éducateur prend soin d'amorcer le contact avant de vouloir interagir directement auprès du bébé.

Les canaux d'approche pour une prise de contact avec le bébé: la communication va emprunter divers canaux sensoriels tels que le regard, la voix, la proxémie, le toucher.

- **Le regard**

La prise de contact par le regard précède souvent le rapprochement spatial. Pour se connaître et s'évaluer, les deux partenaires ont souvent besoin d'un moment de reconnaissance. Ces échanges de regards sont déjà toute une conversation où la surprise, l'hésitation, la séduction, la complicité, la joie se jouent avant même qu'une action soit manifestée. Ces jeux silencieux sont parfois d'une telle intensité que l'interaction se poursuit naturellement par un rapprochement et le bébé est pris contre le corps. Quand, au cours du jeu, les deux partenaires sont centrés sur l'action, le regard va cependant demeurer un moyen privilégié pour maintenir et exprimer la qualité de la relation partagée.

- **La voix**

Chanter est une forme de prise de contact globale avec le groupe des bébés, qui les surprend. Ils suspendent leur jeu et lèvent la tête, le son leur offre un contenant sonore agréable et peu envahissant. Une interaction ludique peut débuter à la demande de l'un d'entre eux. D'autre part, attirer l'attention en appelant un bébé en particulier est une forme très directe de prise de contact. Si elle est faite de loin, le bébé a toute liberté de l'accepter en répondant ou en se rapprochant. Il peut aussi la refuser momentanément en se détournant. La voix est chargée des tensions affectives qui ont une résonance chez l'autre. Elle est aussi utilisée par le tout-petit cherchant un échange. Ainsi, un bébé assis au fond d'une pièce pousse des petits cris en guise d'appel à partager son activité. L'éducateur lui répond de loin en imitant ces cris d'appel. Leurs regards se croisent, la conversation continue pendant qu'ils se rapprochent l'un de l'autre. Le jeu qui s'amorce peut continuer.

- **La proxémie**

Afin de ne pas influencer directement le jeu, l'éducateur qui observe, se tient à une certaine distance. En décidant de participer il s'approche tout en maintenant la distance qui permet au tout-petit de ne pas être interrompu dans son activité. Il est attentif à la position de son propre corps, car chacune des positions prises envoie des messages différents à l'interlocuteur. Ainsi, toute position où le corps est montré dans toute sa grandeur et surplombe celui de l'enfant est perçue comme dominatrice. Ces positions peuvent même être vécues comme menaçantes par certains enfants, les rendant craintifs ou passifs.

Une position corporelle qui met les deux visages au même niveau (quatre pattes, à genoux) est une invitation à la prise de contact, les échanges par le regard sont facilités parce que l'enfant n'a pas besoin de lever la tête et les yeux pour voir son interlocuteur. L'adulte est perçu comme un partenaire potentiel, ce qui permet à l'enfant le choix d'accepter ou de refuser la relation.

En plus de la distance interpersonnelle et du niveau des regards, l'orientation du corps de l'adulte par rapport à celui de l'enfant a son importance. Toutefois, si l'éducateur se place d'emblée face à face pour engager la relation, la liberté de choix de l'enfant se restreint ; la relation lui paraît alors fortement imposée et intrusive, ce qui inhibe l'interaction. Plus tard, lorsque la relation est engagée, cette position permet, au contraire, un bon rapport.

Il convient donc de trouver l'angle qui offre la possibilité d'une mise en confiance en vue d'un échange. La position côte à côte ou en diagonale est celle qui semble la moins envahissante. Elle permet au bébé de s'éloigner d'une présence momentanément non souhaitée. En effet, elle ne force pas la relation les yeux dans les yeux, bien que proche dans l'espace. L'enfant timide peut regarder subrepticement son partenaire et se donner le temps d'évaluer l'interlocuteur.

L'approche d'un tout-petit par-derrière, même lorsqu'une relation est établie, n'est pas souhaitable par l'effet de surprise qu'elle occasionne. Cependant, elle est une position sécurisante et invite à la détente si l'éducateur a pris la précaution de s'identifier avant d'envelopper l'enfant de ses bras.

- **Le toucher**

Lors d'une prise de contact, ce canal sensoriel est rarement utilisé en premier, sauf si la personne s'approche hors du champ de vision, pose alors sa main fermement sur le corps du bébé et attend que celui-ci initie la relation. Bien souvent c'est sur la cage thoracique ou sur la plante des pieds, sans regarder le bébé, que l'adulte pose sa main pour prendre contact.

L'enfant utilise plus naturellement le toucher que l'adulte pour attirer l'attention. Il s'agrippe aux vêtements ou grimpe sur le dos de l'éducateur assis au sol, cette manière de prendre contact est aussi une invitation au jeu.

Habituellement, l'éducateur croise le regard avant de toucher ou de prendre le tout-petit. Quand il sent qu'il est accepté, mais que la relation n'est pas encore bien engagée, il vérifie l'accord du bébé en l'effleurant de sa main. Comme si l'acceptation d'être touché indiquait que la phase de prise de contact est terminée et qu'il est prêt à un échange mieux établi.

Le temps de l'observation et de la prise de contact étant bien amorcé le jeu proprement dit peut prolonger la relation par des actions ludiques partagées.

LA PÉRIODE DE LA CONSTRUCTION DU JEU

La créativité au cours de la construction du jeu, née de l'interaction entre les partenaires, est rendue possible par la prise en compte des intentions du tout-petit tout en orientant ses interventions pour atteindre un objectif de développement (motricité, corps propre, créativité cognitive). Par la co-construction, chacun apportant des idées d'actions, aucun jeu élaboré en commun n'est pareil à un autre, même si l'action de départ est similaire (ex.: taper par terre).

Cependant, c'est dans l'amorce du jeu, par la nature de la proposition de l'adulte ou du bébé, que le choix d'un objectif de développement sera déterminé pour la suite du jeu.

L'AMORCE DU JEU PAR LA PROPOSITION

La proposition consiste en une action précise, comme tendre un jouet. Cette amorce du jeu peut venir du bébé comme de l'éducateur. L'intérêt envers l'autre est ainsi maintenu, la prise de contact n'étant qu'un préambule.

Si la proposition vient du bébé, le jeu interactif débute avec la réponse de l'adulte. Si la proposition vient de l'adulte, c'est qu'il juge que le bébé a besoin d'une stimulation nouvelle pour continuer ou pour élargir son champ d'activité ludique, ou encore il veut le détourner sans précipitation d'un jeu potentiellement dangereux.

Quand la proposition vient de l'adulte, celui-ci attend la réponse, avant d'entrer dans le jeu du tout-petit. S'il a tendu un objet, il attend l'action du bébé: prendre, toucher, frapper ou repousser…

La proposition peut être un soutien à l'action en cours (zone 1 du jeu)

L'adulte cherche à entrer dans le jeu en imitant l'action observée du tout-petit. Il n'y a pas de propositions d'actions nouvelles.

Sur le plan affectif: il sécurise et contient le tout-petit par la verbalisation des émotions, par la valorisation et l'encouragement verbal ou non verbal. La relation affective entre les deux partenaires est amorcée par l'imitation, puis entretenue par celle-ci.

Sur le plan cognitif: l'imitation incite la poursuite de l'action en cours dans la zone I du jeu: actions connues du bébé. De cette manière, l'éducateur montre son intérêt pour l'action faite et renforce sa reproduction. L'imitation a pour effet de prolonger l'attention du bébé sur ce qu'il fait. Ainsi l'action n'est pas modifiée, elle est consolidée et fixée. Dès que le tout-petit est lassé par la répétition, il fera de lui-même une nouvelle action qui annoncera le jeu interactif.

La proposition peut être une stimulation de l'action de recherche (zone 2 du jeu)

La stimulation, c'est-à-dire « **piquer** » **l'attention du bébé**, est ponctuelle, précise et courte dans le temps. Par exemple : secouer un hochet pour attirer l'attention visuelle et auditive.

Sur le plan affectif : elle est une motivation ludique à l'action.

Sur le plan cognitif : elle excite la curiosité du bébé et l'amène vers la zone 2 du jeu : la nouveauté.

C'est alors que le jeu interactif peut commencer.

La proposition est une action encore inaccessible (zone 3 du jeu)

Exemple : proposer de frapper deux objets ensemble à un bébé de 6 mois qui est encore au stade d'agir avec un objet à la fois. L'éducateur s'en rend compte par le comportement du bébé qui se trouve en échec et qui se détourne de l'activité. L'observation devient indispensable pour ne pas persister à un niveau exigeant une compréhension ou une exécution motrice au-delà des capacités actuelles du tout-petit.

Après que la proposition a été acceptée par le tout-petit, le jeu interactif entre les deux partenaires commence.

LE JEU INTERACTIF

L'intervention de l'éducateur joue un rôle dans le déroulement d'un moment partagé. Elle a un objectif éducatif : développer la motricité, la découverte du corps propre ou la créativité cognitive. Cette intervention cherche à faciliter la découverte et la connaissance du monde physique des objets et de son corps, sans briser l'élan intérieur de l'enfant et sans le submerger de stimulations. Malgré la nature intrusive de l'intervention, l'adulte entrant dans le jeu et influençant son orientation, il ne s'agit pas d'un apprentissage dirigé. Son objectif étant de ne pas imposer ses propres idées, mais de suivre le chemin choisi par le tout-petit en l'enrichissant. Un jeu interactif va se dérouler au cours duquel l'adulte construit à partir de l'action du bébé et attend sa réponse avant de poursuivre dans le sens de l'objectif choisi.

Dans le cadre d'une intervention éducative cette modalité d'intervention ressemble plutôt à une construction où chacun des partenaires apporte sa contribution pour aboutir à un résultat créatif commun. Le bébé possède les capacités d'un interlocuteur, de plus il a les moyens de les exprimer.

LES ZONES DU JEU DU BÉBÉ ET LES INTERVENTIONS DE L'ÉDUCATEUR

Zone 1 du jeu : le connu

Observation : le tout-petit fait des actions répétées, il consolide ses acquis.

Intervention : l'éducateur soutient l'action observée en imitant l'action du bébé.

Zone 2 du jeu : la nouveauté

Observation : le tout-petit prend en compte dans ses actions un effet non prévu.

Intervention : l'éducateur « pique » l'attention du bébé et oriente l'action vers une complexification par l'apport d'un élément nouveau.

Zone 3 du jeu : zone au-dessus des capacités enfantines actuelles

Observation : le tout-petit ne peut agir, ni contrôler ses actions dans cette zone.

Intervention : l'éducateur verbalise la difficulté et propose une action réalisable.

En somme, l'intervention éducative est un accompagnement de l'évolution du bébé par le jeu. Elle respecte la participation du tout-petit, avant chacune de ses actions l'éducateur attend la réponse afin de construire une suite à l'action de l'enfant. Le jeu prend donc une forme interactive.

Sur le plan affectif : l'adulte s'implique et partage l'émotion du tout-petit.

Sur le plan cognitif : l'adulte accompagne l'intention du tout-petit par des actions qui facilitent la réalisation, et par des actions délibérées pour inciter l'enfant à maintenir son action de découverte et à aller plus loin dans sa recherche (zone 2 du jeu : la nouveauté). L'adulte amène ainsi le tout-petit à exploiter la nouveauté par les variantes présentées et les problèmes à résoudre.

L'éducateur observe cependant les intentions du tout-petit et mesure son intervention afin de ne pas entraver les explorations et les découvertes spontanées de l'enfant.

La pratique du jeu interactif nécessite une aptitude à comprendre les intentions du tout-petit et une écoute de sa réponse. De plus, il lui est nécessaire d'être au clair sur ses objectifs éducatifs et sur les différentes possibilités d'influencer l'action en cours. Cette pratique respecte le désir et la capacité à participer au jeu par le bébé, ce dernier contribue ainsi à son développement.

EXEMPLES D'INTERVENTIONS DE L'ÉDUCATEUR

Les quelques exemples ci-dessous sont regroupés en catégories pour faciliter leur application. À partir de son observation des actions du bébé dans l'une ou l'autre des zones du jeu, l'éducateur décide de son intervention pour continuer l'interaction ludique et pour élargir le champ du jeu. Se faisant, il élargit la connaissance du tout-petit sur son corps en mouvement et sur les objets. Il stimule, par exemple, la logique du bébé à établir des relations spatiales.

Zone 1 du jeu: le connu. Interventions de soutien à l'action.

- **Observation:** bébé manipule un objet.
- **Intervention:** l'éducateur joue avec un objet identique à côté du bébé sans inciter d'action, mais en maintenant la relation par une attitude ouverte (sourire, regards...). Bébé peut être stimulé à agir soit en imitant l'action, soit en faisant une autre.
- **Observation:** bébé tape avec son bâton.
- **Intervention:** l'éducateur imite l'action du bébé pour entretenir le jeu de celui-ci. Bébé regarde l'éducateur, sourit et reprend ses mêmes actions de taper.

Zone 2 du jeu: la nouveauté. Interventions par l'apport d'un élément nouveau.

Inviter **la variation de l'action** en proposant un objet complémentaire
- **Observation:** bébé tape avec son bâton.
- **Intervention:** l'éducateur tient un anneau sans bouger devant bébé, qui va peut-être y enfiler son bâton ou pousser l'anneau avec son bâton...

Inciter **un changement de direction de l'action**
- **Observation:** bébé couché sur le dos se tire vers l'avant pour tenter de s'asseoir.
- **Intervention:** l'éducateur dirige le déplacement vers le côté, bébé continue le trajet en rotation pour s'asseoir.

Susciter **la recherche d'une solution** au «problème» posé: en entravant ou en freinant l'action du bébé
- **Observation:** bébé explore un objet, puis suspend son action.
- **Intervention:** l'éducateur recouvre l'objet exploré avec un foulard pour le cacher.

Inciter **une modification du mouvement**
- **Observation:** bébé avance à quatre pattes sur un tapis.
- **Intervention:** l'éducateur enfile un coussin sous le tapis, bébé va modifier son quatre pattes pour passer par-dessus.

L'éducateur trouvera d'autres idées d'interventions tout au long du jeu pour amener le bébé dans la zone de la nouveauté en lui proposant, sans contrainte, de modifier ou de varier son action.

Même si ce chapitre traite avant tout des actions d'intervention de l'éducateur, c'est surtout le bébé qui agit au cours du jeu. L'adulte donne ici et là quelques impulsions pour orienter de temps à autre les actions du tout-petit. Il attend de voir comment le bébé utilise, ou n'utilise pas, ses propositions avant de faire éventuellement une nouvelle action.

CONCLUSION

L'intervention éducative d'éveil consiste en un accompagnement ludique qui laisse au tout-petit l'initiative de son action et sur laquelle l'éducateur va construire l'action suivante. Celle-ci est une réponse à l'initiative du bébé où l'éducateur engage une progression interactive qui mêle le connu et la nouveauté.

C'est donc à partir des potentialités propres au bébé que l'éducateur va l'accompagner dans son développement. Il peut initier lui-même le jeu par une proposition, basée sur son observation, qui oriente les actions vers un objectif d'éveil. L'interaction ludique entre l'adulte et le bébé porte alors plus particulièrement sur le développement de la motricité, sur la découverte du corps ou encore sur le développement cognitif. Ces interventions ciblées peuvent être intégrées aux gestes de la vie quotidienne et lors de moments organisés autour d'un objectif de développement. Ceux-ci sont développés dans les chapitres 2, 3 et 4.

Jouer est un acte éducatif où le bébé s'approprie ses mouvements et ses découvertes, pour progresser ainsi dans son évolution. Au cours du moment de jeu, il y a des pauses où rien ne semble se passer. C'est l'occasion de simplement vivre sans attente précise à côté de l'enfant. Ce type de partage, sans attente, est important autant pour l'adulte que pour le tout-petit pour se ressourcer dans une relation de bien-être.

Chacun possède un talent à interagir avec autrui. Jouer avec un tout-petit est fascinant quand on se laisse porter par la vague de la co-construction d'actions. La dynamique affective du plaisir et du partage rend cette interaction ludique pour les deux partenaires.

BIBLIOGRAPHIE

David, Myriam (1983). *0 à 2 ans, vie affective, problèmes familiaux*. Toulouse : Ed. Privat.

Lauzon, Francine (1995). *L'éducation psychomotrice, source d'autonomie et de dynamisme*. Presses de l'Université du Québec.

Pour en savoir plus

Bougère, G. (2011). Le jeu et le soin. in : *L'accueil en crèche*. Sous la direction de Cyrulnik, B. ; Rameau, L. Éditions Philippe Duval.

Chabloz, Sylvie ; Solioz de Pourtalès, Vanessa (2008). Actions préventives en crèche. in : *Interventions en psychomotricité*. Muggli, Stéphanie ; Terradillos Mettraux, Estelle (Eds). Lucerne : Éditions SZH/CSPS.

Caffari, Raymonde (2005). Observer pour agir et agir en observant. in : sous la direction de Appell, G. et Tardos, A. *Prendre soin d'un jeune enfant*. Éditions Erès.

David, Myriam ; Appell, Geneviève (1973). *Locksy ou le maternage insolite*. Paris : Éditions C.E.M.E.A. Scarabée.

Hendrick, J. (1993). *L'enfant, une approche globale de son développement*. Presses Universitaires du Québec.

Montague, Ashley (1979). *La peau et le toucher*. Paris : Ed. du Seuil.

Martin, J. ; Poulin, C. ; Falardeau, I. (1992). *Le bébé en garderie*. Presses de l'Université du Québec.

Robert-Ouvray, S. (2004). *Intégration motrice et développement psychique*. Une théorie de la psychomotricité. Paris : Desclée de Brouwer.

Stern, Daniel (1977). *Mère-enfant, les premières relations*. Bruxelles : Mardaga.

Tardos, Anna (1984). *Les activités dirigées*. L'enfant, n° 4. Bruxelles.

CHAPITRE 2

ÉVEIL AU MOUVEMENT

L'objectif de ce chapitre est d'offrir une compréhension des éléments dont est composé le mouvement. À partir de ces éléments l'éducateur pourra observer, comprendre, puis intervenir pour accompagner le tout-petit dans ses déplacements en suivant leurs trajets naturels et de manière à ne pas agir à sa place.

Ce chapitre porte plus particulièrement sur le corps fonctionnel en mouvement, sans que la notion de globalité, d'unité psychomotrice ne soit mise en cause.

UN PEU DE THÉORIE...

LES CONSTITUANTS DU MOUVEMENT

Les constituants du mouvement sont des repères pour l'observation de déplacements. Ils seront une aide importante pour l'observation et l'accompagnement des changements de position du bébé.

Ils concernent la répartition du poids du corps et son transfert suivant un certain trajet sur des points d'appui, ce déplacement se fait avec une certaine force et selon un certain temps.

Ces connaissances permettent de reproduire les mouvements naturels dans toute manipulation du corps du tout-petit en suivant l'évolution de la motricité sans tiraillements et sans tensions.

Ces connaissances sont utilisées auprès du tout-petit pour :

- le porter en fonction de son développement postural ;
- le poser et le reprendre de son lit, de la chaise relax, du sol ;
- le déplacer au sol ou dans son lit ;
- l'aider dans ses débuts de nouveaux déplacements.

Sachant que le mouvement est déclenché par les sens, il est intéressant de s'arrêter brièvement sur le lien entre les sensations et l'action.

Le monde environnant agit sur l'organisme. La lumière, les vibrations auditives, le toucher sur la peau, les odeurs, l'activité musculaire et l'attraction terrestre sont des énergies qui produisent des sensations. Ces sensations nourrissent le cerveau en stimulant ou en activant les cellules nerveuses. Elles initient les processus neuronaux. Cependant l'information sensorielle doit être organisée pour devenir utilisable. C'est le rôle du cerveau. Pour que l'individu puisse bouger, apprendre et se comporter normalement, le cerveau localise, trie et dirige les sensations comme un agent de la circulation dirige les voitures. Les sensations indiquent au cerveau ce que fait le corps et le cerveau dicte en retour au corps ses actions.

L'intégration d'informations sensorielles se développe, avant même sa naissance, par l'interaction de l'enfant avec les éléments du monde. En fonction des informations reçues l'enfant adapte son corps aux contraintes qu'il rencontre. Ce sont ses réponses adaptées qui aident en retour le développement du cerveau et son organisation.

Les premiers mouvements non volontaires sont des mouvements réflexes obtenus par des stimulations sensorielles diverses. Puis, avec le progrès de la myélinisation et l'entrée en jeu des fonctions corticales, les sens deviennent les éléments déclencheurs des mouvements volontaires.

Voici quelques liens entre un système sensoriel et des actions :

- **La vision**

Le bébé suit du regard, puis il tourne la tête, tend le bras vers ce qu'il a vu ou se déplace jusqu'à la chose qui l'a attiré.

- **L'audition**

L'intensité d'un son suscite une réaction de protection de soi ou une action d'exploration par le regard, suivie peut-être par un déplacement.

- **Le toucher**

La simulation tactile provoque l'ouverture de la main par réflexe. Le contact avec différentes qualités (ex : rugosité) de surface entraîne des mouvements de retrait, de détente ou de saisie. La forme perçue de l'objet stimule une variété d'actions manuelles.

- **L'odorat**

L'attention du bébé est stimulée par son sens olfactif. Le nez entraîne des mouvements de la tête pour trouver et suivre la trace.

- **La proprioception**

Ce système sensoriel est localisé dans les articulations. La sensation de crispation dans les muscles et les tendons amène le bébé à changer de position. Le plaisir sensoriel du mouvement entretient l'envie de bouger.

- **Le système vestibulaire**

Ce système sensoriel, localisé dans l'oreille interne, détecte le mouvement et la gravité terrestre. Il stimule les mouvements de compensation rétablissant l'équilibre. Ce système a une influence sur le tonus, il fait augmenter ou diminuer les contractions musculaires.

Les liens sensations-mouvements resteront en mémoire et seront des bases pour les futurs apprentissages de mouvements.

PRÉSENTATION DES DIFFÉRENTS CONSTITUANTS DONT SE COMPOSE UN MOUVEMENT

1. **La répartition du poids du corps** sur des points d'appui.
   L'attraction de la terre attire toutes les parties du corps vers le bas, le sol. Être éveillé, être vivant c'est s'arracher à cette attraction, aidé par les muscles, les sens et l'alignement des os.

2. **Les points d'appui** sont des surfaces du corps en contact avec un support. Le poids se distribue sur des points d'appui suivant la posture tenue et les déplacements successifs de parties du corps. La répartition du poids du corps change à chaque déplacement qu'il soit petit ou grand.

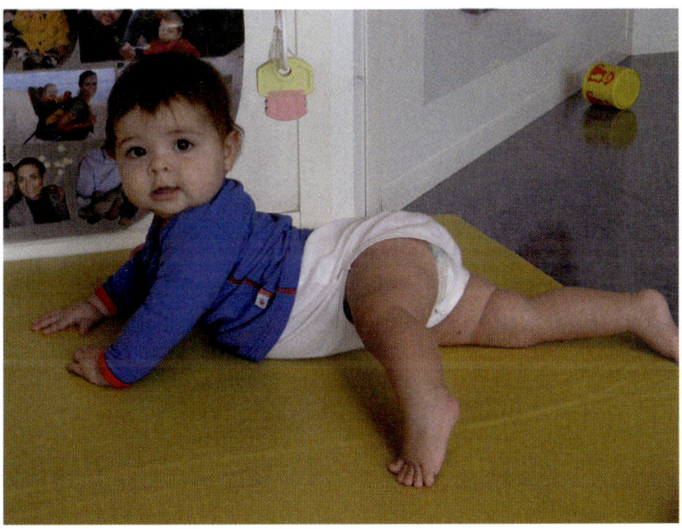

Points d'appui : mains, abdomen, orteils gauches ; hanche, cuisse, genou et pied droits.

3. Un mouvement est **un transfert de poids** sur des points d'appui.
   Pour bouger, se déplacer, on pousse contre un ou plusieurs points d'appui en dégageant le poids d'un autre point d'appui. Cet exercice du repoussé procède au redressement du corps.

Séquence d'images montrant un transfert de poids
sur des points d'appui successifs

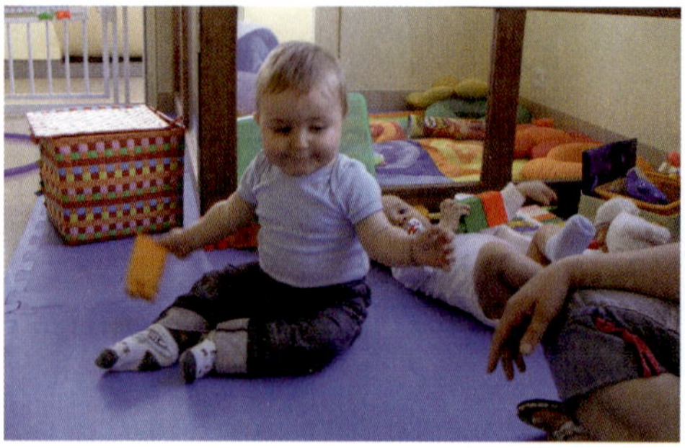

1

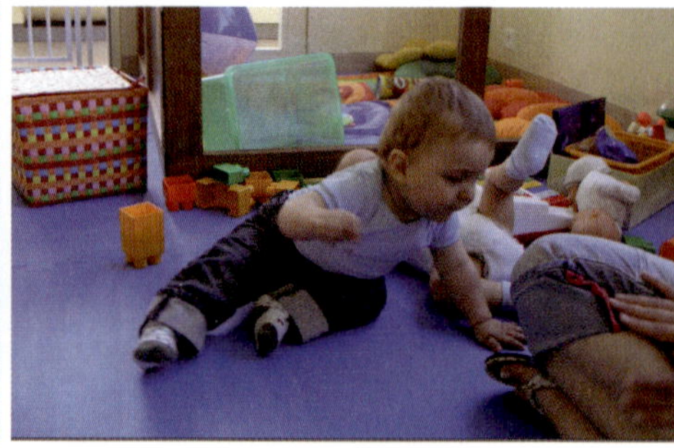

2

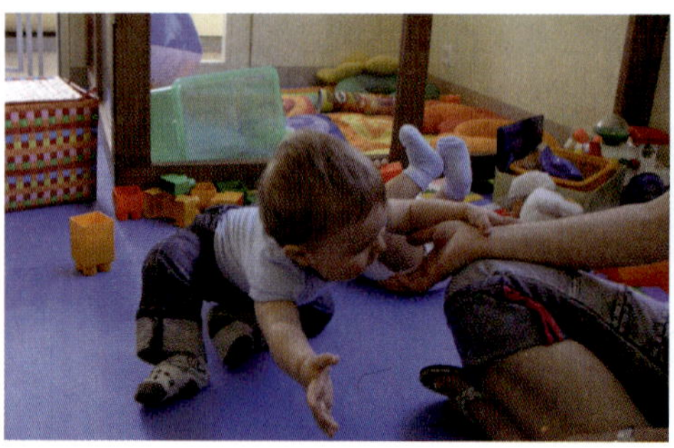

3

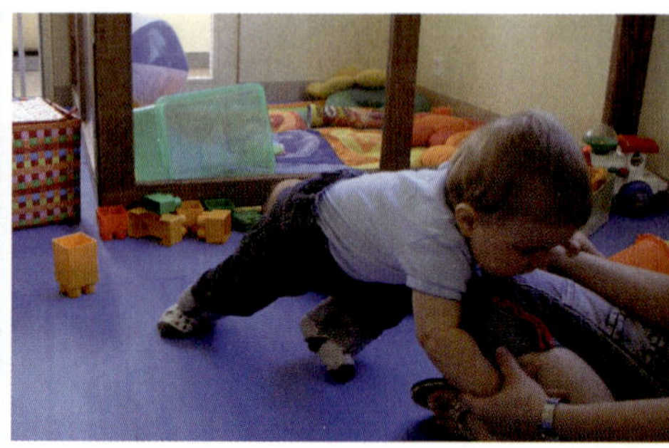

4

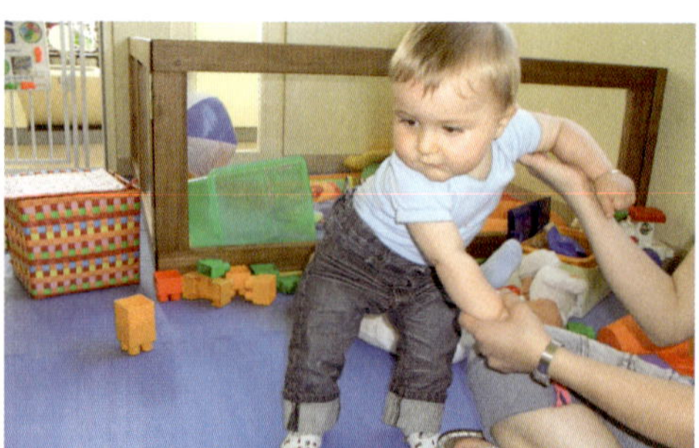

5

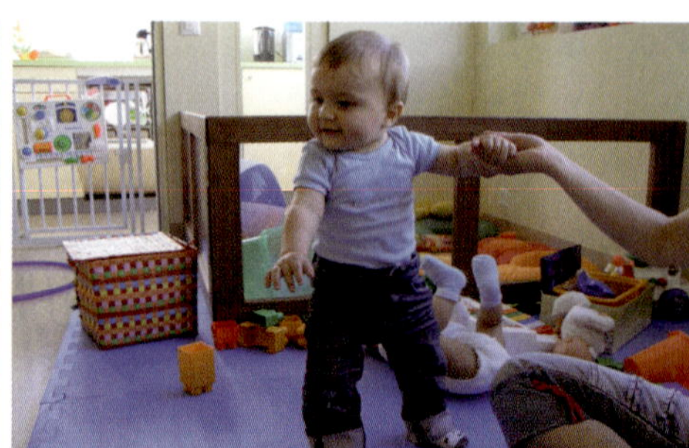

6

1 et 2: assis au sol, le bébé tourne la tête et le tronc vers le côté gauche, et pose la main au sol en transférant le poids du bassin sur la jambe gauche pliée et le talon droit. **3 et 4:** le bébé continue en tirant sur le bras de l'adulte, le bassin n'est plus un point d'appui, son poids est réparti sur ses pieds, ses mains et sa poitrine. **5 et 6:** il se redresse, stabilisé par les mains de l'adulte, son poids réparti sur ses deux pieds et sa main gauche.

La séquence dans le transfert du poids sur les points d'appui suit deux trajets possibles dans l'espace :

- soit le déplacement se fait **sur une ligne droite** (ex : depuis la station assise transférer son poids sur ses mains posées devant soi et soulever le bassin pour se retrouver à quatre pattes). Ce déplacement demande une certaine force musculaire pour soulever le bassin du sol.

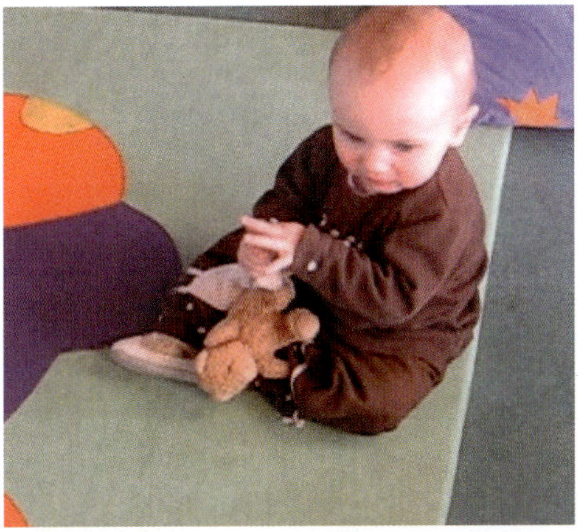

Assis une jambe pliée, déplacer le poids en ligne droite vers l'avant, puis sur les mains en soulevant le bassin.

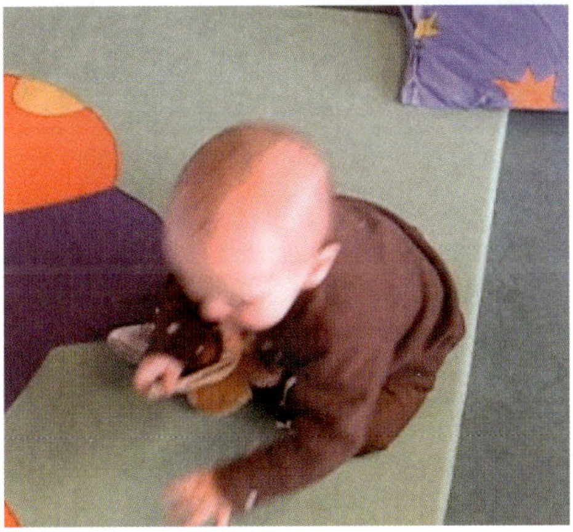

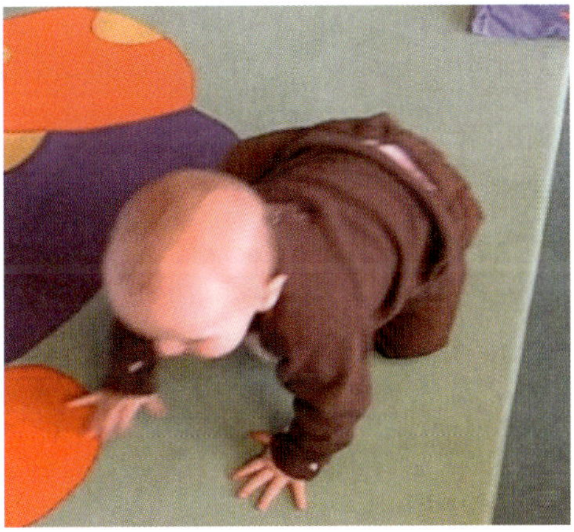

- soit le déplacement se fait **en spirale** (ex : depuis la station assise les jambes légèrement écartées, tourner sur son axe vers un côté ce qui fait plier les genoux, continuer à transférer le poids sur les mains posées au sol du côté où l'on tourne et soulever le bassin tout en lui imprimant une rotation pour se trouver à quatre pattes). Voir les photos de la page suivante.

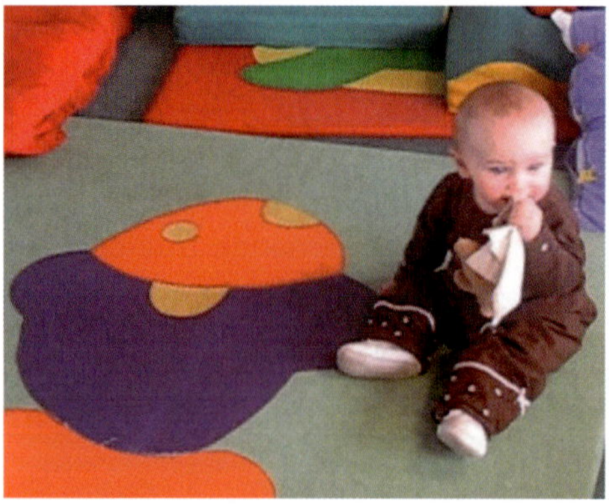

Assis, le bébé se tourne vers sa droite sur son axe, ses genoux se plient.
Il pose ses mains au sol et lève son bassin.
Il va continuer en déplaçant ses jambes pour être à quatre pattes.

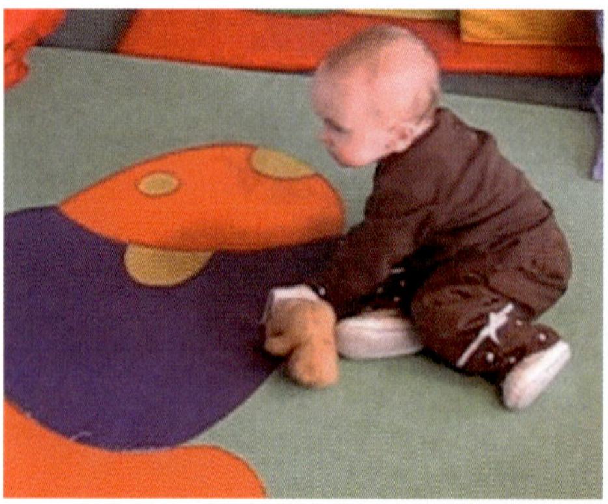

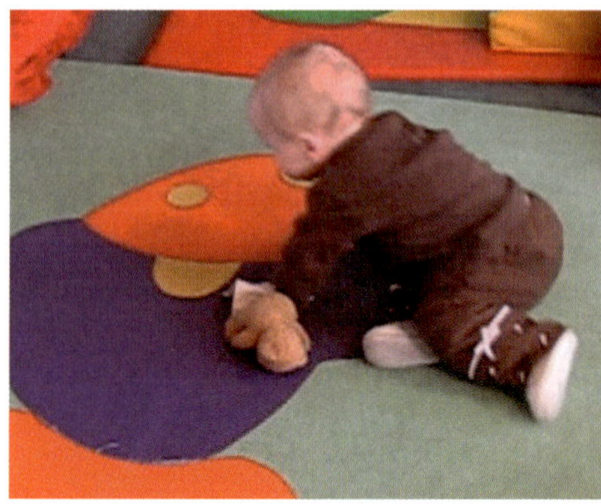

4. **Un effort tonique** est nécessaire pour réaliser un déplacement. L'effort dépend à la fois de la distance entre les points d'appui ainsi que du poids à déplacer. Généralement le déplacement sur une ligne droite demande plus d'effort musculaire que le déplacement en spirale, car il couvre une plus grande distance en un seul mouvement. La spirale demande moins d'effort car le poids est transféré sur des points d'appui successifs. La distance est ainsi fragmentée.

5. **Le facteur temps** d'un mouvement est lié à la fois à l'espace parcouru et à l'effort tonique fourni. Ces trois constituants (espace, temps, force) sont indissociables lors d'une action, que celle-ci soit petite (cligner des yeux) ou grande (avancer à quatre pattes). Ils contribuent à la fluidité et à l'harmonie du geste. Par la sensation de vitesse, par le contraste entre l'action et son arrêt, le bébé peut ressentir la notion du temps. Il parvient progressivement à reconnaître la succession temporelle des gestes lors du change, du repas, la mise au lit ou au lever.

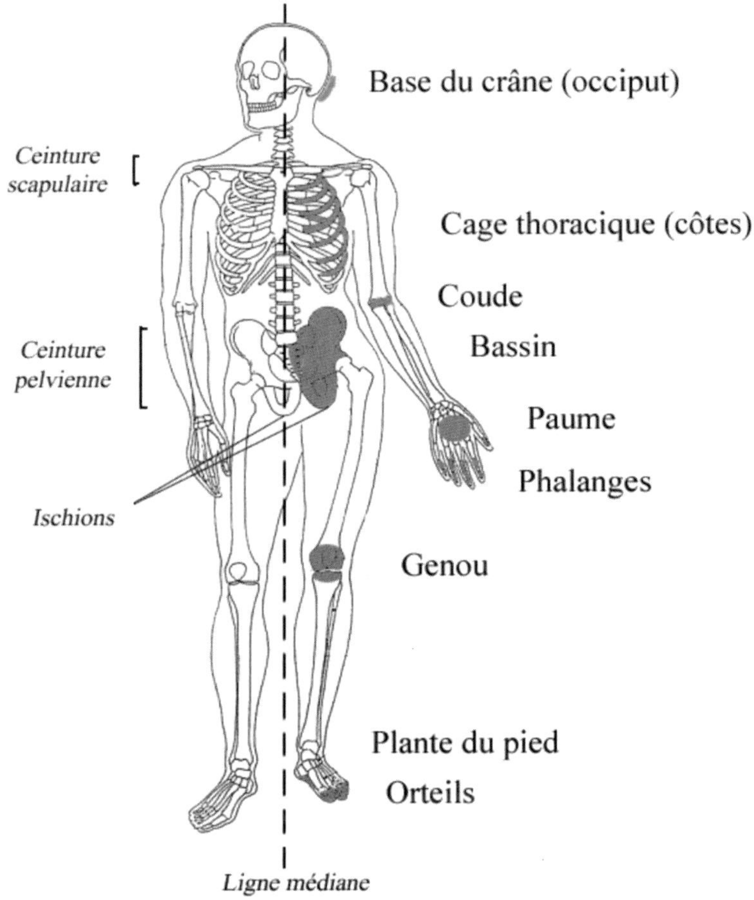

Les parties du corps dites stables sont grisées.
C'est à ces endroits que l'on place la main pour diriger le corps.

6. **Les articulations** du squelette et leurs possibilités de mobilité constituent la raison de ces deux types de trajets en ligne droite ou en spirale. Elles peuvent être classées grossièrement en deux catégories :
   A. Les articulations qui ne peuvent que plier/déplier. Elles bougent selon **deux directions : ouverture et fermeture** (comme la charnière d'une porte) – ex : le coude. Ces articulations dites stables sont : les phalanges, la paume, le coude, la tête (le crâne), la cage thoracique, le bassin, le genou, la plante du pied, les orteils. Elles servent à porter le corps et aussi à porter les objets. On mettra la main sur ce type d'articulation pour faire déplacer une partie ou l'ensemble du corps d'autrui.

B. Les articulations qui sont construites pour pouvoir décrire une rotation. Elles peuvent bouger dans **toutes les directions**, c'est-à-dire dans les trois plans de l'espace – ex : le poignet. Ces articulations dites instables servent à explorer l'espace autour du corps dans toutes les directions.

La connaissance de ces deux catégories articulaires a une incidence sur la réussite de la manipulation du corps de l'enfant et sur la participation adaptée de ce dernier.

Il est préconisé de diriger le corps de l'autre, que ce soit un bébé, un enfant, un adulte, une personne âgée, un aveugle, son partenaire pour danser, en prenant seulement les articulations qui vont dans deux directions : plier/déplier. Ces articulations sont donc dites stables, car la personne manipulée perçoit plus clairement l'information imprimée à son corps que si elle doit choisir entre plusieurs directions possibles données par les articulations qui décrivent une rotation.

7. **Le premier segment qui décolle** de son point d'appui initie la direction du mouvement de tout ou seulement une partie du corps, selon la force du pousser. Le déroulement du déplacement va suivre une séquence naturelle. Si le segment qui démarre est la tête (haut du corps) ou le pied (bas du corps) on observera un trajet complet en forme de spirale vers le haut ou vers le bas de tous les segments du corps qui se suivent dans un ordre séquentiel.

8. **Croiser la ligne médiane ou l'axe médian.** Couché sur le dos, le tout-petit ajoute à ses battements de bras et de jambes parallèles à l'axe médian, des mouvements d'étirements d'un côté vers l'autre en passant par-dessus la ligne médiane de son corps. La structure horizontale croise la structure verticale du corps ; le bébé est entré dès lors dans une nouvelle phase de son développement moteur.

   Le croisement de la ligne médiane par la main, puis le bras, continuera par l'épaule (la ceinture scapulaire) et la cage thoracique, ce déplacement entraîne le corps dans une position de dissociation entre ces segments et la ceinture pelvienne (bassin) qui, momentanément, reste en tant que point d'appui sans bouger.

   Le bassin peut ensuite se soulever accomplissant une torsion, les jambes suivent souplement ce déplacement autour d'un axe, en décrivant ainsi la suite de la spirale.

   Le croisement de la ligne médiane peut aussi débuter avec la jambe, ce qui va entraîner la hanche amenant le corps sur le côté. Le bébé peut rester dans cette position ou continuer la spirale en posant le bassin. Il se trouvera alors à plat ventre.

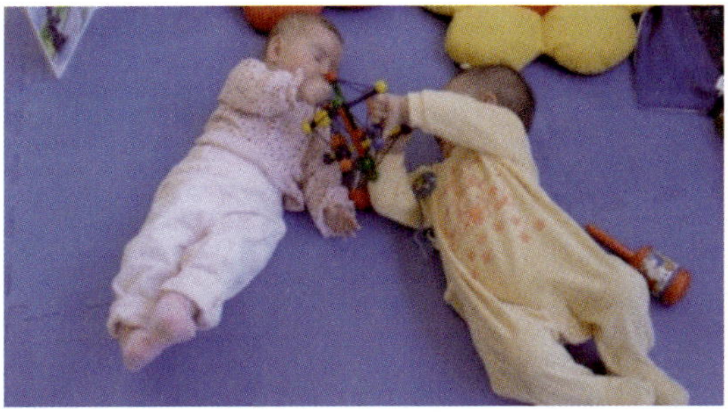

Bébé à droite : croisement de la ligne médiane par le bras gauche, entraînant l'épaule et le haut du tronc.

Cette capacité de **dissociation des ceintures scapulaire et pelvienne** joue un rôle déterminant dans l'indépendance (relative) du haut et du bas du tronc. Elle contribue au déplacement séquentiel des segments dans tous les passages d'une position à une autre et dans les déplacements du ramper, du quatre pattes et de la marche.

Si le tronc est « bloqué » sans mobilité des deux ceintures, l'apparence des déplacements rappelle celle d'un robot ou d'un animal mécanique. L'indépendance entre les épaules et le bassin offre toute une gamme de mouvements, comme le montrent les danseurs, les acrobates, les athlètes… mais aussi le bébé au cours de son développement moteur.

9. **Pousser contre.** Le bébé ancre un point d'appui (généralement les talons dans la position plat dos ou les orteils repliés dans la position plat ventre) et pousse contre le sol.

   Les déplacements commencent lorsqu'il pousse contre l'appui avec suffisamment de force. Couché sur le dos poussant contre les talons, ensemble ou en alternant, le bébé se glisse vers l'arrière. On retrouve alors le tout-petit tout en haut de son lit. De même couché sur le ventre en poussant contre ses genoux repliés, il se propulse vers l'avant sans que l'on puisse encore parler du ramper.

   Pour se mettre à quatre pattes depuis la position couchée, il poussera contre plusieurs de ses points d'appui et décollera ainsi son bassin du sol.

   Ce mouvement de pousser contre nécessite un effort pour recruter de la force musculaire, c'est-à-dire du tonus, car quitter l'attraction terrestre et maintenir son équilibre sont des conquêtes à mener par le bébé tout au long du développement de sa motricité.

Séquence d'images montrant l'effet du pousser contre un pont d'appui

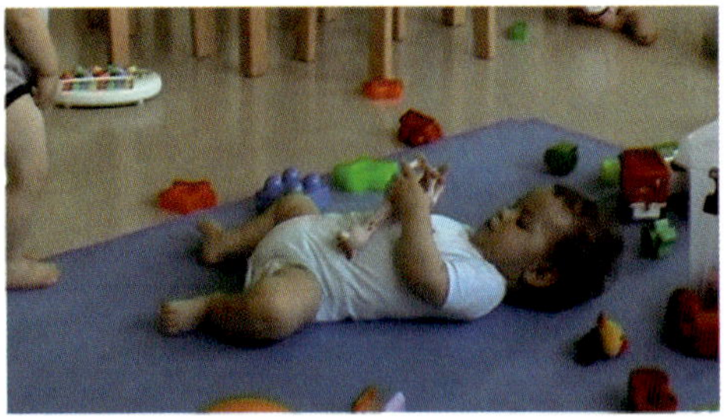

1

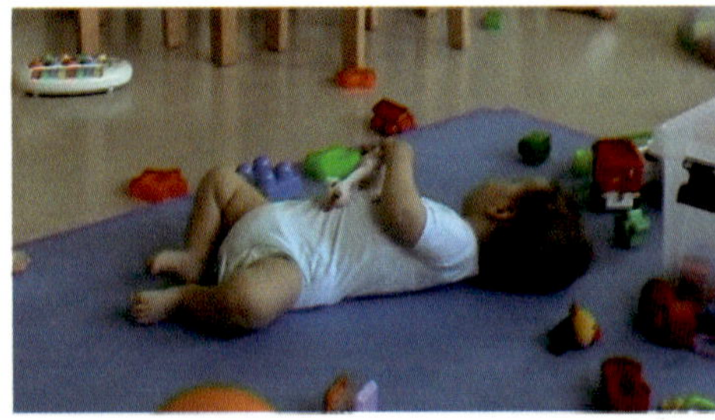

2

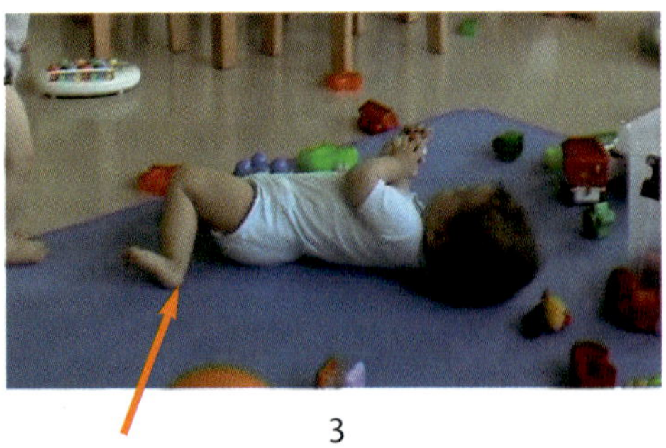

3

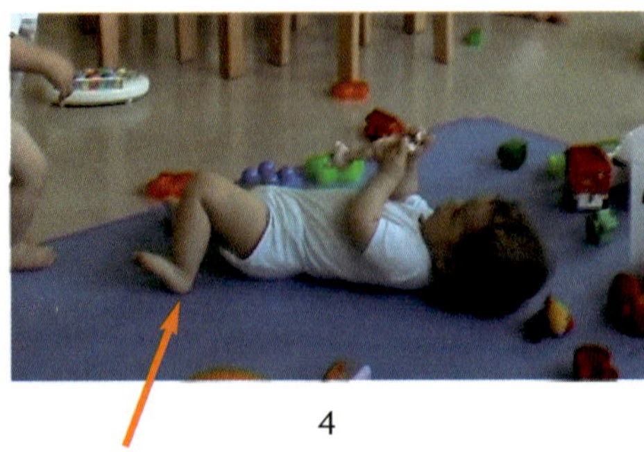

4

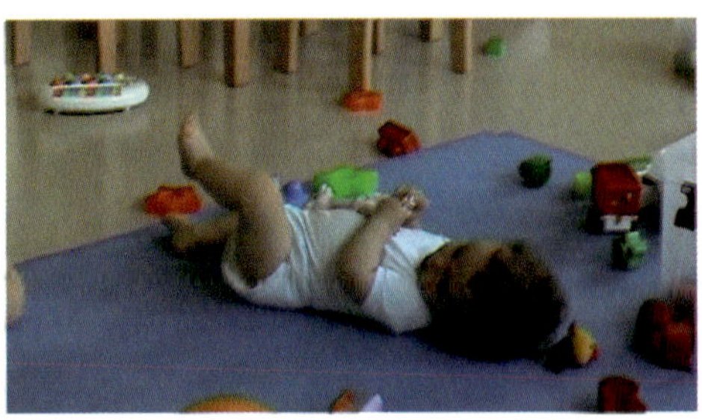

5

1 : Le bébé est couché sur le dos et regarde son jouet. 2 : Son regard est attiré vers la droite, il tourne la tête sur le côté, puis vers l'arrière, où elle se bloque. 3 et 4 : La tête ne pouvant aller plus loin vers l'arrière, il soulève son genou gauche et prend appui sur son talon ce qui libère le mouvement de la tête. Il pousse avec son talon gauche contre le sol et soulève sa hanche gauche, libérant davantage la tête. 5 : Il repose sa hanche puis soulève sa jambe, son point d'appui est tout son tronc. Il reste en place, couché.

10. **Tirer sur** les membres supérieurs qui agrippent un support est la deuxième étape du déplacement. Tirer demande plus de force que pousser (nous le savons quand il nous faut déplacer un très gros poids). Se mettre debout en se hissant résulte du pousser des jambes, mais surtout du tirer des bras.
    Ainsi donc pour faire un mouvement il faut gérer un ensemble de paramètres. Tout d'abord avoir une intention (registre cognitif) et une envie (registre émotionnel), puis savoir simultanément quel membre bouger en premier, dans quelle direction, et savoir ensuite quelle succession donner aux différentes parties du corps et suivant quel trajet. Un déplacement n'est donc pas simple, heureusement le corps est doté d'une intelligence motrice soutenue par le plaisir (ou le déplaisir) de bouger. La confiance en soi, dans ses capacités avec ses limites, va s'élaborer au travers de la manière dont l'enfant se vit en mouvement.

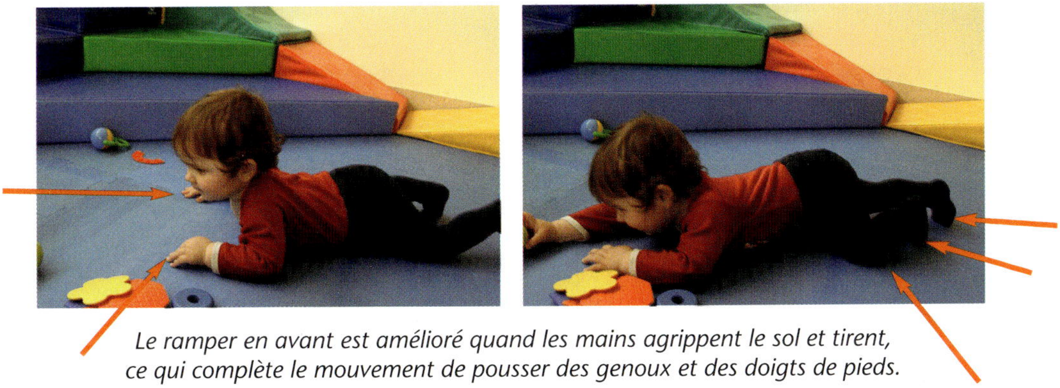

Le ramper en avant est amélioré quand les mains agrippent le sol et tirent, ce qui complète le mouvement de pousser des genoux et des doigts de pieds.

En conclusion :

Le MOUVEMENT est un TRANSFERT du POIDS sur des POINTS d'APPUI suivant un trajet dans l'ESPACE avec une certaine FORCE et selon un certain TEMPS.

EXERCICES PERSONNELS SUR LES CONSTITUANTS DU MOUVEMENT

« Nous ne pouvons acquérir des idées, des sentiments, des techniques que si nous les vivons. »

John Dewey

C'est par une expérimentation avec notre propre corps que nous pouvons ressentir et comprendre ce qui est mobilisé dans un mouvement.

Les exercices proposés ci-après sont un aide-mémoire de quelques-uns des exercices proposés par l'enseignant/psychomotricien dans le cadre du cours pratique sur l'étude du mouvement en éducation psychomotrice.

EXPLORATIONS À FAIRE POUR SOI-MÊME

Sans vouloir entrer dans des explications anatomiques, il est proposé ici de découvrir, par l'analyse de ses propres sensations et mouvements, les déplacements naturels sans tension et de se familiariser avec la grande variété des mouvements. Une compréhension des mouvements et des sensations à partir de son propre corps facilitera l'observation future et la mémorisation des différents éléments dans un déplacement. Elle aidera à savoir où mettre sa main pour amorcer le déplacement d'un segment chez le tout-petit sans faire à sa place et ainsi amener sa participation. De plus cette pratique incitera la recherche sur son propre corps avant de faire faire passivement un mouvement encore hors de la capacité du bébé.

Répartition du poids sur des points d'appui

Chercher à sentir les endroits où le poids de son corps repose sur le sol. Prendre une position et relâcher ses muscles : couché sur le dos – sur le ventre – sur le côté; être assis de différentes façons; être à quatre pattes; être debout; bref se mettre dans n'importe quelle position et prendre son temps pour faire l'inventaire des points de contact avec le sol. Répéter l'exercice à chaque changement de position. On peut s'aider à mieux sentir les points d'appui en fermant les yeux et en les visualisant.

Mouvements des articulations

Il s'agit d'explorer différentes possibilités de déplacements d'une articulation et ses répercussions sur le reste du corps. Voici quelques suggestions de départ, à vous de les essayer et de continuer la recherche.

Explorations des mouvements de la tête

Assis ou couché, bouger la tête, guidée par un organe sensoriel (les yeux, l'oreille, le nez). Le ressenti des mouvements de la tête est différent si le départ est initié par un sens en comparaison avec un départ dans les muscles de la nuque. Cette façon de faire permet d'attirer l'attention sur le dosage du tonus et la fluidité d'un mouvement. Ce sont les premiers mouvements du nourrisson.

- **La tête est dirigée par les yeux:** mouvement de gauche à droite comme pour dire « non »: regarder droit devant soi, les yeux regardent à droite et entraînent la tête, ils reviennent au centre suivis de la tête, puis regardent à gauche avec la tête qui suit, retour au centre. Comparez votre ressenti en commençant ces déplacements par les muscles de la nuque.
  Mouvements comme pour dire « oui »: regarder vers le haut (front), toute la tête suit vers le haut, retour au centre, les yeux regardent vers le bas (menton), la tête suit et continue le déplacement vers le sternum. Les yeux peuvent continuer leurs mouvements suivis par la tête, en diagonale vers le haut, vers le bas. Revenir au centre à chaque fois. Ces mouvements oculaires peuvent aussi se faire en cercle et suivant tous les tracés désirés.
- **La tête est dirigée par l'oreille:** tendre le pavillon de l'oreille vers la droite, la gauche, vers le haut en diagonale à droite, à gauche, vers le bas en diagonale à droite, à gauche. Décrire des cercles vers la droite, la gauche et tout autre trajet choisi.
- **La tête est dirigée par le nez, les lèvres et aussi par le menton** dans toutes les directions.

Par ces exercices on peut se rendre compte combien les mouvements de la nuque sont nombreux. On ne placera donc pas sa main pour diriger autrui sur la nuque, mais au-dessus, à la base du crâne.

Les bébés et les jeunes enfants font un tout petit mouvement très particulier de la tête lorsqu'ils sucent leur pouce. Ils accompagnent le sucer par un déplacement haut/bas du crâne à peine perceptible. Ceci amène une détente de toute la région à l'arrière de la nuque en plus de l'apaisement oral. On considère que cette possibilité d'articulation allant dans deux directions est une articulation dite stable. On peut mettre la main à la base du crâne pour diriger une autre personne dans l'espace.

Explorations des mouvements liés au bassin

Le bassin est lié aux mouvements vertébraux et aux mouvements des membres inférieurs. Cependant il peut, sous l'action de divers muscles, se déplacer vers l'avant (antéversion qui se prolonge dans la colonne lombaire par une tendance à la lordose, le dos se creuse) ou vers l'arrière (la rétroversion qui se prolonge en région lombaire par une tendance au redressement de la lordose) (Calais-Germain, 1991). Par sa position centrale du corps, le bassin est une articulation souvent utilisée dans les manipulations du corps du bébé.

- **Couché sur le dos les genoux repliés, pieds au sol :**

Ramener une jambe pliée après l'autre sur l'abdomen, placer les mains sous le pli des genoux et tirer les genoux vers soi en plaquant le dos au sol, puis relâcher sans bouger les mains. Répéter à plusieurs reprises ce mouvement d'enroulement, vous sentirez le léger roulis du bassin. Reposer les pieds au sol.
Rouler de quelques centimètres d'avant en arrière sur le sacrum, sans décoller les pieds, ni le reste du corps. Pousser le bassin vers l'avant et tirer avec les abdominaux vers l'arrière de façon à poser la région lombaire au sol. Répéter ce mouvement pour bien sentir la mobilité du bassin et aussi la répercussion sur les mouvements de la tête.
Dans la même position, soulever une hanche, puis l'autre sans décoller les épaules, porter son attention sur l'amorce d'une torsion dans le dos. Il suffirait de pousser plus loin la hanche soulevée pour se retrouver sur le côté, puis à plat ventre en ayant croisé la ligne médiane du corps.
Maintenant vous poussez contre la plante des pieds, le bassin va se soulever. Plus on pousse avec force plus grande sera la surface du dos qui quitte le sol. Basculez le bassin vers l'arrière avant de poser le dos au sol. Avec ce basculement toute la région lombaire touchera le sol. Soulevez légèrement le bassin et déplacez-le à gauche et à droite sans bouger le reste du corps. Continuez à chercher les possibilités de mobilité du bassin ainsi suspendu.
Jouer à pousser contre différentes parties du pied : si la surface du sol est lisse et que vous poussez contre les talons, vous glisserez vers l'arrière sur votre dos. En poussant contre la tranche interne du pied droit, la hanche droite se soulève, sentez ce qui se passe dans le dos et le mouvement de la tête en réponse.

- **Couché à plat ventre :**
  Prendre appui sur tous les points de contact avec le sol, soulever et reposer le bassin, puis balancer le bassin ainsi soulevé d'un côté à l'autre.
  Soulever une hanche et sentir la répercussion dans le dos suivant la hauteur donnée ainsi que le transfert du poids sur l'autre hanche, vous constaterez que le genou se plie naturellement. Avec les coudes et les mains comme appuis pour le haut du corps, soulever une hanche, transférer le poids sur l'autre côté et constater ce qui se passe du côté dégagé.
  Pousser contre les mains et les genoux pour vous retrouver à quatre pattes.
- **En position quatre pattes :**
  Balancer le bassin d'un côté à l'autre, puis d'avant en arrière avec un mouvement d'enroulement du bassin.
  Descendre le bassin vers un côté, puis de l'autre. Faire le même mouvement en descendant plus bas, voyez ce qui se passe dans le reste du corps quand la hanche touche le sol.
- **En position assise et en position debout :**
  Explorer les mouvements du bassin qui se déplace vers l'avant, puis s'enroule vers l'arrière. Soulever une hanche puis l'autre, vous constaterez le mouvement de la cage thoracique.

Explorations du transfert du poids sur des points d'appui en suivant la spirale, la ligne droite

Couché sur le dos, rouler sur le côté droit en commençant par décoller l'épaule gauche. Sentir comment en transférant le poids sur l'épaule droite, la cage thoracique et la hanche gauche vont suivre, puis les jambes se plient un peu. Rester sur le côté, puis revenir sur le dos par le même chemin séquentiel, en commençant soit par les jambes, soit par l'épaule gauche. Ces mouvements devraient être agréables à exécuter. Être attentif au moment où la ligne médiane est croisée.

Couché sur le dos, un talon quitte le sol et se pose par-dessus la cheville de l'autre jambe. Poussant contre le sol avec le talon, le reste du corps va suivre en torsion jusqu'à se trouver à plat ventre si le mouvement est complet. Revenir par le même chemin. Jouer à varier le niveau de la pose du pied d'un côté ou de l'autre de la jambe allongée, pousser contre le sol et constater à chaque fois comment se fait le transfert du poids du corps sur les points d'appui et comment ce déplacement suit un trajet en spirale.

Couché sur le dos se mettre assis en ligne droite par la force des muscles abdominaux. Comparer la force nécessaire avec le trajet précédent en spirale.

Explorations du croisement de la ligne médiane

Couché sur le dos amorcer le croisement :

- Avec **la tête** : tourner vers un côté suffisamment proche de l'épaule pour sentir l'amorce de la rotation dans la colonne vertébrale.
- Avec **le bras** posé parallèle au tronc : soulever le bras et traverser le torse. Sentir tout le déplacement du tronc qui s'amorce quand le bras continue son trajet.
- Avec **la jambe** : croiser une jambe par-dessus l'autre et continuer le trajet en poussant avec le genou. Sentir l'effet dans tout le corps.

À explorer dans différentes positions : à plat ventre, assis, à quatre pattes, debout.

Reprendre l'amorce du croisement avec un segment différent. À chaque fois, le croisement de la ligne médiane entraîne un transfert du poids sur des points d'appui en suivant une séquence spatiale en spirale accompagnée par une dissociation des deux ceintures.

Exploration du pousser contre un ou plusieurs points d'appui

Allongé sur le dos, une jambe pliée, le pied au sol. Pousser successivement contre différentes parties du pied (côté, pointe, talon, toute la plante). Laisser le corps suivre le déplacement engagé, observer ce que fait spontanément la tête. Reprendre l'exploration avec les deux pieds au sol. Que se passe-t-il dans le bassin ? Et ailleurs ?

Explorer le « pousser contre » dans d'autres positions en poussant contre vos mains : à plat ventre, assis... Continuer à être attentif à la réponse du reste du corps.

Toutes les explorations que vous faites ici, vous les avez réalisées étant bébé ! Vous avez utilisé alors vos découvertes pour progresser dans la connaissance de votre corps et dans votre motricité.

RAPPEL DU DÉVELOPPEMENT PSYCHOMOTEUR

La variété et la qualité des mouvements des enfants tout au long de leur développement moteur sont déterminées par leur morphologie, leur tempérament, les habitudes culturelles de *nursing* des parents et par leur environnement physique, bref à l'histoire personnelle de chaque enfant! Il en résulte qu'aucun enfant n'aura la même manière de bouger. Néanmoins chacun suivra la même séquence de développement dictée par la génétique.

ACQUISITIONS MOTRICES CLÉS TIRÉES DU TABLEAU CI-APRÈS

Celles-ci sont développées en regard des constituants du mouvement vus précédemment. Elles sont décrites avec des précisions sur le rôle des muscles, le tonus et l'organisation du transfert du poids du corps.

Certaines de ces acquisitions sont suivies de mise en garde, car une pratique qui cherche à faire acquérir une posture ou un déplacement avant que le tout-petit n'y soit prêt présente de multiples désavantages. Ce sont souvent les parents pleins de bonnes intentions qui accélèrent l'arrivée d'une nouvelle acquisition motrice (surtout la station assise et la marche) comme si la précocité était un gage du bon développement de leur enfant. Laissons le bébé découvrir ses postures et ses déplacements par lui-même. Lorsqu'il se lance dans l'aventure d'une nouvelle acquisition, il a besoin de pouvoir revenir à une posture antérieure qu'il maîtrise pour s'y reposer ou pour s'y activer avec aisance et trouver d'autres variantes. Toutes ses activités motrices ont un sens pour lui. Ne le précipitons pas. Faisons-lui confiance.

- **Le maintien de la tête** demande « l'entrée en jeu » d'un tonus qui s'élève progressivement au cours des semaines après la naissance. Les muscles fléchisseurs de la tête sont impliqués quand celle-ci, penchée vers l'arrière, se redresse pour se tenir à la verticale. Les muscles extenseurs de la tête se contractent quand la tête penchée vers l'avant se redresse, par exemple dans la position à plat ventre. Les muscles latéraux participent au mouvement quand la tête se penche vers un côté ou l'autre et se redresse.
- **Le rassemblement** consiste en la capacité de rapprocher intentionnellement ses deux mains et de les porter à la bouche. Le bébé rapproche de la sorte le côté droit et le côté gauche par rapport à l'axe vertical de son corps.
- Dans **l'enroulement**, le dos étant en appui, le bassin peut maintenant s'enrouler vers le centre amenant ainsi les jambes et les pieds vers les mains et la bouche. Cette mobilité du bassin, au centre du corps, joue un grand rôle dans les retournements et la locomotion. Le basculement du bassin vers l'arrière permet aussi la détente musculaire de tout le dos.

Tableau des acquisitions de la motricité globale

ÂGE	ACQUISITION PRINCIPALE	ÉVOLUTION POSTURALE et LOCOMOTRICE			
		PLAT DOS	PLAT VENTRE	ASSIS	DEBOUT
0 – 3 mois	**Maintien de la tête**	Flexion Extension des membres	Tête de côté Membres repliés Soulève de la tête	Quand l'enfant est tiré : la tête ballotte	Réflexe de marche quand tenu à la verticale et pieds avec appui
3 – 6 mois	**Contrôle du tronc**	Roule sur le côté Regarde son entourage Attrape ses pieds avec les mains (enroulement) Passage à plat ventre	Appui sur les avant-bras Appui sur les mains (position du phoque) Appui sur l'abdomen (position du planeur)	Tiré assis, la tête suit Assis avec un léger soutien	Soutien son poids quand tenu Période du « sauteur »
6 – 9 mois	**Début de la locomotion**	Passage de plat dos à plat ventre et inversement		Se redresse en position demi-assise sur le côté	Se tient debout si appui
8 mois	**Consolidation de la station assise**	Roulades Rampe à reculons. Rampe en avant		Se met assis	
9 mois		Marche à quatre pattes			

10 – 12 mois	**Locomotion et station debout**	Passage assis / quatre pattes et retour quatre quatre pattes Position dressée sur les genoux Marche de l'ours (quatre pattes)	Pivote sur son axe	Se met debout et tombe pour s'asseoir Marche de côté avec appui. Marche tenu par les deux mains puis par une seule Debout sans appui Se baisse pour ramasser un objet
14 mois	**La marche**	Marche seul entre 12 et 18 mois		

Il est rappelé que les échelles de développement servent à situer un bébé par rapport à une norme théorique. Les âges sont donc indicatifs.

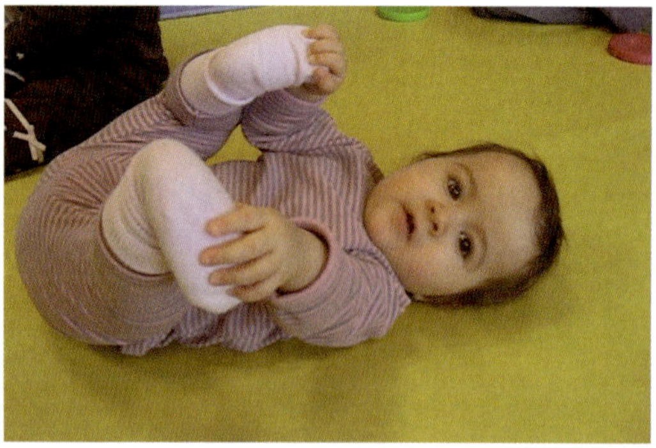

L'enroulement.

Le bébé rapproche ainsi le haut et le bas de son corps avec un basculement du bassin en s'enroulant sur lui-même. Ce mouvement en enroulement est aidé par la déflexion physiologique du tonus des bras et qui débute dans des jambes.

Après plusieurs semaines d'extension des quatre membres par des poussées répétées pour sortir de la position fœtale recroquevillée, la fermeture du corps va dépasser la simple motricité pour devenir une expérience psychologique de l'unité du corps, encore rudimentaire. Celle-ci servira de base à la première conscience de soi et contribue à la construction de l'axe vertical du corps. L'enroulement concorde avec la perception de sa séparation physique d'avec le corps de la mère.

Le jeu d'alternance d'enroulement, de repli vers soi, et de redressement en poussant contre un appui pour aller vers l'extérieur, sert l'organisation de la relation soi/monde extérieur.

Les premiers déplacements et les postures de base

Tous ces mouvements supposent que l'enfant ne s'abandonne pas à l'action de la pesanteur qui plaque le corps au sol. Il lui faut mener une lutte antigravitaire pour se déplacer ou même pour garder une position.

- **Le pousser sur le dos** (contre des points d'appui)
  L'action de pousser vient avant l'action de tirer qui demande plus de force musculaire, d'ailleurs c'est par le pousser que le bébé participe à sa naissance. Couché sur le dos il est possible de se déplacer en glissant vers l'arrière, il suffit de pousser contre les talons en contact avec le sol ou avec un objet résistant pour parvenir à se déplacer.
- **Le rouler** (utilisation des mouvements séquentiels en spirale)
  Dès que le bébé peut rester en équilibre sur le côté, et qu'ensuite il a maîtrisé le plat dos/plat ventre et retour, il continue ses retournements toujours dans la même direction ce qui l'amène à faire des roulés-boulés. Il se déplace ainsi avec aisance dans toute la pièce. On voit souvent le rouler commencer par la tête pour ensuite continuer le mouvement en spirale jusqu'aux pieds.

- **Le ramper** (pousser contre, tirer sur des points d'appui)
  Soulevant de plus en plus son tronc dans la position ventrale, son poids réparti sur ses bras pliés et ses jambes, le bébé est prêt à avancer. Il pousse alors contre ses mains et allonge ses bras, ce qui le fait glisser en arrière ! Puis il découvre qu'il peut avancer en tirant sur ses bras avec un appui sur les coudes, le reste du corps suit sans vraiment aider au déplacement.
  Vient ensuite le ramper en poussant contre les orteils repliés, le reste du corps participe peu.
  Enfin apparaît le ramper en pliant un genou et en poussant contre le bord du pied, en alternant les jambes ou avec une seule jambe. Les bras et les mains aident la propulsion en tirant sur leurs points d'appui.
  S'il veut se déplacer avec un objet dans la main, le tout-petit trouve la solution de prendre appui sur le bras opposé plié et sur le genou du côté de la main levée avec le jouet. Cette position avec des appuis en diagonale permet d'avancer assez rapidement.
  L'observation des petits montre qu'ils inventent toute une gamme de variantes autour du ramper.

- **La station assise**
  Cette capacité motrice arrive tout naturellement quand le bébé possède une musculature suffisamment forte pour tenir le dos plus ou moins perpendiculaire au bassin posé de manière stable au sol.
  La contraction des muscles de la paroi abdominale (les abdominaux) permet de relever le tronc depuis le plat dos vers le côté, puis vers l'avant afin de s'asseoir. Le dos participe aussi à ce redressement grâce aux muscles des épaules, des omoplates et en bas du dos les lombaires. La contraction de ces muscles résulte dans le redressement du dos. Le bébé peut aussi se mettre assis en se hissant avec les bras en tenant une barre ou les mains de l'adulte, il fait alors travailler fortement ses abdominaux. Il est rare qu'un bébé puisse faire ce déplacement de plat dos à assis en ligne droite sans aide extérieure.
  La stabilisation de la station assise est aidée par la contribution des muscles latéraux des deux côtés du corps, ils sont placés entre les dernières côtes et le bassin. Leur contraction empêche le bébé de tomber sur le côté. Les jambes écartées assurent un polygone de sustentation qui participe à l'équilibration. Cette position bien en équilibre et centrée diminue la nécessité de raidir les muscles du tronc et des jambes pour rester assis.
  Pour commencer l'acquisition de la position assise depuis le plat dos, le tout-petit se relève sur le côté. Il est en position demi-assise, la tête bien droite, une main au sol pour appui, l'autre est libre, les jambes commencent à s'allonger sous l'effet de la diminution du tonus (déflexion physiologique). Il y reste le temps de consolider sa posture. Après quoi il continue le trajet pour arriver assis sur ses ischions (ses fesses) d'abord avec appuis sur ses mains devant lui.

Enfin il s'assied sans appui des mains, car le tronc se redresse. Le dos est maintenu droit sur son axe vertical par la participation de la région lombaire et des fessiers. Le bassin doit rester stable pour tenir la position, c'est pourquoi le bébé doit être assis sur une surface ferme. La position assise est maintenant tenue, le bébé fait l'expérience de la verticalité après s'être organisé dans l'horizontalité.

Il peut dorénavant manipuler un objet sans avoir à utiliser ses mains comme points d'appui, sa tête est libre et indépendante des mouvements des bras et du tronc. Il pourra ensuite, sans se déséquilibrer, se tourner vers l'arrière ou lever les bras en hauteur. Il restera à jouer un certain temps dans cette position pour la consolider.

Quand il pivote sur son axe sans tomber, les jambes plus détendues suivent le déplacement en se pliant et en se dépliant au retour à la position sur l'axe.

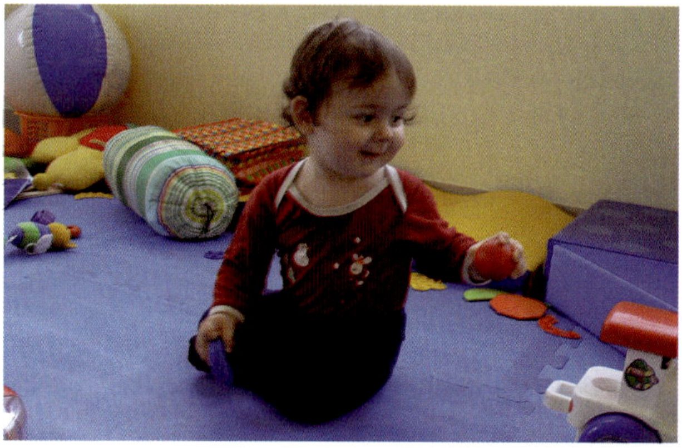

Assis avec pivotement sur son axe, le mouvement se fait suivant la spirale.

Ce mouvement de pivotement annonce le passage de la position assise à la position quatre pattes avec quatre points d'appui, le bassin s'élevant du sol. Ce passage prend du temps pour son organisation. Le tout-petit explore aussi le passage assis à genoux ou assis à côté de ses talons, vers le quatre pattes et encore le passage assis vers la station debout en se tenant. Il exerce ainsi l'aller et retour entre l'horizontalité et la verticalité ce qui prépare la stabilité de la station debout.

Remarques à propos de la station assise

Si le bébé ne tient pas assis sans soutien, c'est qu'il a été posé dans cette position, il n'y est pas parvenu de lui-même De même quand on observe un bébé assis le tronc complètement penché vers l'avant, les deux jambes écartées et les mains au sol, il a dû certainement être mis assis par l'adulte.

La pratique répétée de beaucoup de parents et même d'éducateurs est de déposer le bébé qu'on tient dans les bras dans la position assise au sol dès 6 mois. Certains professionnels ont une technique très au point pour faire lever les jambes à l'équerre favorisant ainsi la pose au sol sur les ischions. Si d'évidence le bébé ne tient pas assis seul, on le cale avec un coussin en demi-lune.

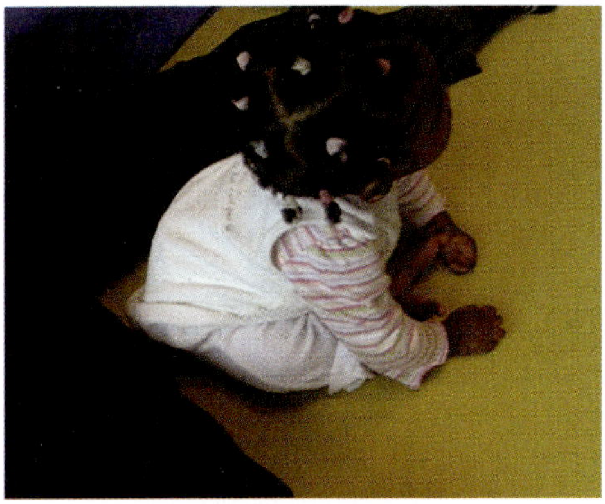
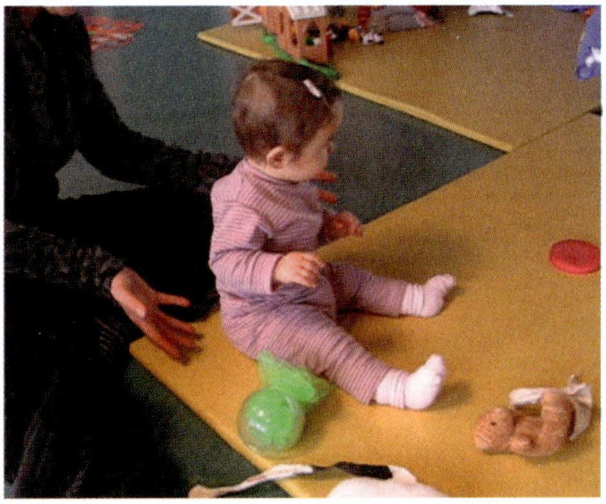
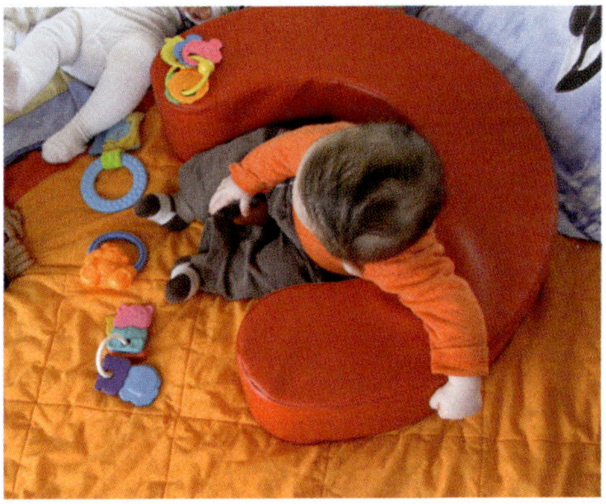

Ces bébés mis assis ne se tiennent pas dans cette position avec aisance.

Un bébé assis sans que sa musculature soit suffisamment forte va s'effondrer vers l'avant ou alors se tenir assis grâce à une tension importante autant du tronc que de ses quatre membres. Il sera tellement occupé à maintenir sa musculature contractée qu'il ne pourra pas prendre un jouet, il regardera fixement quelque chose pour s'aider à se tenir dans cette position. Puis il va s'effondrer sur le côté ou pis encore vers l'arrière.

Posons le bébé au sol sur le dos, à lui de trouver comment arriver assis à sa manière et en son temps. Pourquoi certains adultes veulent-ils à tout prix que le bébé soit assis le plus rapidement possible ? Comme ils veulent plus tard qu'il marche dès qu'il se tient debout. Précocité n'est pas synonyme d'adresse, de contrôle et d'harmonie motrice. Laissons faire le programme génétique tout en gardant une certaine vigilance sur son déroulement pour orienter discrètement ou soulager une trop forte tension musculaire.

- **Le quatre pattes**
  Le bébé se soulève pour se tenir à quatre pattes au sol avec quatre points d'appui que sont les mains et les genoux. Cette position nécessite de la force dans les bras et les cuisses pour s'arracher de la gravité et pour soutenir le

poids du tronc et de la tête. En se balançant d'avant en arrière dans cette position il consolide sa musculature. Il se repose à plat ventre puis recommence à pousser contre ses quatre points d'appui. Parfois il redresse le haut du corps en premier, suivi des fesses pour ajuster le dos pour être droit. Ou bien il monte les fesses en premier avant de pousser contre ses mains.

Quand il se sent prêt il s'aventure avec rapidité dans toute la pièce. Le ramper prépare le quatre pattes par l'exercice du transfert du poids sur les points d'appui opposés entre le haut et le bas du corps. Ces mouvements d'alternance controlatérale se retrouvent aussi dans le grimper et la marche. D'après Szanto-Feder (1998), le bébé de 11/12 mois suit la séquence assis/quatre pattes/ramper et ne reste qu'environ 30 secondes dans une même position. Il change en moyenne 74 fois de position en 30 minutes.

Remarques à propos du quatre pattes

Bien des tout-petits ne pratiquent pas ou très peu le temps de déplacement à quatre pattes. Ceci est fort dommage parce que le quatre pattes fait travailler :

- la musculature des bras et des jambes ainsi que de l'abdomen ;
- la coordination des membres supérieurs et inférieurs ;
- la dissociation ou l'indépendance des ceintures scapulaire et pelvienne ;
- l'adaptation rapide du passage de la vision périphérique (la tête levée) à la vision focale (regarder le sol proche) et retour ;
- une exploration autonome de l'espace et des objets convoités.

Toute une gymnastique séquentielle s'ensuit entre la station assise, le déplacement à quatre pattes et la station accroupie et debout qui résulte en une connaissance de son corps, particulièrement quand il s'adapte en plus à des dénivelés et des obstacles.

L'acquisition du quatre pattes développe :

- la confiance en ses possibilités motrices, donc en soi, grâce au sentiment de sécurité vécu lors des déplacements ;
- la capacité accrue de demander et surtout d'aller chercher un adulte pour une interaction ;
- la joie de se sentir libre dans un espace, procurée par le plaisir des sensations musculaires, mais aussi le plaisir de se cacher et de se montrer.

Si les petits ne font pas de quatre pattes, une des raisons pourrait être l'habitude de rester assis par peur du déplacement, une sorte d'inappétence pour le mouvement. Si le bébé a systématiquement été mis assis et ainsi entraîné à être assis, il n'a pas fait (suffisamment longtemps) l'expérience de la posture horizontale. Celle-ci ne lui est pas familière, elle est déstabilisante même. Par conséquent l'enfant cherche à se maintenir sur l'axe vertical, il passe de la station assise puis directement à la station debout.

Une autre hypothèse serait qu'assis l'enfant dérange moins que s'il se déplaçait partout, message des adultes qu'il a compris inconsciemment. Il demeure alors assis jusqu'à être prêt pour se mettre debout.

Il est proposé plus loin des façons peu coercitives de favoriser le passage vers le quatre pattes.

Soulignons cependant qu'en restant assis, en position statique, le bébé développe sa motricité fine. D'autre part, ne pouvant aller vers l'adulte par ses propres moyens, il développe la communication par les gestes, la mimique et la voix. Il apprend comment se faire déplacer où il veut et comment se faire prendre dans les bras (qui est encore une position verticale et statique) par des cris et des pleurs qui dérangent l'adulte.

Un bébé mis assis trop tôt ne se muscle pas les jambes. Il pourrait même désinvestir le bas du corps : bassin et jambes. Quand il parvient à se tenir assis, il a les jambes repliées vers l'intérieur et les genoux ouverts. Il peut garder l'habitude de cette posture des jambes lorsqu'il est couché à plat ventre, ses jambes ressemblent alors à la position d'une grenouille. Il ne pourra pas arriver à quatre pattes depuis cette position. Car, s'il pousse contre ses mains et redresse le tronc, il se retrouvera assis entre ses jambes repliées, les pieds vers l'extérieur.

Cette posture n'est pas recommandée parce qu'elle tire sur les ligaments des genoux. Pour arriver à la position quatre pattes, les genoux doivent se rapprocher et prendre le poids du bassin, aidés par l'avant des pieds posés au sol.

On observe aussi des petits qui se déplacent assis en tirant sur une jambe repliée. La propulsion se fait par la force mise dans l'ouverture et la fermeture du genou et le pousser vers l'avant du dos.

- **La station debout**

  Les muscles des cuisses doivent être suffisamment forts pour que le tronc puisse se redresser et soutenir son poids. Le tronc devra s'aligner sur l'axe vertical pour maintenir la posture. Tous les acquis de postures antérieures ont préparé et contribué à la verticalité actuelle.

  Les muscles des fessiers contrôlent le bassin dans ses mouvements vers l'avant et vers l'arrière, les fesses sont plus ou moins pointées vers l'arrière lors des débuts de la station debout pour aider l'équilibration. Les muscles latéraux stabilisent la tendance à basculer d'un côté ou de l'autre, tandis que les muscles de la hanche participent au redressement.

  Avec les jambes presque droites, la répartition du poids se fait progressivement sur toute la plante des pieds, souvent le pied roule vers l'intérieur ou vers l'extérieur rendant la posture instable. Le bébé va s'exercer à équilibrer son tronc, ses pieds au sol serviront d'appui.

  Les chutes sont fréquentes depuis cette position, mais le bébé apprend rapidement à se rééquilibrer et à se protéger s'il a acquis les étapes motrices antérieures.

- **La marche**
  Marcher n'est pas seulement une question de muscles. Comme pour les autres étapes du développement, il faut la maturation du cerveau et une perception de l'environnement. Les enfants téméraires et souvent hypertoniques marchent plus tôt, font des chutes et expérimentent activement ce déplacement. Tandis que les enfants prudents prennent leur temps pour se redresser, leur marche est habituellement plus stable et plus solide. Ne pas oublier que la conquête de la marche est aussi un moment de fierté pour les parents.
  Le bébé marche d'abord les pieds écartés afin d'accroître son polygone de sustentation. Les fessiers sont pointés vers l'arrière, de sorte que le centre de gravité est abaissé et légèrement projeté en avant. Cette posture facilite le déplacement devant soi, même si le bébé à tendance à déplacer son poids d'un côté à l'autre avant de pouvoir mettre un pied devant l'autre.
  L'angle d'attaque du pied commence par la pointe (digitigrade), certains enfants peuvent commencer à marcher sur la pointe des pieds. Tout le pied est ensuite posé à la fois (plantigrade) car la cheville n'est pas encore souple et ne permet pas le déroulement du pied, du talon aux orteils.
  Au cours de son acquisition, il faut lui offrir un espace dégagé et libre de petits obstacles. Pieds nus, il peut mieux agripper le sol avec ses orteils, en chaussettes il risque de glisser. Il existe des chaussettes antidérapantes qui ont l'avantage en plus de garder le pied au chaud.

Remarques à propos de la marche
Quand le bébé se tient debout, tout droit, anormalement raide, au prix d'un fort recrutement du tonus des jambes et qu'il est incapable de plier les genoux, on sait alors qu'il a été mis debout trop tôt pour ses possibilités. Ce bébé parvient à marcher étant tenu, ce qui peut encourager les parents à le faire exercer la marche. Ce sont les pratiques de manipulations et de pose au sol qui entraînent l'enfant à la station debout et à la marche avant l'âge habituel. Surtout avant que le tout-petit ne maîtrise les étapes précédentes. La pratique de la marche dans un «youpala» est aussi responsable de cette posture trop raide et de l'envie du tout-petit de marcher à tout prix. Il constate hors de l'appareil que son intention ne correspond pas à ses capacités motrices, ce qui provoque de la frustration. Il parviendra évidemment un jour à marcher seul, mais il aurait pu utiliser son temps à découvrir plus harmonieusement ce déplacement, si l'adulte ne s'en était pas mêlé.

Quand l'enfant commence à marcher seul, on constate souvent une grande difficulté, et même un refus, de faire la sieste. Pour le mettre au lit il faut qu'il tombe littéralement de sommeil! Cette nouvelle acquisition lui fait vivre beaucoup d'excitation, n'oublions pas qu'il a acquis maintenant un nouveau pouvoir sur lui-même, sur les objets et sur l'espace.

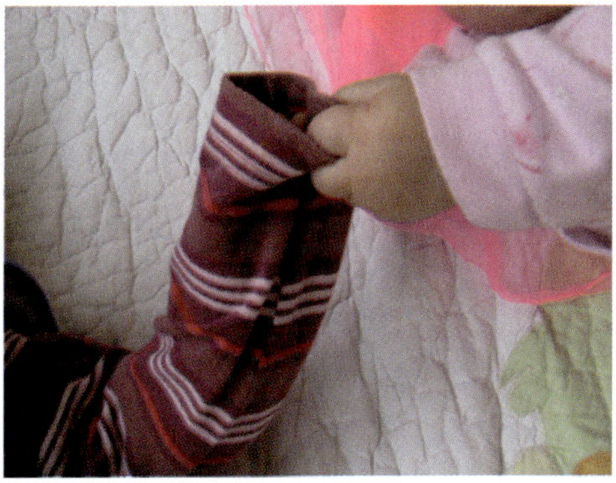

Saisie palmaire.

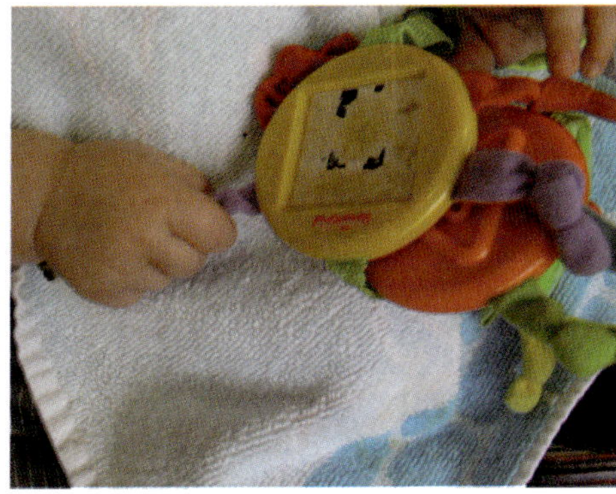

Saisie digito-palmaire.

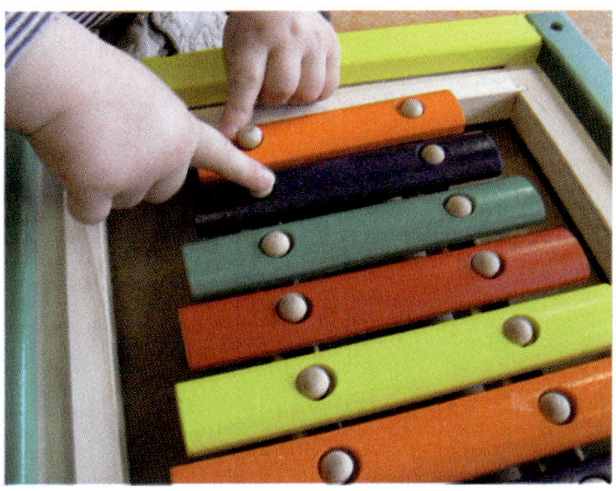

Pointer avec l'index, imitation de l'autre main.

ÉVOLUTION DE LA PRÉHENSION

La bouche est le premier organe de saisie pour la survie du nouveau-né. Le deuxième organe de captation sera la vision, puis viendra la prise de l'objet par la main. On situe généralement vers 4 mois le mouvement volontaire d'approche et de saisie d'un objet grâce à la maturation du cortex qui permet la coordination entre la main et la vision.

L'évolution de la prise manuelle va suivre à la fois la loi céphalo-caudale qui indique la direction du contrôle moteur de la base de la paume vers le haut de l'index et la loi proximo-distale qui indique la direction du contrôle moteur du bord extérieur de la main (hypothénar) vers le haut du pouce. La conjugaison de ces deux directions aboutira à la prise en pince entre le pouce et l'index.

Le tableau ci-dessous résume la maturation de la préhension. Il peut être utilisé pour diriger l'observation à l'aide de quelques repères. Sa connaissance servira au choix des objets/jouets à proposer au tout-petit en fonction de ses possibilités motrices successives.

Tableau des acquisitions de la préhension

ÂGE	APPROCHE	SAISIE	MANIPULATION
4-5 MOIS	Approche par balayage Mouvement d'aller-retour depuis l'épaule.	Saisie cubito-palmaire d'un cube : entre les deux derniers doigts et l'éminence hypothénar (côté de la main)	Tient l'objet dans une main à la fois
6-8 MOIS	Approche parabolique Mouvement d'enveloppement depuis le coude	(6 mois) Saisie digito-palmaire : ratissage de l'objet par les doigts vers la paume, puis retournement de la main avec l'objet (7 mois) Saisie palmaire : entre la paume et les doigts, la partie charnue sous le pouce sert d'opposition	Tient un objet dans chaque main. Passe l'objet d'une main à l'autre.
8 MOIS et plus	Approche directe Mouvement droitau but L'ouverture de la main s'adapte en anticipation à la forme plate, convexe ou concave d'un objet (10 mois)	Saisie radio-digitale : – pince inférieure (8-9 mois)entre les côtés des dernières phalanges du pouce et de l'index - pince supérieure (10-12 mois) entre les premières phalanges du pouce et l'index, les trois autres doigts se lèvent, puis la pince devient indépendante	Explorations d'objets : plus de 60 variétés de mouvements de la main et des doigts
12-13 MOIS	Approche directe	Lâcher intentionnel	Désigne du doigt ce qu'il désire. Cogne deux objets ensemble

D'après Koupernik et Dailly (1980)

OBSERVATION D'UN MOUVEMENT

L'observation du mouvement chez un tout-petit sous-tend l'observation générale de son développement. N'oublions pas que la qualité du mouvement est autant observée que son efficacité. Commençons par diriger notre attention afin d'obtenir une information sur son sentiment de sécurité tant affective que physique, car ce sentiment conditionne toute son évolution. Ensuite cherchons à savoir ce qui pousse le bébé à agir, enfin regardons plus en détail le déroulement du mouvement.

Quels indices corporels permettent de dire que le bébé se développe bien ?

- Rechercher **le regard** du bébé : le soutient-il en face à face ? Ce regard est-il « lumineux » ? Par son regard avez-vous l'impression que le bébé a confiance en les personnes référentes et dans son environnement physique ?
- **Son tonus** varie-t-il en fonction des situations ?
- **Sa respiration** est-elle régulière et calme ? ou bien saccadée, retenue, ou avec des soupirs ?
- Le bébé manifeste-t-il clairement **ses besoins fondamentaux** ?
- Observez-vous **une alternance** entre ses moments d'activité et d'observation/ repos ?

Après une appréciation de l'enfant sur le plan de l'expression émotionnelle, il devient utile de poursuivre par une prise d'information ciblée sur le corps en mouvement. Pourquoi observer un mouvement spontané chez le bébé ?

Il est nécessaire de prendre un temps d'observation des déplacements ou gestes d'un tout-petit si l'on veut le laisser expérimenter ses capacités motrices sans perturbation, et vivre une confiance en la construction de ses propres mouvements.

En somme, cette observation sert à :

- noter les progrès dans l'utilisation de ses sens et dans son développement moteur ;
- savoir reconnaître les tâtonnements, l'utilisation de mouvements connus ;
- anticiper l'amorce de l'acquisition motrice suivante (évitant l'intervention de l'adulte) ;
- savoir le manipuler lors du change, de l'habillage et du portage en suivant ses mouvements naturels ;
- savoir où mettre la main pour l'accompagner dans ses déplacements lors des jeux au sol, sans le surstimuler, ni accélérer ses acquisitions ;
- prévenir ou dépister un retard éventuel de développement.

Ne pas oublier que chaque bébé aura son style moteur avec ses variantes et ses fantaisies.

Que faut-il observer plus précisément dans un mouvement spontané ?

La première question à se poser est que cherche le bébé ? Est-ce :

- chercher à changer de position ou à se déplacer ? (registre moteur) le mouvement est le but ;
- chercher la communication ? (registre affectif) le mouvement est un moyen ;
- chercher à atteindre un objet pour l'explorer ? (registre cognitif) le mouvement est un moyen.

Si l'intention du tout-petit est dirigée vers un mouvement dans le registre moteur ou cognitif, l'observation de l'éducateur s'oriente vers le recueil d'éléments sur la manière dont le bébé s'y prend pour réaliser le mouvement désiré. Les connaissances sur les constituants du mouvement sont utiles pour l'observation de tout déplacement et plus particulièrement pour l'observation des changements de position du tout-petit. Par exemple :

- Comment se retourne-t-il ?
- Comment rampe-t-il ?
- Comment se met-il assis ?
- Comment passe-t-il à quatre pattes ?
- Comment se met-il debout ?
- Comment se tient-il assis ?
- Comment tient-il debout ?

La partie intitulée « L'accompagnement progressif de la motricité » (p. 124) décrit les mouvements préparatoires à observer pour chaque changement de position.

Il est proposé de se reporter à la partie sur les constituants du mouvement (p. 39) et de s'exercer à suivre du regard le déroulement d'un changement de position, sachant qu'un mouvement est un transfert de poids sur des points d'appui suivant un trajet spécifique dans l'espace avec une certaine force et selon un certain temps.

1. Observer dans la position de départ : comment se fait la **répartition du poids** du corps sur **les points d'appui** ?
2. Quel **sens** déclenche le mouvement ?
3. Quel est le **premier segment** qui décolle de son point d'appui pour initier le mouvement ?
4. Quel **trajet dans l'espace** le transfert du poids sur les différents points d'appui suit-il : en ligne droite ou en spirale ?
5. Y a-t-il **un croisement de la ligne médiane** ? Suivi d'un mouvement séquentiel en spirale avec **la dissociation** des ceintures pelvienne et scapulaire ?
6. Avec quel **tonus** (force musculaire) le mouvement se déroule-t-il ? Force adaptée, harmonie, fluidité du geste, précision selon quel **temps** ? Vitesse, rythme ?

7. Sur quel segment observe-t-on un **pousser contre un point d'appui** pour se déplacer ?
8. Observe-t-on un mouvement de **tirer sur** les membres supérieurs pour se déplacer ?

En résumé, les questions les plus usuelles à se poser pour aider l'observation sont :

- Contre quel point d'appui (pied, coude, main…) le bébé pousse-t-il ?
- Transfère-t-il son poids sur des points d'appui successifs ou reste-t-il bloqué ?
- Fait-il un trajet en ligne droite ou en spirale ?

Imiter les déplacements des tout-petits est un excellent moyen pour affiner son observation. Par l'imitation nous nous familiarisons avec les constituants du mouvement tels que contenus dans les questions précédentes. Nous obtenons ainsi des informations complémentaires aux informations visuelles, tout ceci contribue à la compréhension du mouvement.

Autres informations à recueillir

- Y a-t-il une adéquation ou un décalage entre les intentions probables du bébé et ses moyens moteurs ? Reprend-il ses essais moteurs ou abandonne-t-il ?
- Quelles sont les émotions du bébé, exprimées par son tonus, au cours de ses mouvements : plaisir sensoriel – frustration – satisfaction – surprise… ?

Une observation de la préhension des objets peut être intéressante :

- Quel est le mode d'approche de l'objet ? (par le côté, parabolique ou directe) ;
- Quelle est la forme de préhension de l'objet ? (palmaire ou pince) ;
- Comment tient-il l'objet des deux mains ? Passe-t-il l'objet d'une main à l'autre ?

Plus je sais observer, plus je comprends les modes de déplacements du bébé, ses intentions et ses sentiments, **moins j'ai besoin d'intervenir par mes actions**, et ainsi je laisse le bébé être l'agent de son développement.

EXERCICES PERSONNELS : ÉTUDE DES DÉPLACEMENTS

Expérimenter les déplacements pour soi-même, puis avec un partenaire afin de comprendre les constituants mobilisés dans un mouvement et ainsi mieux cibler son observation d'un tout-petit en déplacement.

EXPLORATIONS À FAIRE POUR SOI-MÊME

Commencez par exercer sur vous-même toutes les possibilités de passages d'une position à une autre et les déplacements de base en analysant votre manière de vous mouvoir et en la mémorisant.
Utilisez les constituants du mouvement comme repères :

- Quels sont les **points d'appui** de mon corps ?
- Quel **segment initie** mon mouvement ?
- Quel **trajet** décrit mon déplacement ?
- Est-ce que je croise ma **ligne médiane** ?
- Avec quelle **vitesse**, avec quelle **force** est-ce que je déplace un segment ou tout mon corps ?
- Est-ce que je **pousse contre** un point d'appui ? Est-ce que je **tire sur** un point d'appui ?

Prenez plaisir à sentir la fluidité de vos déplacements d'une position à une autre. Faites de cette recherche une petite danse au sol, accompagnée d'une musique. Explorez aussi une autre façon de faire un passage en changeant par exemple le segment initiateur. Jouez avec les trajets en lignes droites et en spirale. Faites un mouvement lentement, puis rapidement. Variez la force musculaire recrutée pour le mouvement.

PASSAGES d'une position à une autre et retour, et le mode de locomotion

PLAT DOS

PLAT VENTRE

ROULER
RAMPER

STATION ASSISE

QUATRE PATTES

ALLER A QUATRE PATTES

STATION DEBOUT
MARCHER de côté

MARCHER avec appui
MARCHER sans appui

TRAVAIL AVEC UN PARTENAIRE ADULTE

Il est intéressant de s'exercer sur un partenaire adulte avant de pratiquer sur le tout-petit, car l'échange verbal va vous aider à clarifier et à adapter le trajet imprimé, la vitesse donnée au mouvement et la force employée en fonction de la réponse tonique du partenaire. L'écoute de la réponse tonique de ce dernier va vous permettre de proposer un mouvement sans tiraillement, donc en accord avec les possibilités de la personne manipulée. Si vous travaillez successivement avec plusieurs personnes vous pourrez constater les différences d'une personne à l'autre, en particulier dans les réponses toniques. Cette pratique vous aidera à mieux comprendre les propositions de manipulations du bébé dans la partie suivante : « mise en pratique ».

Lors de tous ces exercices la personne A manipule la personne B. La personne A cherche à travailler le plus souvent avec une seule main afin de s'habituer à accompagner le bébé sans le tirailler. L'information sensorielle ainsi donnée est plus claire pour le tout-petit.

Mémorisez les consignes écrites, puis appliquez-les à plusieurs reprises en observant attentivement la réponse corporelle de votre partenaire. Vous ne réussirez peut-être pas la première fois, n'abandonnez pas. La maîtrise du geste ne sera que plus profitable lorsque vous manipulerez le bébé.

1. S'exercer à suivre **le déroulement d'un mouvement** dans le but d'anticiper son trajet.
Ex : Accompagner de la main un déplacement de votre partenaire sans l'aider, ni le freiner. La main glisse du segment initiateur vers le segment qui porte le plus de poids et qui décolle du sol, puis, selon le cas, vers chacun des autres segments en déplacement.
2. S'exercer à observer et à mémoriser **les changements de direction** occasionnés par différentes orientations d'une articulation :
Ex : B se déplace au sol selon son envie (cf. encadré page précédente), puis se fige dans une position. A change la direction d'une seule articulation. B bouge dans la nouvelle direction donnée par ce changement spatial de l'articulation.
3. S'exercer à observer **où se localise l'effort musculaire** au cours d'un mouvement, car c'est là qu'il faudra mettre la main pour : pousser, tirer, soulever ou appuyer pour aider la suite et la fin du mouvement.
Ex : B se déplace d'une position à une autre au sol. A accompagne l'effort musculaire fourni par B en posant sa main aux endroits successifs où a lieu l'effort de soutenir ou déplacer le poids du corps.
4. S'habituer à diriger son partenaire avec sa main sur une seule articulation. Être attentif à la direction donnée en soulevant, en appuyant ou en tirant, toujours délicatement le segment afin d'imprimer un trajet clairement perçu par son partenaire. Votre main tient ou se pose sur une articulation dite stable (cf. pp. 45-46).

- Déplacement à partir de **la tête** :

Mettre la main à la base du crâne pour imprimer les déplacements en ligne droite pour le passage de plat dos à assis. (Cette pratique est indiquée pour amener passivement le bébé suivant une ligne droite de la position couchée sur le dos vers la station assise, sans heurts, ni tensions).
Continuer à guider votre partenaire avec vos deux mains à la base du crâne de la station assise jusqu'à la station debout ! (Tirez la personne de façon parallèle au sol, puis la relever vers le haut)
Pousser sur un côté du crâne de façon à faire tourner la tête vers un côté, le reste du corps suit naturellement en spirale. Essayez ce déplacement sur une personne debout, vous l'amènerez sans peine au sol, si en même temps que vous poussez, vous appuyez en dirigeant le trajet de la tête vers le bas.

- Déplacement à partir du **bassin** :

Dans le travail effectué ici, le bassin est considéré comme une articulation stable.

Debout côte à côte, tenez votre partenaire en plaçant votre main sur sa hanche extérieure, vos deux hanches intérieures se touchant. Déplacez-vous ensemble dans la pièce. Vous dirigez en soutenant ainsi le bassin par deux points d'appui : votre hanche et votre main sur la hanche extérieure soutiennent votre partenaire.

- Déplacement à partir du **coude** :

Tenir d'une main l'articulation de votre partenaire debout. L'amener en déplacement dirigé par son coude plié, marchez et faites monter, descendre, aller vers l'arrière, croisez devant… Le corps de votre partenaire suivra la direction initiée par le coude. Changez pour prendre l'autre coude afin de rendre le déplacement plus intéressant en variant les directions. Vous pouvez ensemble en faire une danse sur une mélodie ample et un rythme lent. Vous constaterez que vous décrivez beaucoup de spirales et que vous pouvez même amener votre partenaire au sol.

- Déplacement à partir **des phalanges de la main** :

Les phalanges de votre partenaire sont repliées sur votre index ou vos quatre doigts. Gardez une certaine tension dans son bras (coude déplié) car vous dirigez en fait tout le bras qui entraîne l'épaule et la cage thoracique dans l'espace. Ainsi tenue, vous pouvez déplacer la personne dans toute la pièce en la faisant tourner sur elle-même sur place, descendre vers le sol,… Vous pouvez la déplacer allongée par terre, en amenant son bras sous sa poitrine, puis en tirant le bras vers le haut, dans l'axe du corps. Elle roulera sur elle-même sans lâcher votre main. Répétez ces roulades grâce au déplacement circulaire du bras entraînant le reste du corps.

Ne pas oublier d'inverser les rôles, et d'échanger sur vos sensations et vos intentions.

Exercices sur les passages d'une position à une autre avec un partenaire

1. La personne bouge au sol d'une position à une autre, comme elle le fait naturellement pour elle-même. **Exercez-vous à observer** les mêmes éléments chez votre partenaire que vous avez travaillé pour vous-même en accomplissant les passages et déplacements au sol. (Vous pouvez lui demander de ralentir ses mouvements afin d'aider votre observation).

Utilisez les constituants du mouvement comme repères d'observation :

points d'appui du corps	segment initiateur	trajet
croisement de la ligne médiane	pousser contre	tirer sur

2. Déplacez passivement votre partenaire **d'une position à une autre** et faites-lui faire les déplacements en plaçant bien vos mains sur les parties stables du corps et imprimer le trajet naturel au mouvement.

Passage de plat dos à plat ventre

- Déplacement par **les phalanges de la main**: les faire agripper vos doigts d'une main, tirez-les doucement par-dessus le thorax (ligne médiane), l'épaule suivra en se décollant du sol. Continuez en remontant dans la direction de l'oreille, tirez encore vers le haut, la cage thoracique suivra, puis le reste du corps. Votre partenaire se retrouvera à plat ventre grâce au déplacement en spirale que vous lui avez imprimé.
- Déplacement par **le genou**: pliez un genou de votre partenaire, croisez-le par-dessus l'autre jambe à la hauteur de la hanche, tout le côté du corps va quitter le sol. Tirez le genou vers le bas, bien par-dessus l'autre jambe, le reste du corps suivra le trajet en spirale. La personne sera à plat ventre, il lui faudra déplacer elle-même ses bras de dessous son torse. Vous pouvez l'aider en tirant vers le bas la hanche opposée au bras sous le torse.
- Déplacement par **les yeux**: il s'agit de déclencher le mouvement naturel décrivant une spirale autour de l'axe vertical du corps. Faites suivre des yeux un objet que vous tenez. La réussite du déplacement dépend de la précision du trajet que vous donnez à l'objet. Captez le regard, la tête dans l'axe du corps, les yeux suivent votre objet vers un côté ce qui entraîne la tête (veillez à ce que le menton frôle l'épaule). La nuque amènera l'épaule opposée à quitter le sol, puis le torse suivra et enfin, tout le reste du corps vers le plat ventre sans quitter des yeux votre objet. Il est possible que votre partenaire veuille attraper l'objet de sa main dégagée, ce qui facilite le mouvement de rotation du corps sur son axe.

Passage de plat ventre à plat dos

- Déplacement par **les phalanges de la main**:

Les tenir, faire passer la main et le bras sous le haut du corps, continuez à tirer vers le haut. Vous constaterez que le corps roule sur le côté du bras ainsi levé. Continuez à tirer (délicatement) et votre partenaire, dans un mouvement naturel, se retrouvera sur le dos.

Pour vous amuser, vous pouvez poursuivre, sans lâcher les doigts de votre partenaire, à lui faire faire des roulades rapides grâce à votre mouvement de rotation du bras, comme une manivelle.

- Déplacement par **le genou**:

Tenir la plante du pied, la pousser et glisser vers le haut pour que le genou plie, proche de l'axe médian. La hanche se soulève. Il ne vous reste plus qu'à soulever ce même genou, le ramenant vers le tronc, ce faisant le poids du corps se transfère sur le côté, puis tout naturellement sur le dos.

Passage du plat dos à assis et retour

Ce déplacement est celui utilisé pour le bébé sur la table à langer. Sa particularité est la dissociation des deux ceintures : le bassin est immobilisé, le haut du corps libre pour bouger.

Pour le bébé, il suffit de poser votre main sur la largeur du bassin ou sur les cuisses, pour un adulte il est nécessaire que votre partenaire prenne une position qui stabilise le bassin.

- Couché au sol, il croise sa jambe droite pliée par-dessus la gauche allongée et pose son pied à côté du genou gauche, sans faire soulever la hanche droite.

Posez votre main gauche sur le genou ainsi relevé. De votre main droite saisissez la main gauche de votre partenaire, faites transférer son poids du haut du corps sur son épaule gauche (ligne droite). Changez de direction pour tirer le bras vers vous afin que le poids se porte maintenant sur le coude gauche de la personne. Celle-ci poussera contre son coude, puis sa main pour s'asseoir (cf. illustration avec un bébé, p. 127)

Vous pouvez l'aider en poussant son genou replié vers la droite afin que sa hanche droite se pose au sol. Vous lui aurez fait décrire un cercle avec le haut de son corps.

Exercez-vous à être clair dans vos directions spatiales, ajustez-vous à la réponse tonique et corporelle de votre partenaire.

Faites refaire le trajet en sens inverse pour retrouver la position de départ.

Remettez la personne en positon assise par l'autre côté, la jambe gauche pliée par-dessus la droite.

Passage du plat ventre à assis

Deux trajets possibles :

- **En ligne droite** : Saisissez le bassin de chaque côté, soulevez vers le haut, puis tirez vers vous. Votre partenaire est assis sur ses talons. Poussez-le légèrement pour qu'il s'assoie à côté de ses jambes repliées d'où il ajustera sa position pour être assis sur son siège.
- **En spirale** : Vos deux mains sont posées en diagonale sur le tronc. La main droite en haut de la cage thoracique sous l'aisselle, et la main gauche sous la hanche gauche. Faites décrire une spirale à tout le tronc en poussant simultanément avec vos deux mains en sens contraire.

Concentrez-vous surtout sur le déplacement du bassin : la hanche gauche est soulevée par votre main, le poids se déplace sur la hanche droite, puis vous tirez la hanche gauche vers l'arrière, le poids roule sur les deux ischions. Le haut du corps suivra avec la participation de votre partenaire. Ce mouvement n'est pas facile à réaliser la première fois à cause de la coordination des deux mains, le trajet à décrire et le poids du haut du tronc à soutenir. Faire ce passage avec un bébé est évidemment plus aisé.

Passage de plat ventre à quatre pattes

Trouvez la façon de faire faire ce passage à votre partenaire. Pour vous aider couchez-vous au sol à plat ventre et lentement passez à quatre pattes en ressentant et mémorisant vos déplacements.

Passage d'assis à quatre pattes

Placez votre main sous l'ischion droit de votre partenaire assis au sol. Soulevez ce côté du bassin en poussant vers la gauche. Le haut du corps et les bras s'ajusteront, et les jambes se plieront. Continuez à imprimer la rotation par la hanche. Votre partenaire participe au déplacement avec un tonus ni trop élevé, ni trop mou jusqu'à ce que le poids soit réparti sur les genoux et les mains. À refaire en tournant le corps vers la droite à partir de la hanche gauche.

Passage du quatre pattes à assis

Inspirez-vous du déplacement plat ventre ==> assis. Travaillez surtout à partir du bassin.

Passage d'assis à debout

Amenez votre partenaire à décrire une rotation sur son axe et à se retrouver sur le côté, puis sur les genoux. De là il prendra appui pour se redresser et se mettre debout.

Passage de debout à assis

Tenez les mains de la personne par les doigts repliés et laissez-la lâcher son poids pour être en position accroupie. Puis en retenant son poids, posez son siège au sol.

Amusez-vous à trouver et à accompagner d'autres passages en particulier les positions intermédiaires entre le coucher et le debout.

En vous exerçant à faire faire tous ces déplacements vous découvrirez d'autres manières de déplacer un corps d'adulte. Soyez toujours attentif à l'emplacement de vos mains et au trajet que vous imprimez aux segments. N'oubliez pas d'écouter et de vous ajuster à la réponse tonique de votre partenaire.

Si vous n'êtes pas sûre de comment conduire la personne d'une position à une autre, faites le déplacement sur vous-même. Votre propre corps vous donnera la solution.

En travaillant entre adultes, vous pourrez vous familiariser avec les mouvements des différentes parties du corps humain.

BIBLIOGRAPHIE

Calais-Germain, Blandine (1991). *Anatomie pour le mouvement: introduction à l'analyse des techniques corporelles.* Tomes 1 et 2. Ed. Désires.

Koupernik, C.; Dailly, R. (1980). *Développement neuro-psychique du nourrisson.* P.U.F.

Szanto-Feder, Agnès (1998). Se mouvoir en liberté: le développement psychomoteur de l'enfant. *Les métiers de la petite enfance,* n° 36 mars pp.18-20.

POUR EN SAVOIR PLUS

Barbe, V.; Tourrette, C. (1999). Tous les enfants présentent-ils le même profil de développement psychomoteur dans la petite enfance? *Journal de pédiatrie et de puériculture.* n° 1, pp 35-49.

Bloch, Henriette (2000). *Premiers pas, premiers gestes.* Ed. Odile Jacob.

Bullinger, A. (2004). *Le développement sensori-moteur de l'enfant et ses avatars.* Ed. Erès.

Coeman, A.; Raulier H de Frahan, M. (2004). *De la naissance à la marche*: cahier no 1. Bruxelles: ASBL Étoile d'herbe. Ce livre est accompagné d'un DVD: *un bébé, comment ça marche?* Latitude Junior, Organisation de Jeunesse du Service Enfance et Jeunesse de la Mutualité socialiste (Belgique) www.bebemarche.be

Fleming, Ian (1993). *Le développement normal du nourrisson et ses variations.* Paris: Masson.

Le Bolloch, F.; Lorenz E. (1998). L'organisation psychomotrice du jeune enfant: troubles et difficultés. *Les métiers de la petite enfance,* n° 39, pp. 14-17.

de Notaris, M.; Macri, E.; Thébaud, N.I.; Veilleux, A. (2008). *Regarde-moi. Le développement neuro-moteur de 0 à 15 mois.* Montréal: Éditions du CHU Sainte Justine.

Pikler, Emmi (1979). *Se mouvoir en liberté dès le premier âge.* Paris: P.U.F.

Rivière, J.; Jover, M.; Bril, B. Lhote, M.; Fagard, J.; Devrouche, R. (2000). *Le développement psychomoteur du jeune enfant. Idées neuves et approches actuelles.* Marseille: Solal.

Rossant, Lyonel (1996). *L'éveil psychomoteur du jeune enfant.* Coll. Que sais-je? Paris: PUF.

MISE EN PRATIQUE

RÔLE DE L'ÉDUCATEUR

Voici quelques comportements développés dans cette partie qui abordent plus précisément les actions du professionnel :

- observer l'évolution motrice et sensorielle ;
- offrir un environnement physique adapté et incitatif aux progrès moteurs ;
- laisser le tout-petit expérimenter ses propres mouvements et déplacements ;
- accompagner au quotidien par des gestes qui préparent et soutiennent l'évolution motrice :
  - utiliser les mouvements naturels du bébé pour le manipuler sur la table à langer, au sol ;
  - porter le bébé en fonction de l'évolution de la tonicité de la nuque et du tronc, et de son intérêt pour le monde qui l'entoure (personnes, objets, bruits,...) ;
  - prendre et déposer le tout-petit de manière à favoriser la motricité autonome ;
- accompagner ponctuellement ou, si nécessaire, en continu en assistant le mouvement ;
- se mettre au sol pour être à la disposition des tout-petits et pour jouer suivant la demande ;
- veiller en tout temps à la sécurité physique du bébé ;
- maintenir une relation affective constante qui accompagne les bons gestes techniques afin de procurer au tout-petit une sécurité affective, tant nécessaire à son évolution.

Le bébé doit être protégé de tout danger de chute, même petite, aussi longtemps qu'il ne peut se protéger lui-même. Les objets à manipuler sont mis en bouche, veiller à leur taille, leur texture et à l'hygiène.

Quand le bébé vit dans un lieu adapté et stimulant, qu'il ressent l'attention affective d'un adulte qui lui fait confiance, qu'il peut agir par lui-même et compter sur ses propres capacités, alors il pourra évoluer avec aisance et sans tensions inutiles. La sécurité de base peut se construire et servir de base d'appui pour l'ensemble du processus du développement psychomoteur.

GESTES AU QUOTIDIEN QUI FACILITENT LE DÉVELOPPEMENT DE LA MOTRICITÉ

L'éducateur accompagne l'évolution motrice du tout-petit à chacune de ses manipulations du corps du bébé en étant conscient de l'impact de ses actions. La technique précise servira le confort du bébé et soutiendra plus aisément les acquisitions motrices successives. La mise en application des cinq principes qui suivent peut servir de repères pour orienter l'action de la main de l'adulte. Cependant la relation affective établie au cours de chaque geste sera l'élément déterminant dans le développement général de l'enfant.

PRINCIPES DE LA MANIPULATION

Toute manipulation s'appuie sur l'application des principes suivants :

1. **savoir sur quel segment corporel mettre sa main**
   Pour déplacer un segment du corps, pour prendre et pour porter le tout-petit, il est impératif d'être attentif aux particularités des articulations (cf. « Les constituants du mouvement », p. 39). La main se pose sur une articulation dite stable (qui se plie et se déplie seulement) pour prendre, soulever ou pousser dans le but de déplacer ou diriger une partie du corps du tout-petit. Ces articulations sont : les phalanges, la paume, le coude, la tête (le crâne), la cage thoracique, le bassin, le genou, la plante du pied, les orteils. La main peut aussi se poser sur ou sous un os long : le bras, l'avant-bras, la cuisse, le mollet.
   En plus de savoir sur quelle articulation mettre la main, il s'agit d'être attentif à la direction donnée en soulevant, en appuyant ou en tirant, toujours délicatement, sur l'articulation et d'écouter la réponse tonique du tout-petit. Tout ceci permet d'imprimer un mouvement naturel au corps du bébé.
2. **prendre le poids du corps là où il est le plus lourd**
   Afin d'aider au déplacement sans faire le mouvement pour le bébé, on peut alléger la partie du corps qui est la plus lourde à soulever. Il suffit de mettre la main sous le segment en question et prendre un peu de son poids en soulevant. La main de l'adulte suivra le transfert du poids sur les différents points d'appui en soutenant seulement là où c'est nécessaire. Le bébé accomplit ainsi le déplacement de lui-même.
3. **imprimer avec clarté le trajet du mouvement**
   Lorsqu'il est nécessaire de bouger passivement le bébé, il est préconisé de porter son attention sur le trajet dans l'espace que l'on imprime au segment déplacé. Ce trajet sera celui que l'enfant empruntera quand il sera prêt ou celui qu'il sait déjà effectuer pour se déplacer.

Si l'on connaît son but dans l'espace (point d'arrivée), il suffit de ne toucher qu'une seule partie du corps ; on évite ainsi de tirailler le bébé. Les messages corporels reçus seront suffisamment évidents pour que le bébé puisse participer au déplacement.

4. **écouter la réponse tonique des muscles du bébé et son regard**
   À aucun moment l'ouverture d'une articulation n'est poussée plus loin que ne le peut ou ne le veut le tout-petit. Les contractions ou crispations renseignent immédiatement la main de l'adulte. Tout le corps du bébé indique, au travers de son tonus, son consentement, son appréhension parce qu'il ne comprend pas ce que veut faire l'adulte ou encore son refus d'être manipulé. L'éducateur va « lire » le tonus du tout-petit avant de manipuler son corps, il modifie dès lors ses actions ou même cesse momentanément de toucher le bébé. L'intensité du regard donne un indice complémentaire sur son état affectif.
5. **être conscient de son propre tonus d'adulte**
   La disposition affective et la dextérité manuelle sont perçues par le tout-petit au travers de la qualité du mouvement de l'adulte. Le rythme de son geste, la force musculaire (tension, douceur...) dans ses mains, la clarté des trajets dans l'espace donnée aux segments manipulés sont autant de renseignements que capte et comprend le bébé. Ses crispations peuvent faire écho à celles de l'éducateur et non pas les siennes propres. Les mimiques et la qualité de la voix sont aussi des indices que le bébé reçoit et interprète. L'adulte observe son propre tonus et est attentif avec quelle tension musculaire il approche le tout-petit, plus particulièrement quand celui-ci pleure ou crie de rage.

Ces cinq principes sont à retenir lors du change du tout-petit, lors du portage, bref, à toute occasion où l'on touche le bébé. Leur application permet de ne pas freiner le déroulement naturel des déplacements segmentaires ou globaux du corps. Le bébé participe ainsi dans la mesure de ses capacités motrices progressives et apprend par expérience passive un mouvement qui fera partie de son répertoire. Il y apportera toutes les variantes dès qu'il sera prêt.

Voici un exercice d'observation à partir de deux images

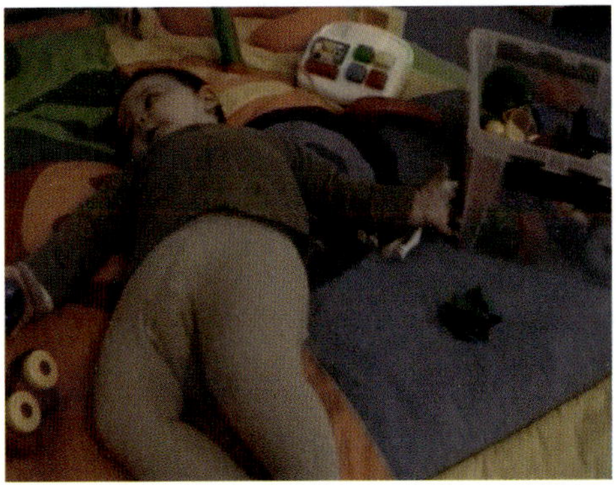
photo 1

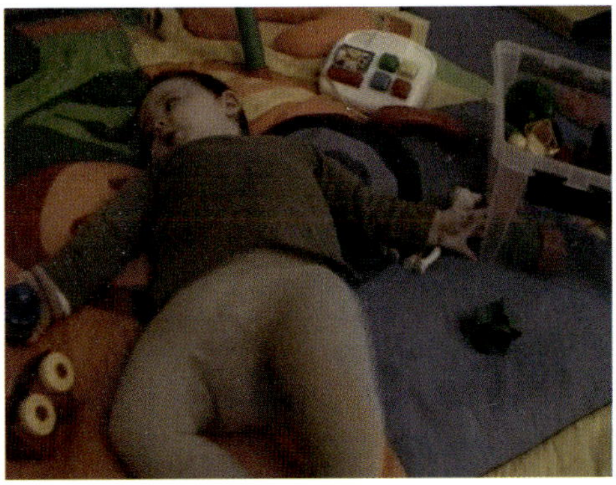
photo 2

D'après les photos 1 et 2: Que semble vouloir faire le bébé? Quels indices regardez-vous?
Quel est le segment qui initie le déplacement?
Dans quelle direction le déplacement s'amorce-t-il?
Où mettriez-vous la main pour aider le bébé? (plusieurs actions sont possibles)

Voici une séquence d'images illustrant les principes de la manipulation

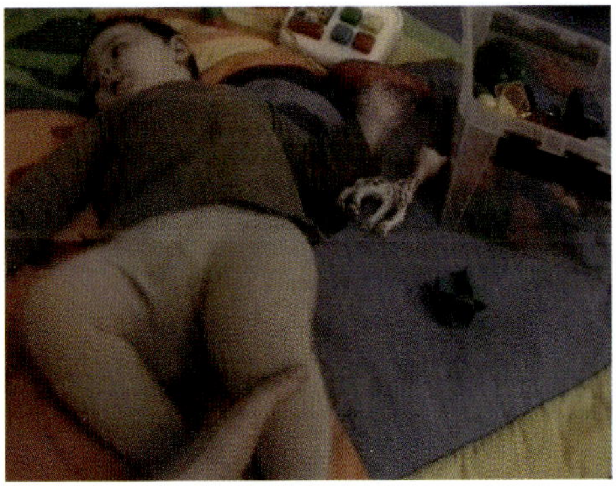
photo 3

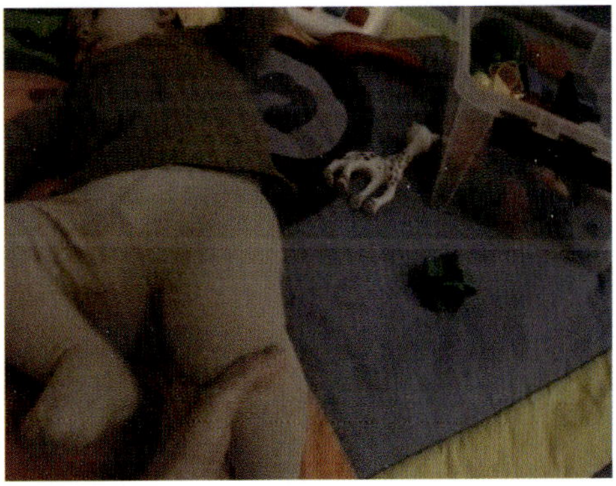
photo 4

Principe 1: où mettre la main? L'éducatrice met sa main sous le genou gauche d'où elle dirigera le déplacement de la hanche gauche, **photo 3**. Elle aurait pu mettre la main sous la hanche gauche et **prendre le poids (le principe 2)** d'une partie du bassin. Mais le bébé ne pourrait alors pas si clairement participer au déplacement. L'observation a montré qu'il sait mobiliser sa hanche, alors laissons-le continuer son mouvement. On voit dans la **photo 4** que le bébé participe en dégageant son bras gauche et le passe devant sa poitrine, ce qui entraîne le haut du tronc, **photo 5**.

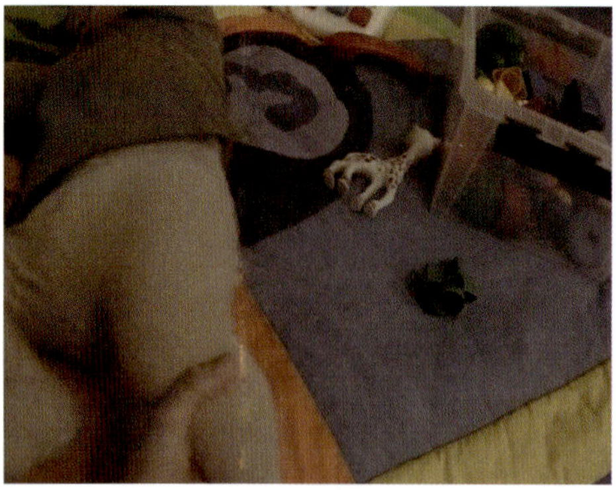

photo 5

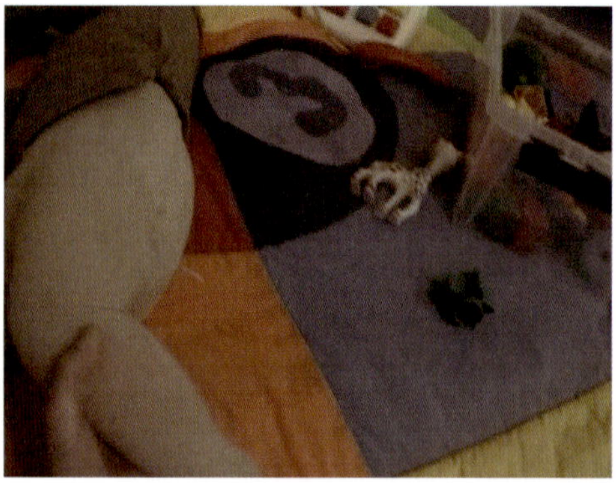

photo 6

Principe 3 : imprimer avec clarté le trajet du mouvement. La main de l'adulte dirige le transfert du poids vers le côté droit, **photos 6 et 7**. Ce trajet est celui que fera le bébé plus tard de lui-même.

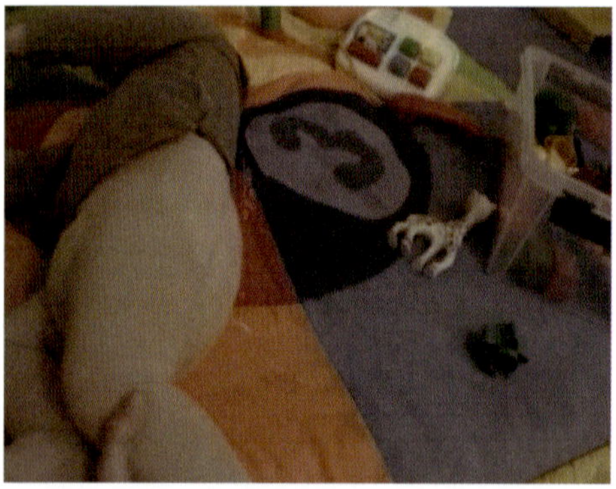

photo 7

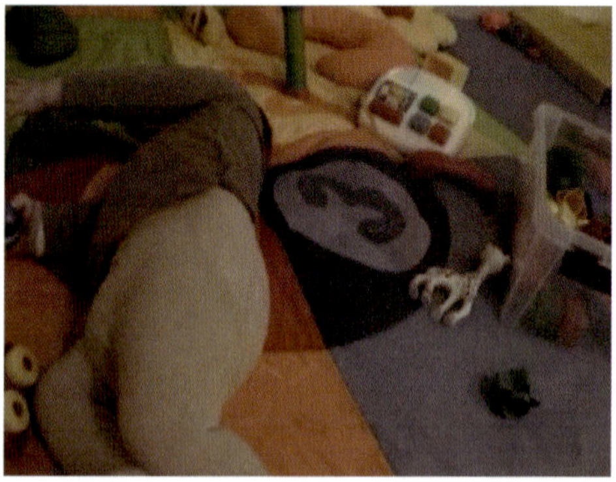

photo 8

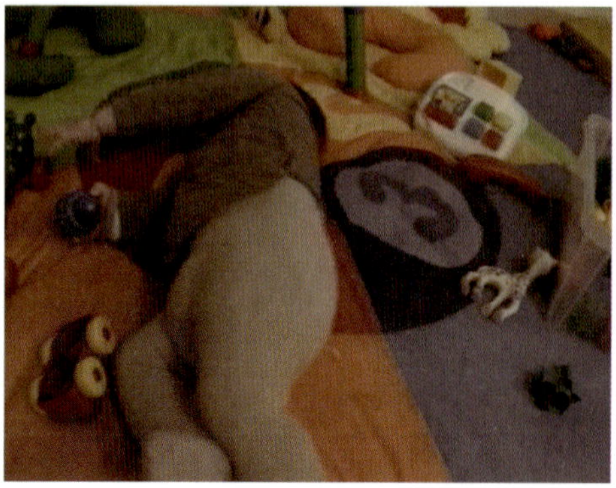

photo 9

La main de l'éducatrice a disparu, le bébé reste en appui sur son côté droit. Son genou droit se plie un peu, la surface de ce point d'appui stabilise la position. **Photos 8 et 9**.

Principe 4 : écouter la réponse tonique du bébé. Si le bébé n'accepte pas la proposition du trajet, il se contracte, ce que perçoit l'adulte qui décide alors de suivre le choix de l'enfant en laissant sa main posée sur le segment, et en suivant la direction donnée par le bébé.

Principe 5 : être conscient de son propre tonus d'adulte. L'adulte ne crispe pas sa main sur le segment qu'il saisit, il reste attentif à la qualité de contact de sa prise, ouvert à toute réponse du bébé.

La position générale du corps de l'adulte doit être stable afin de garder libre le segment qui touche le corps du tout-petit.

L'éducateur prend en compte l'intention du tout-petit pour l'accompagner dans son déplacement. Dès qu'il perçoit une tension ou un changement dans le trajet d'un segment, il n'insiste pas et laisse le bébé faire son mouvement. Accompagner signifie suivre le bébé en lui offrant une aide si nécessaire et rester attentif au mouvement propre de l'enfant.

Voici une autre séquence illustrant quelques principes de la manipulation :
Où mettre la main (principe 1), le trajet à imprimer (principe 3), écouter le tonus du bébé (principe 4) et doser son tonus d'adulte (principe 5).

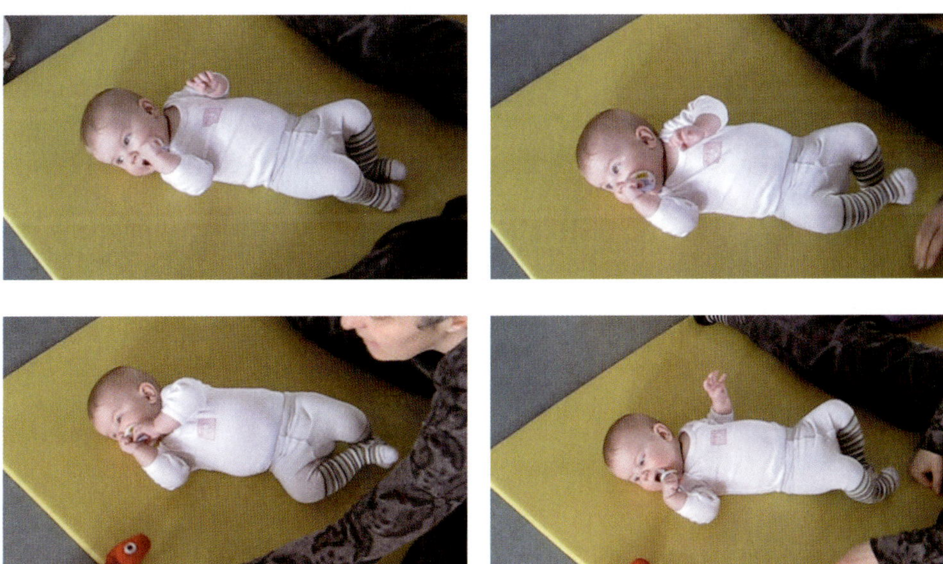

Le bébé a vu un jouet qui l'intéresse. Il cherche à se tourner sur le côté pour passer peut-être à plat ventre, mais y renonce et retourne à plat dos.

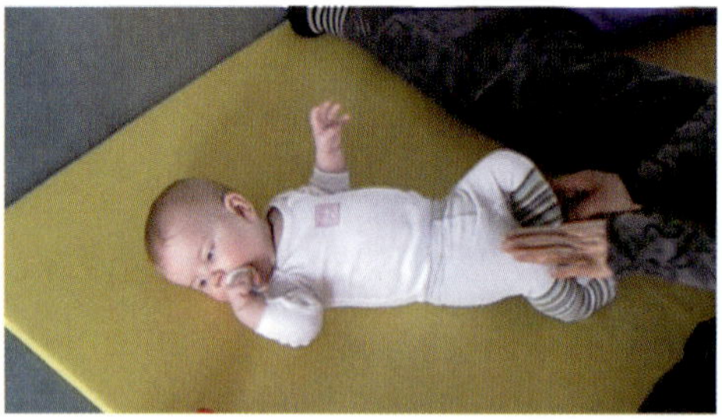

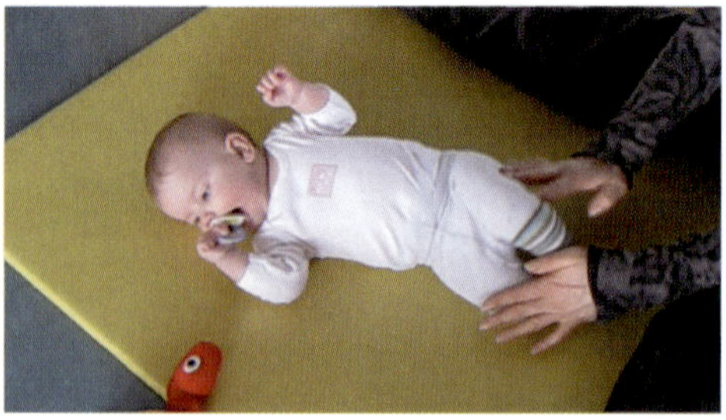

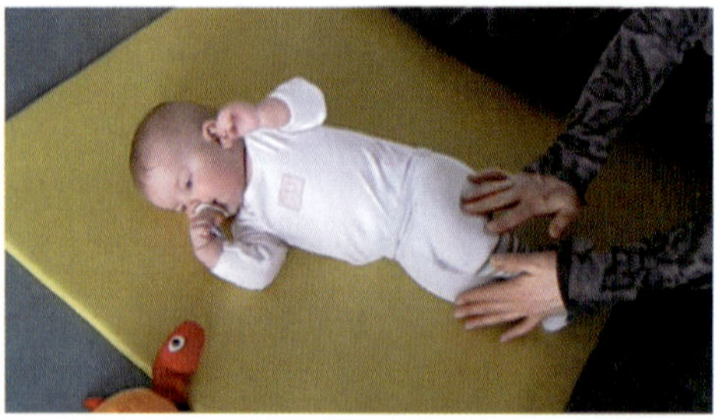

L'adulte a perçu son intention et l'aide à arriver sur son côté en poussant son genou. Le bébé amène son bras.

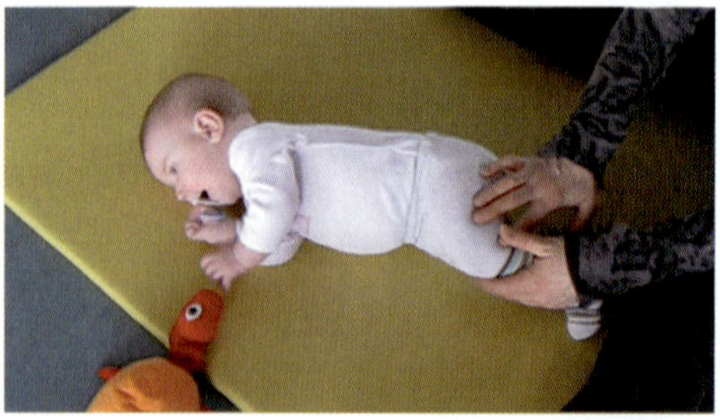

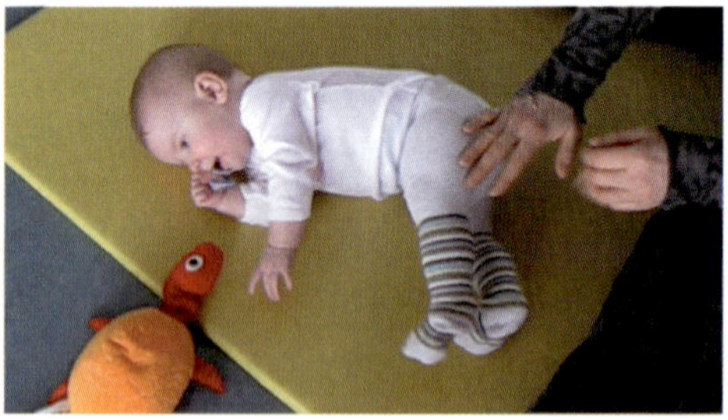

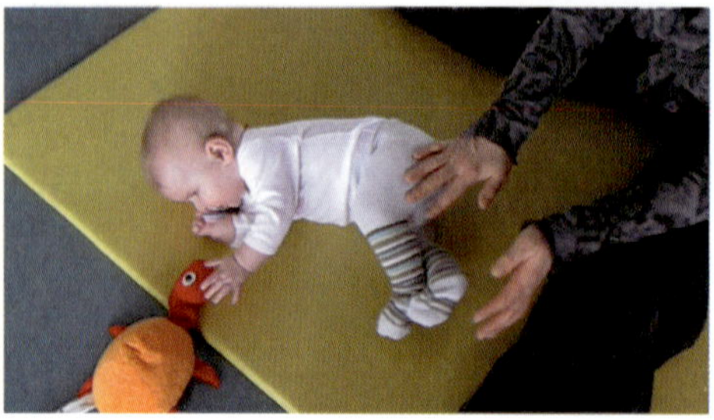

L'adulte continue le mouvement, le bébé touche le jouet. Il allonge ses jambes et l'adulte retire ses mains et attend.

Il est important que le bébé soit respecté dans ses mouvements propres. Manipuler le corps ne signifie pas se l'approprier comme un objet, malgré toutes les bonnes intentions d'aider le tout-petit à se déplacer. Savoir observer, attendre, offrir une aide ciblée avec un minimum de manipulation du bébé.

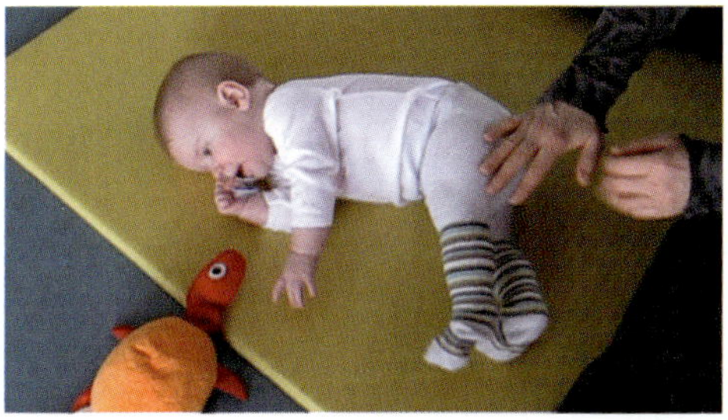

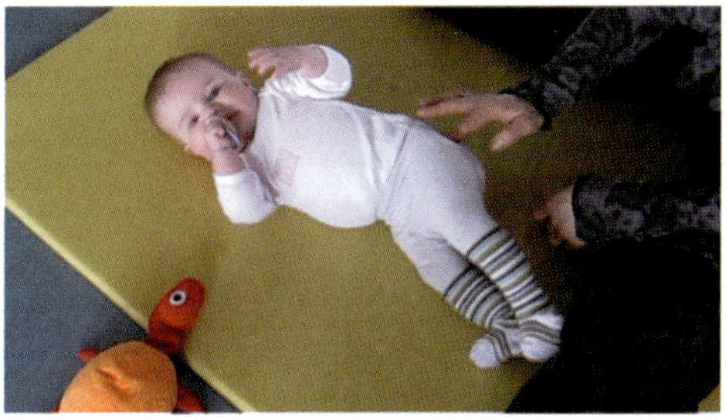

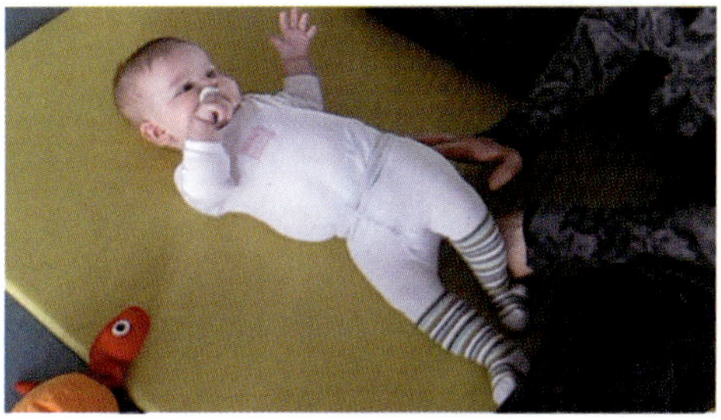

Le bébé continue son mouvement de lui-même, l'adulte garde une main prête à l'aider. Le bébé se remet seul sur le dos.

LE CHANGE DU TOUT-PETIT SUR LA TABLE À LANGER

Le change est un moment de relation privilégiée entre le tout-petit et l'éducateur. Il est autant un moment de soin indispensable pour l'hygiène, qu'un moment de bien-être pour le bébé.

Pendant les soins, l'éducateur est attentif à ses gestes dans la manipulation du corps du tout-petit. Il cherchera lors de ses manipulations passives des segments, à imprimer les mêmes trajets de déplacements que fait ou fera le tout-petit. Il utilise ainsi les mouvements naturels du bébé qui est encore trop jeune pour les réaliser par lui-même. Ou bien la motricité est exercée par la participation du bébé qui en a la capacité. De la sorte ce dernier ne subit pas passivement, il n'est pas tiraillé pour la commodité de l'adulte. Il est respecté en tant que personne. Les déplacements sont adaptés à chaque bébé. La relation avec le tout-petit est impérativement maintenue tout au long du soin.

C'est ainsi que le change devient :

Un moment pour entretenir les besoins relationnels

L'éducateur s'arrange pour ne pas être distrait de ce moment de face à face : pas de prise du téléphone, de discussion entre collègues, pas la responsabilité d'autres enfants…

De plus, il est important que l'éducateur ne soit pas sous la pression du temps, sauf exceptionnellement, il est alors conscient de la situation et cherchera un réaménagement en équipe.

L'éducateur est attentif à entretenir la relation avec le bébé par le regard, les mimiques et la voix, à maintenir l'échange tout en laissant le tout-petit « quitter et revenir » dans l'interaction, car celle-ci n'est pas forcée. Son attention n'est pas portée ailleurs que sur la situation, ce qui a pour effet de diminuer l'agitation éventuelle du bébé facilitant ainsi le change. Il ne donne pas un objet pour que le bébé le manipule, ne lui fait pas regarder une image collée derrière lui ou encore ne l'intéresse pas au mobile au plafond, car la relation est alors coupée. Ce temps si précieux est pris pour entretenir la relation dans le registre ludique ou de complicité calme. L'éducateur parle au bébé de ce qu'il éprouve pour lui, de ce qu'il pense. Il verbalise ce qui se passe et sait attendre et écouter.

La qualité tonique des gestes de l'adulte trouve un écho dans le tonus du tout-petit. Un dialogue tonique s'instaure ainsi entre les deux corps, chacun influençant l'autre d'une manière plus ou moins consciente.

Un moment de connaissance du corps propre

L'attention du bébé est portée sur son corps par l'éveil de ses sens au cours du change. Le toucher est particulièrement sollicité par les gestes de l'éducateur et les objets de toilette employés pour laver et essuyer le corps de l'enfant.

La proprioception (sensation du mouvement située dans les articulations) est stimulée par les mouvements actifs du tout-petit ou par les mouvements passifs imprimés par l'adulte (cf. chapitre 3).

Un moment de stimulation cognitive

Le tout-petit va organiser et mémoriser les sensations corporelles stimulées au cours du change. Il perçoit la chronologie des actions qui lui sont prodiguées. Il montre qu'il les anticipe par sa détente ou même par ses gestes d'anticipation. Il se construit une mémoire générale de la situation.

Il est attentif au langage de l'adulte favorisé par le face à face. Il est vraisemblablement conscient que ce moment individualisé est important car il y est particulièrement présent.

Un moment de développement de la motricité

L'éducateur applique le principe de respect et d'autonomie lors de ses manipulations du corps du bébé en favorisant sa participation à son déplacement selon ses possibilités. L'éducateur lui propose sur la table à langer, le trajet qu'il fera ou fait déjà de lui-même au sol lors des jeux. Pendant le change le plat dos/plat ventre et le plat dos/assis et le assis/debout sont les passages les plus souvent utilisés (cf. pp. 74-76, p. 131, 134, 138). Pour ces déplacements, il est préférable que le bébé soit sur un coussin plat plutôt qu'avec des rebords sur les côtés qui freinent les mouvements. Cette forme de coussin convient pour les bébés trop jeunes encore pour participer aux changements de position.

Pour nettoyer le fessier il est déconseillé de soulever le siège en tenant les talons, jambes tendues; cette position, en plus de ne pas être naturelle, coupe le souffle du bébé. Il est préférable de plier les genoux du tout-petit et de les ramener sur son abdomen, puis de pousser doucement les genoux pliés l'un sur l'autre vers un côté, puis de l'autre, afin de pouvoir essuyer toute la surface du dessous du bassin. Procéder de la même manière pour mettre la couche. Ce mouvement amène une dissociation des ceintures scapulaire et pelvienne: le bassin est mobilisé tandis que les épaules bougent à peine (cf. pp. 46-47).

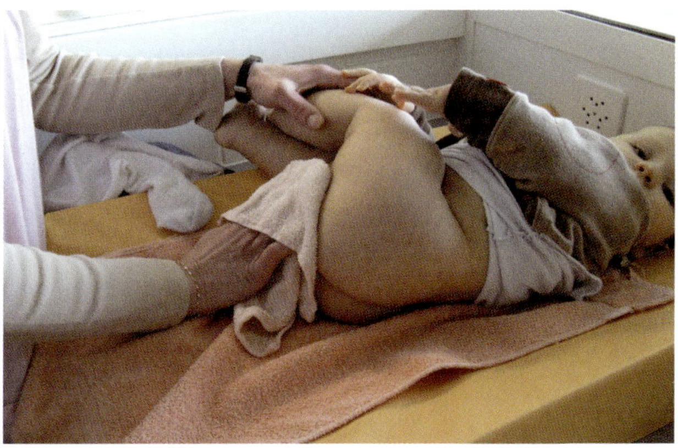

Les jambes sont pliées sur le côté.

Lorsque le tout-petit est mis assis depuis le plat dos en le faisant passer par le côté, les deux ceintures sont dissociées, le bassin bouge peu tandis que le haut du corps est en déplacement. La mobilité des ceintures et leur indépendance seront nécessaires au mouvement harmonieux du ramper, du quatre pattes et de la marche. Le corps du bébé gardera en mémoire les sensations procurées ici passivement. Pour jouer, il reproduit ces mouvements du bassin quand il est couché au sol.

Le moment du change est en plus propice à la détente et à la musculation du corps du tout-petit. Cette petite gymnastique passive accompagne le développement moteur par un travail de préparation musculaire utile aux différents passages d'une position à une autre, ainsi qu'à la locomotion (voir plus loin: «Accompagnement progressif de la motricité: 1. PRÉPARER», p. 125).

En résumé, la table à langer est un lieu et un moment où se pratiquent:

- l'apprentissage, puis l'exercice du passage plat dos/assis par le côté gauche et le côté droit (attention, si l'adulte est droitier, il prend le plus souvent le bras ou la main gauche du tout-petit pour le faire tourner vers le côté droit de celui-ci. Penser à exercer les deux côtés pour la rotation);

- la détente des membres par des caresses et des massages, et aussi par des mouvements passifs répétés ;
- l'apprentissage, puis l'exercice du passage plat dos/plat ventre/plat dos ;
- le renforcement des abdominaux par le redressement : plat dos/assis en ligne droite ;
- le renforcement des muscles des bras quand le bébé est posé de face, le bas du corps tenu, il prend son poids sur ses mains et renforce les muscles de ses bras ;
- l'entretien de la relation éducateur/bébé par la reconnaissance de ce moment privilégié.

Un échange entre l'éducateur et le parent sur la modalité de la manipulation lors du change est utile pour trouver ce qui convient le mieux au bébé. Une démonstration par l'éducateur est souvent appréciée par le parent, de plus elle alimente la discussion en général.
Parce que le trajet des déplacements proposés est naturel pour son corps, l'apprentissage du bébé est rapide dès qu'il en a les moyens neurologiques (pour donner l'ordre) et la force musculaire (pour prendre son poids). Cet apprentissage est aidé par la répétition de la séquence motrice faite par les parents.

Faut-il rappeler que la manière de manipuler et de parler de son corps au bébé, le renseigne sur lui-même en tant que personne ? Le change est une situation où l'extérieur, l'apparence, et l'intérieur, la fonction physiologique du corps, sont impliqués. L'attitude de l'adulte, traduisant ses émotions et ses pensées, renvoie au bébé une image positive et valorisante ou au contraire une image négative et repoussante de son corps. Le sens de nos paroles se répercute dans notre propre corps, ce que le bébé capte très bien, alors attention aux expressions de dégoût. Cette remarque concerne l'enfant de tout âge qui est changé par un adulte.

LA DÉTENTE MUSCULAIRE

Les mouvements qui amènent la détente musculaire et un bien-être se pratiquent à différents moments de la journée : lors du change, avant la sieste afin de favoriser la transition vers le sommeil, lors du jeu au sol pour procurer une réassurance qui amène la détente. En fait l'éducateur agit quand il en sent le besoin chez le tout-petit par l'observation de mouvements crispés. Il cherche alors à réduire les tensions toniques afin que le tout-petit puisse bouger plus librement.
La décontraction est souvent pratiquée auprès du bébé très tendu parce qu'il a été mis assis trop tôt dans son évolution, par exemple, et qu'il proteste quand il est posé sur le dos ou sur le ventre.

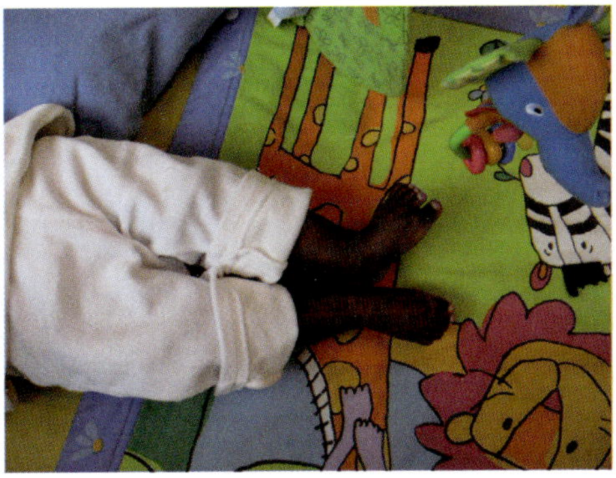 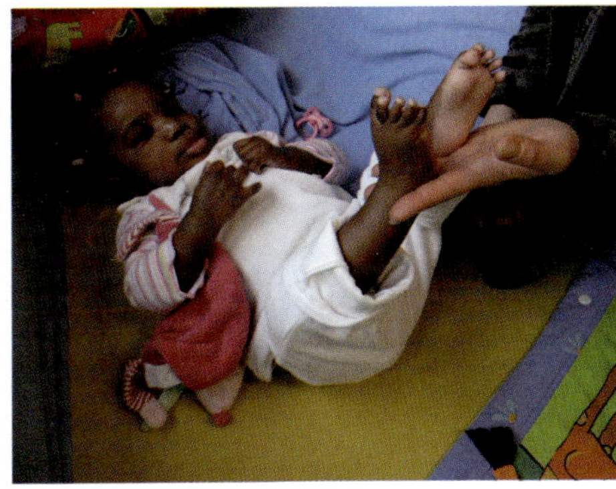

Cette petite présente beaucoup de tension dans les jambes.

L'aide à la décontraction peut être localisée à un segment ou à l'ensemble du corps. Lors de la manipulation passive il faut que le bébé soit suffisamment détendu et coopérant.

Les causes des tensions corporelles trouvent souvent leur origine dans la vie affective et relationnelle, mais aussi dans la morphologie ou encore dans une immaturité du système nerveux liée à l'âge de développement.

La décontraction segmentaire est obtenue:

- par l'application de petites secousses en tenant l'os long au-dessus de l'articulation du segment à détendre: les mains, les pieds **(photo 1)** ou encore à la jointure du segment sur le tronc **(photo 2)**;

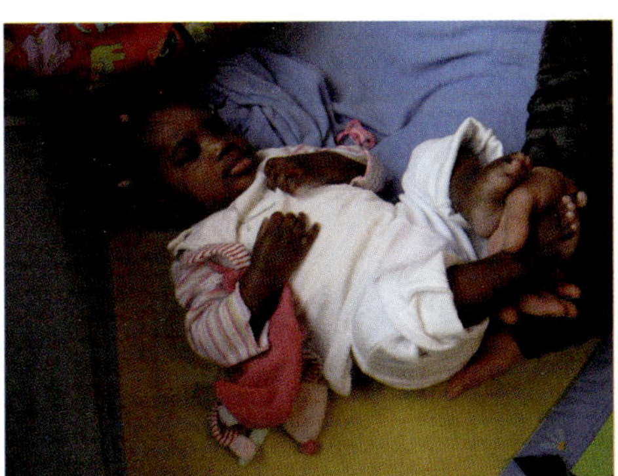

1. Petites secousses sous le talon.

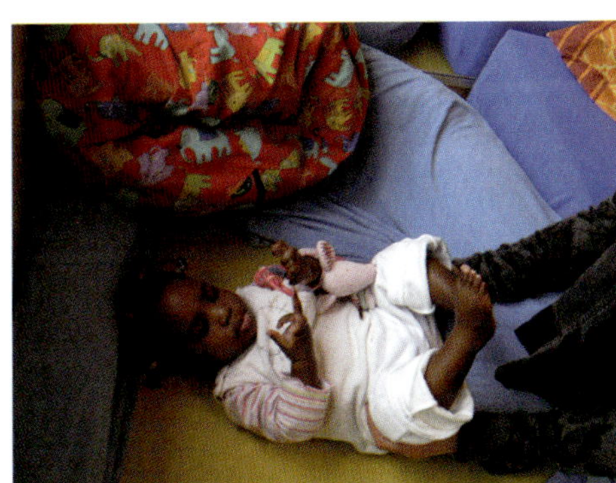

2. Petites secousses tenant les cuisses.

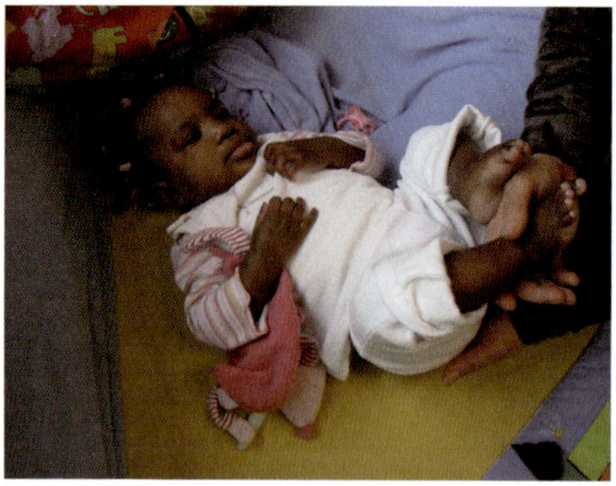

3. Tapotements sur la plante du pied.

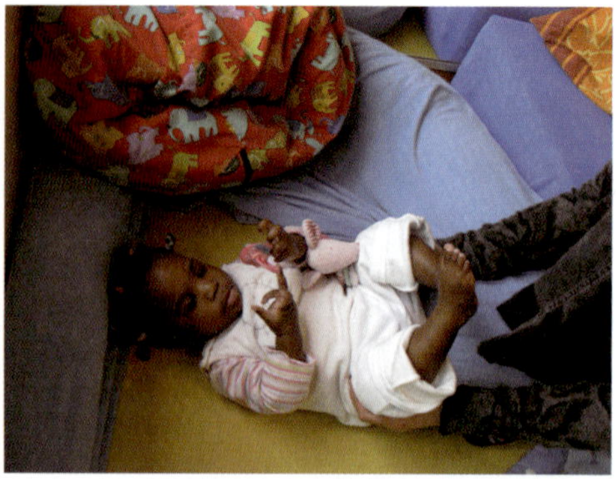

4. Allonger et replier chaque jambe.

- par un tapotement sur les plantes des pieds, les muscles des jambes se relâchent **(photo 3)** ;
- en plaçant sa main sous le bassin et en la soulevant et la rabaissant rapidement, les muscles de la région lombaire se relâchent ;
- par un déplacement passif des membres :
  - les bras : ouvrir les bras en croix, puis croiser les bras pour tenter de faire toucher doucement les épaules avec les mains du bébé,
  - les jambes : écarter et rapprocher les jambes. Allonger alternativement **(photo 4)**.

N.B : Il faut toujours être attentif à la réponse tonique du bébé, ne pas forcer l'ouverture ou la fermeture d'une articulation, savoir attendre la venue du relâchement avant de bouger un segment, sans insister.

La décontraction globale du corps est obtenue :
- par tapotements sous les omoplates, sous le bassin (soulever et relâcher rapidement) ;
- par un portage où le corps du bébé est enroulé, le bassin basculé, le dos arrondi et en appui contre le corps de l'adulte. On peut accompagner cette posture avec des balancements ;
- par un enroulement du corps après une forte cambrure du dos lorsque le bébé relève ses quatre membres depuis la position ventrale pour « faire l'avion » ;
- par le chant et les vibrations corporelles ;
- par des balancements sur un gros ballon ou un ballon de plage ordinaire ;
- par massage et caresse sur tout le corps ;
- par de tout petits bercements latéraux la main posée sur le nombril.

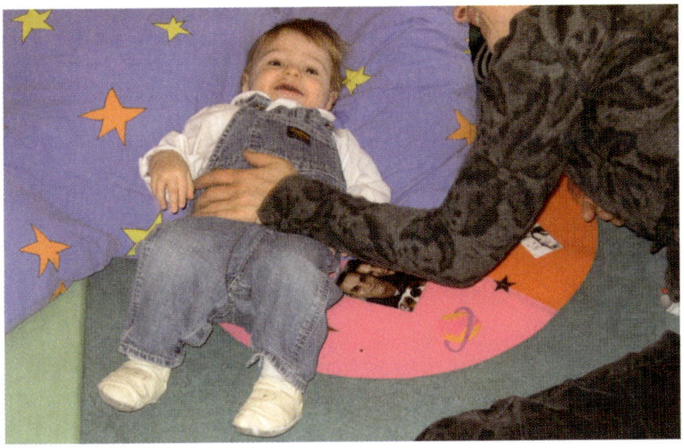

Main sur le nombril.

La décontraction avec le gros ballon gonflable

Le ballon apporte la détente globale du corps à tout âge par ses mouvements lents et répétés de balancements dans diverses directions. Le système vestibulaire est alors stimulé et influence le tonus musculaire en l'augmentant ou en le diminuant. Par précaution pour un débutant, le ballon devrait être posé sur un tapis qui empêche le ballon de glisser.

Avant l'âge de la station assise le bébé est posé sur son dos dans le creux du ballon dégonflé. Il est ainsi enveloppé, sécurisé, ce qui amène la détente générale aidée par un léger balancement.

Quand le bébé est plus âgé, il est nécessaire d'être attentif à la manière de le poser sur le ballon afin de ne pas induire une crispation, le bébé percevant le déplacement vers l'arrière et ne voyant pas ce qui se passe. Il est préférable de le poser de face sur le ballon pour qu'il avance ses bras en anticipation du contact avec l'objet. On peut ensuite le faire rouler sur le dos. Toute la colonne vertébrale, la tête, les épaules, les bras et les jambes sont ensemble en contact avec la surface du ballon. De légers tapotements sur le ballon entraînent de petits rebondissements de tout le corps qui ont pour effet le relâchement des muscles.

Installé assis sur le ballon, les tapotements vont amener une détente de ses bras, de ses jambes et de la nuque.

Dans la position couchée à plat ventre, le corps s'arrondit pour épouser la forme du ballon. Cette position amène le relâchement de tous les segments. Un léger balancement entretient la détente.

Le gros ballon peut être remplacé par un ballon de plage de taille ordinaire. On observe chez les petits qui savent déjà bien se déplacer à quatre pattes, le plaisir de se coucher seul sur le ballon de plage et de se balancer eux-mêmes d'avant en arrière en poussant et se rattrapant avec les pieds.

LE RENFORCEMENT MUSCULAIRE

Activation musculaire par la stimulation des mouvements réflexes

Il s'agit d'utiliser le système de quelques réflexes pour exercer certains groupes de muscles.

- **Mouvement du pied**: rotation vers l'extérieur ou vers l'inférieur en passant rapidement le doigt sur le côté externe ou interne du pied.
- **Mouvement de la main**: ouverture en faisant caresser une surface par le poing (ex: sa propre joue)
- **Mouvement des muscles abdominaux**: contraction, puis détente, en passant rapidement de chaque côté avec un doigt au-dessus du pli de l'aine.

Activation musculaire par la stimulation d'un mouvement volontaire

- **Mouvement de la nuque**: stimuler l'arrière par des caresses pour que le bébé lève sa tête.
- **Mouvement des bras**: face à la table à langer, tenir le bébé par le bassin, se pencher pour lui faire soutenir son poids avec les bras, les mains en appui. Si le tout-petit est sur le ventre au sol, le soulever par les hanches de manière qu'il élève le tronc en allongeant les bras. Il peut ainsi marcher sur les mains et renforcer également sa musculature ventrale et dorsale.
- **Mouvement des jambes**: le bébé est couché sur le dos. Placer vos mains sur la plante des pieds, pousser contre les jambes ou offrir une légère résistance aux mouvements de pédalage. Suivre les déplacements des jambes et des pieds dans toutes les directions.
- **Mouvement des épaules et des muscles de la cage thoracique**: depuis la position couchée tirer le bébé par les mains jusqu'à la station assise pour commencer à le muscler. Il est important que le bébé participe en amorçant le mouvement. Il bloque sa respiration pour le déplacement. Plus âgé, le laisser se tirer assis pour exercer ses abdominaux et ses dorsaux.

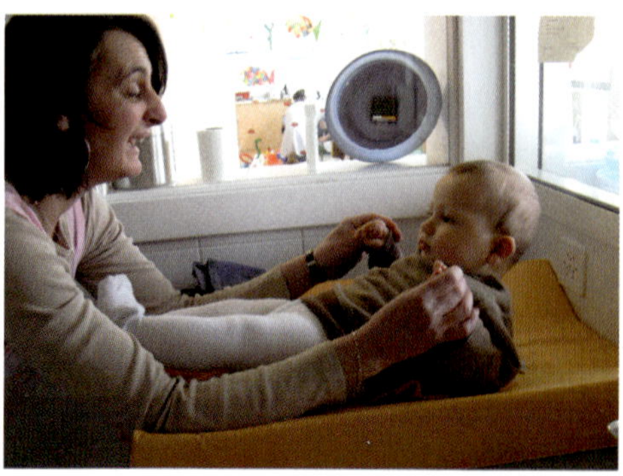
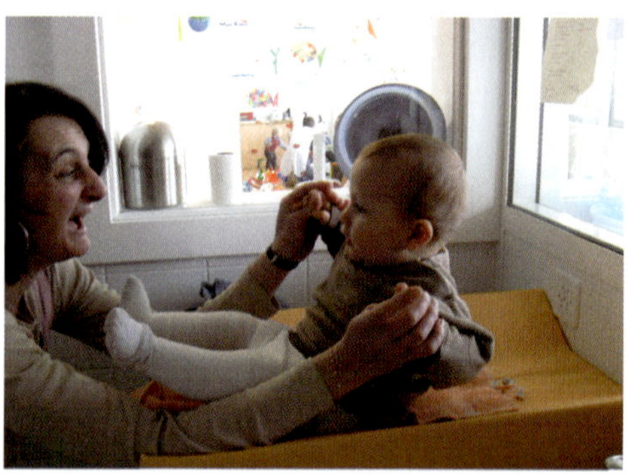

Le bébé s'agrippe et se hisse par la force de ses muscles abdominaux. L'adulte soutient son regard.

- **Mouvement du dos** : tenir le bébé en station assise avec les deux mains (les pouces devant les doigts en éventails dans le dos). La pression de vos doigts du côté gauche le fera se pencher à gauche, de même une stimulation à droite le fera se pencher de ce côté, une pression tous vos doigts ensemble fera redresser le dos du tout-petit.

Il est nécessaire de souligner l'importance de la capacité du bébé à jouer avec l'alternance tension/détente pour que ses mouvements parviennent à être adaptés et harmonieux.

LE PORTAGE

Prendre dans les bras un tout-petit est fréquent dans une journée en crèche. Nous le portons le plus souvent pour des raisons fonctionnelles : pour le déplacer d'une pièce à l'autre, pour le mettre et sortir du lit, le poser par terre, mais aussi pour le câliner. Porter un enfant a en plus un sens psychologique puisqu'il sert à contenir autant ses émotions que son corps physique. En reprenant le terme « *holding* » de Winnicott, Robert-Ouvray (2000) parle de *holding* psychomoteur qui « se définit comme un ensemble de manières d'être et de faire qui prend en compte tous les niveaux d'organisation du sujet, tonique, sensoriel, affectif, représentatif et langagier » (p. 13).

C'est le contact individualisé dont le bébé en crèche a besoin. D'après Vaivre-Douret (2003), ce soutien est rassurant et incite un relâchement tonique de fond. Ce rapprochement corps à corps entre l'adulte et l'enfant n'est pas anodin. Être pris dans les bras lui confère la sensation nécessaire d'être contenu, unifié, avec un corps bien délimité. La manipulation de son corps lors des changes et des déplacements renforce cette sensation de bien-être. Lorsqu'il repose allongé dans les bras et contre le corps de l'adulte, la position légèrement incurvée détend tout son corps et invite à la communication tant verbale que non verbale, les yeux dans les yeux. Cette position, qui rappelle l'image classique du maternage, est agréable pour tous les deux, elle favorise l'intimité.

La qualité tonique du toucher est perçue tout au long du portage. Le contact corporel traduit les émotions ressenties par l'adulte : « Je suis pressée », « je suis là avec toi ». Ce n'est pas seulement la qualité de la pression exercée sur la peau qui est parlante, mais aussi l'approche qui peut être rapide et brusque, lente et molle, anarchique ou encore harmonieuse. De plus, la partie du corps touchée donne des impressions bien différentes, comme être saisi par des articulations ou bien par le tronc. La largeur de la surface corporelle couverte par la main de l'adulte contribue aussi au sentiment de sécurité ou d'insécurité.

Enfin, la façon de déposer le bébé peut lui laisser l'impression d'être lâché comme un paquet, ce qui peut éveiller le sentiment d'être abandonné. Car quitter ce moment de relation privilégiée n'est pas nécessairement accepté facilement. Prolongeons un peu ce temps, parlons-lui pour aider la transition afin qu'il puisse entreprendre quelque chose d'intéressant comme jouer ou pour qu'il puisse s'endormir.

Restons attentifs aux réactions toniques du bébé lorsqu'il est porté. S'il est en hyper-extension dans les bras, il nous signifie son malaise, une peur peut-être ou une anxiété. Il peut aussi pour des raisons similaires se relâcher mollement. Cette hypotension pourrait signifier un sentiment d'être impuissant, il s'abandonne alors complètement.

Soyons conscients de nos actes, car le portage par les mains sécurisantes de l'adulte contribue au développement psychoaffectif du tout-petit, tout en lui offrant l'opportunité de développer sa motricité. Le maintien du bébé par sa base, sous son bassin, lui donne un profond sentiment de sécurité. La colonne vertébrale ainsi soutenue va alors se redresser et sera intégrée en tant qu'axe corporel. Pour s'aider à savoir où mettre la main lors du portage il peut être utile de visualiser le squelette de l'enfant, on cherche à soutenir le poids de la charpente osseuse.

Remarque à propos du « maxi-cosi »

Ce berceau/chaise transportable est fort pratique pour le parent afin de passer de la voiture à la crèche. Malheureusement, il remplace de plus en plus le portage corps à corps. Le bébé est sorti du cocon qui le contient pour être donné à l'éducateur, souvent sans la transition de la relation corporelle qu'offre l'occasion du déshabillage. Cette pratique ne permet plus au tout-petit d'adapter son tonus pour se préparer à la séparation d'avec le parent. Il est entièrement passif.

Différentes façons de porter un bébé

Suivant son âge de développement, le bébé soutient successivement le poids de sa tête, le haut de son dos, puis tout son tronc. Enfin, il supporte avec ses jambes le poids de tout son corps. Le principe fonctionnel du portage est de rechercher le ou les points du corps où se distribue le poids du bébé. D'une manière générale on porte un bébé suivant chaque étape du développement de son corps et selon le tonus différencié du tronc et des membres. Il s'agit de prendre le poids du corps là où le bébé ne peut pas encore se soutenir. L'adulte offre des appuis physiques qui auront des répercussions essentiellement sur le sentiment de sécurité grâce à la sensation de bien-être.

On est aussi attentif aux raisons du portage et aux besoins observés et compris. Par exemple, lorsque le bébé est fatigué ou a besoin d'être consolé, tout naturellement l'éducateur lui offre la surface de son tronc, la proximité de son visage et la protection par la force de ses bras.

Lors des premiers mois de vie, le tronc est hypotone et les membres en flexion, il est recommandé de remettre le bébé dans son enroulement en basculant le bassin avant de le porter. Ce geste le soulage des tensions corporelles innées souvent très fortes.

Un nourrisson qui ne tient pas encore sa tête devrait être soutenu au niveau de la nuque et de la base du tronc pour éviter un raidissement du corps souvent accompagné d'une hyper-extension ou d'une hyper-flexion des membres. Ceci est une manifestation d'une insécurité psychomotrice.

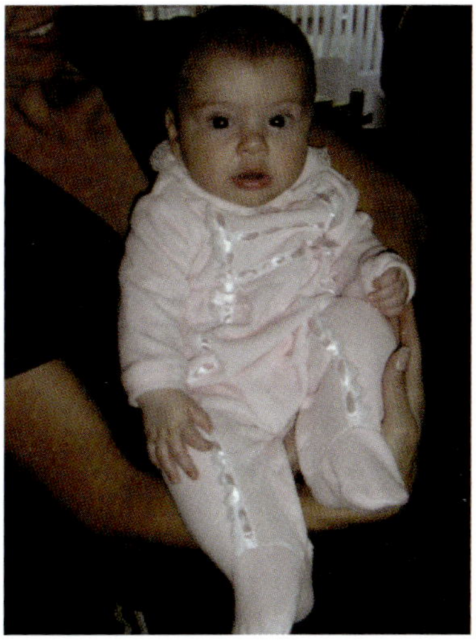

Porter en berceuse.

La position du bras soutenant la poitrine du tout-petit ne prend pas assez le poids de son corps, le bébé a tendance à glisser, le bas de son corps est suspendu sans soutien. Cette position engendre un sentiment d'insécurité ou du moins d'inconfort. Sa respiration est entravée par les épaules soulevées et la pression du bras de l'adulte sur le haut de la cage thoracique. Le bébé va tenter de garder ses jambes en flexion ou au contraire les laisser pendre sans tonus.

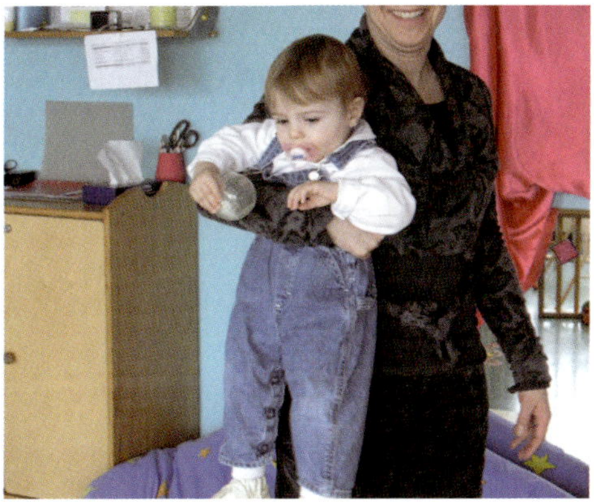

Prise à éviter.

Le bébé tenu érigé face à l'adulte

Cette position est surtout utilisée pour faciliter le rot. Le bébé niche sa tête dans le cou de l'adulte ce qui est propice aussi à un moment de câlin et de détente avant d'être mis au lit. En portant l'enfant face à soi, celui-ci va, un jour, regarder par-dessus l'épaule de l'adulte. C'est un signe qu'il est sorti de la phase symbiotique et que le monde extérieur l'intéresse. On le tient dès lors le plus souvent tourné vers l'extérieur, tout en gardant le contact sécurisant de son dos contre le corps de l'adulte.

Le bébé tourné vers l'extérieur, le dos appuyé contre l'adulte

Quand le bébé tient sa tête, mais pas bien le haut du dos :

- le tenir en passant son bras par-dessus l'épaule en diagonale sur le tronc, la main sous les fessiers. Le poids du corps est soutenu en haut et à la base du tronc.

Quand le bébé tient le haut de son tronc :

- Le bras de l'éducateur passe sous le bras de l'enfant, sa main soutenant le poids du corps par l'entrejambe. Le bébé a les bras libres.

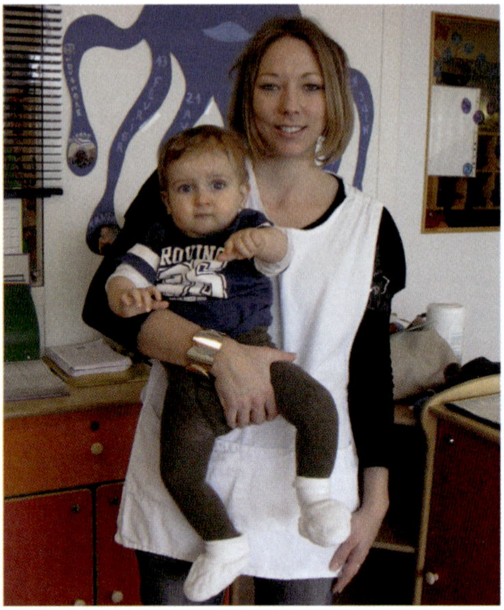

Portage soutenu sous le bassin.

- Tenu par le bassin, le bébé a son dos en appui, il participe en se redressant partiellement.
  Cette position lui permet d'être dans son axe et d'avoir les bras libres.

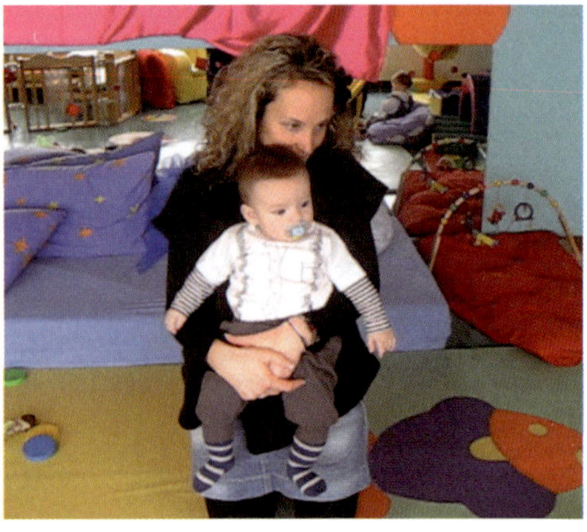

Soutenu le dos plaqué contre le corps de l'adulte.

Le bébé tient son dos droit quand il est assis :

- le bras de l'adulte se place sur le bas-ventre, parallèle au bassin.
  Le bébé contribue au maintien de sa posture et se muscle de dos en se redressant.

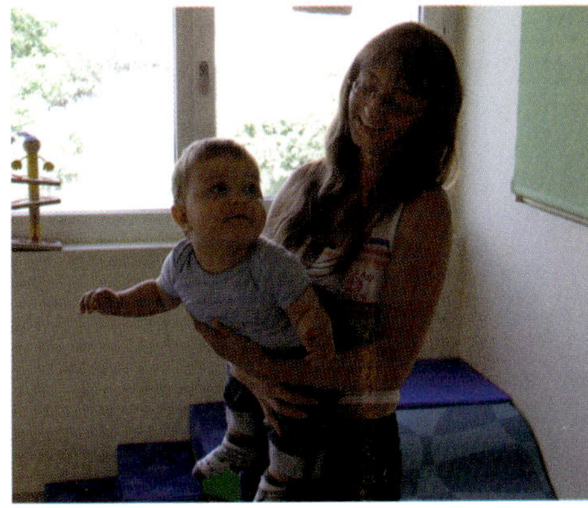

Le bébé se muscle le dos en se redressant.

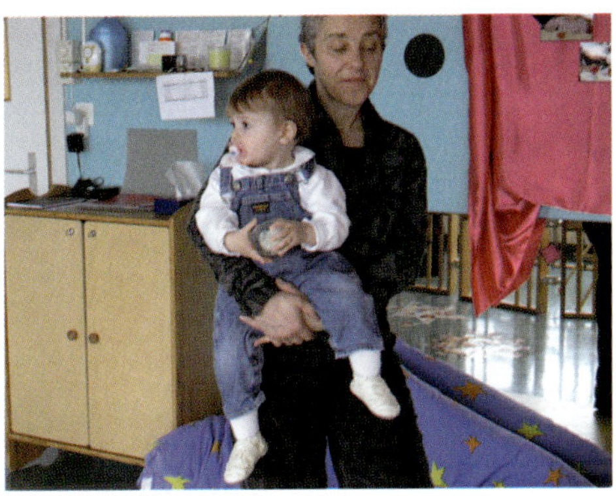

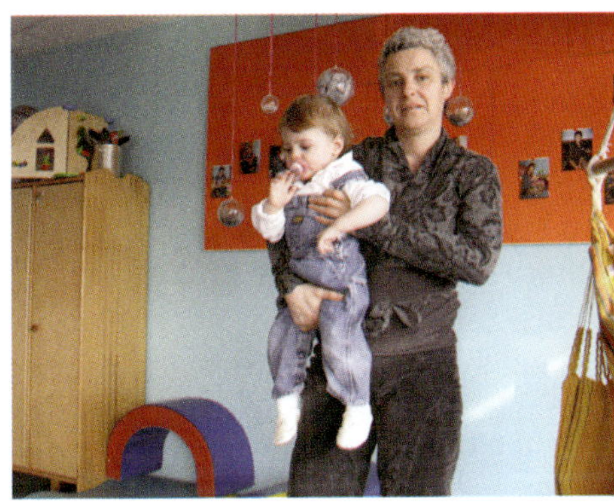

Prendre le poids du corps du bébé sous son bassin.

Cependant, à cet âge l'enfant est devenu lourd et les deux bras de l'éducatrice deviennent nécessaires pour le soutenir. Ceci a l'inconvénient de ne plus permettre à l'adulte d'avoir une main libre pour agir. D'une manière générale, tenir de préférence le bébé devant soi, plutôt qu'à califourchon sur la hanche pour ne pas favoriser une position asymétrique du tronc et du bassin chez l'adulte.

Autres positions de portage tourné vers l'extérieur :

Le bébé est assis sur l'avant-bras de l'adulte replié contre le tronc. Son siège est dans le creux entre le bras et le tronc, ses jambes sont libres de soutien. Quand le bébé est lourd, l'adulte ajoute son autre bras pour soutenir le poids du siège. Cette position a l'avantage de garder le corps de l'adulte droit, sans déhanchement.

Afin de stimuler un bébé plutôt passif dans l'usage de ses membres, le poser à califourchon sur la pliure de son coude, la main stabilise le tronc. Quand le bébé est lourd, s'aider de l'autre main. Invariablement le bébé se met à mouvoir ses jambes et ses bras, car il se sent à la fois libre et bien soutenu. Quand le bébé se perçoit contenu, il se détend, ou bien, au contraire, il a envie de s'activer.

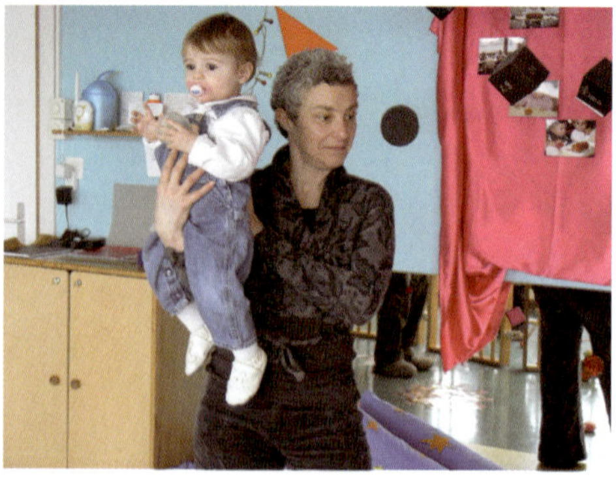

Poser à califourchon à l'intérieure de la pliure du coude.

Soutenu à plat ventre, parallèle au sol, couché sur l'avant-bras de l'adulte, la main soutient le torse. Cette position est prise lorsque le bébé a des difficultés de digestion, elle lui offre une détente globale. Elle sert tout simplement aussi à varier la position musculaire de l'adulte et donne une autre vision de son environnement à l'enfant.

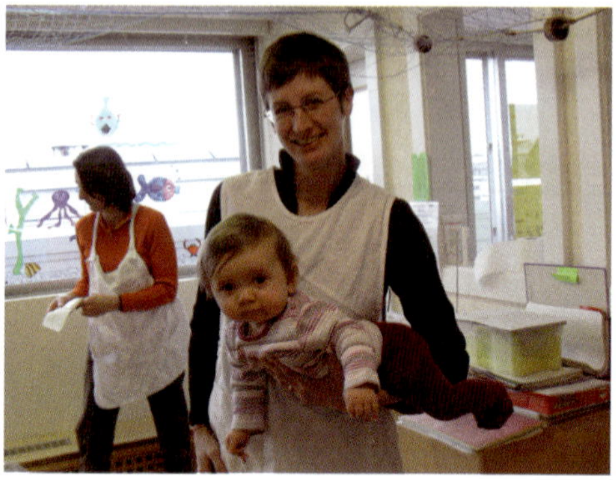

Prendre le poids du bassin et de la cage thoracique.

Pendant les repas, l'enfant devrait être soutenu différemment suivant son âge de développement, afin qu'il puisse utiliser progressivement les acquisitions motrices qui concourent à son indépendance. Dès qu'il sait s'asseoir, il est tenu perpendiculairement sur les genoux de l'éducateur. Il garde ainsi un contact corporel qui lui est encore nécessaire, peut-être davantage en crèche qu'à la maison.

Quand le bébé devient vraiment trop lourd pour être porté de façon habituelle devant soi, le prendre sur son dos. Ne pas oublier qu'un éducateur porte plusieurs fois par jour un certain nombre d'enfants! Il lui faut trouver des astuces pour ne pas se fatiguer ou même se faire du tort musculairement.

Les moments nécessaires de câlins ou de consolation peuvent être donnés sur une chaise, dans un fauteuil ou encore en s'accroupissant. Ce comportement d'apaisement est une intervention maternante (cf. p. 21).

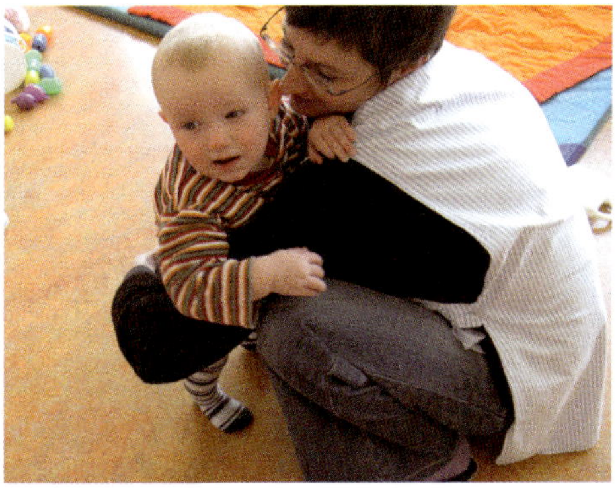

S'accroupir, au lieu de prendre et porter.

Les enfants peuvent aussi apprendre à accepter de marcher d'eux-mêmes à la place d'être portés.

PRENDRE ET POSER

Quel que soit l'âge de l'enfant, la procédure de relever et de reposer doit être sécurisante. Il est indispensable que le bébé puisse anticiper l'interruption de son activité et un changement important de position dans l'espace. Ainsi l'adulte s'approche, avertit verbalement de son intention et attend que le bébé montre des signes de compréhension. Tout ceci se déroule en moins d'une demi-minute. Le bébé peut alors amorcer sa participation ou éventuellement la refuser.

Pour coucher le bébé, le placer d'abord sur le côté d'une fesse en appui sur le lit ou la table à langer et relâcher progressivement le reste du corps en décrivant un demi-cercle, posant d'abord l'avant-bras en contact sur le support, puis le coude, l'épaule. Dès que l'épaule est un appui, l'enfant se laisse rouler vers la position dorsale. En mettant ainsi le bébé dans son lit, prendre soin de dérouler la colonne vertébrale en tirant légèrement sur le bassin à la fin pour que le bébé pose son dos bien à plat. Un enfant relevé de son lit encore en état de sommeil, doit être soutenu à la nuque afin de ne pas exciter le réflexe labyrinthique qui pourra le rendre irritable, nous rappelle Vaivre-Douret (2003). Être soulevé en ayant la tête qui pend vers l'arrière provoque, à tout âge, une sensation désagréable.

Ceci s'applique aussi pour la prise du bébé assis au sol ou dans sa chaise. Ne pas le prendre sous les aisselles, car cette prise sous les aisselles (articulations dites instables) fait relever les épaules et la cage thoracique, ce qui coupe en partie le souffle de l'enfant et laisse les pieds pendant dans le vide.

Prises à éviter

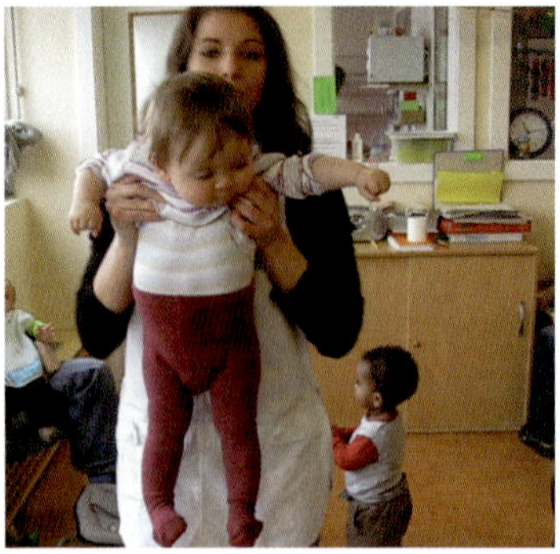

Éviter de le soulever par les aisselles.

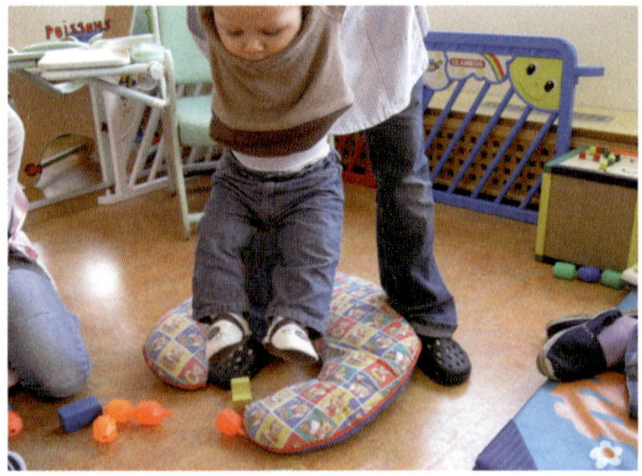

Éviter de le soulever par les bras.

Propositions de modalités de déplacement

Soulever du sol à la verticale, le bébé est en position assise

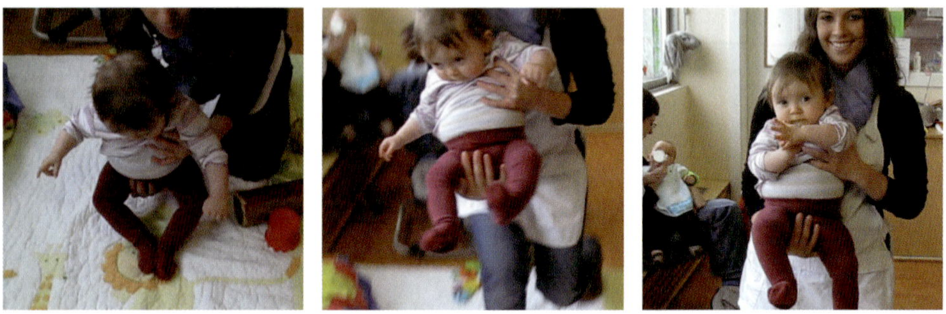

Glisser une main sous le bassin, l'autre sur le thorax.
Se redresser en ligne droite avec le bébé dans le même axe.

Soulever du sol le bébé à plat ventre à l'horizontale puis continuer à le soulever à la verticale

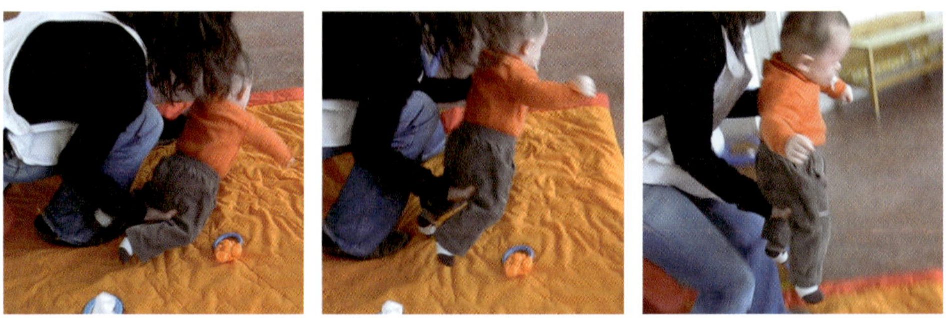

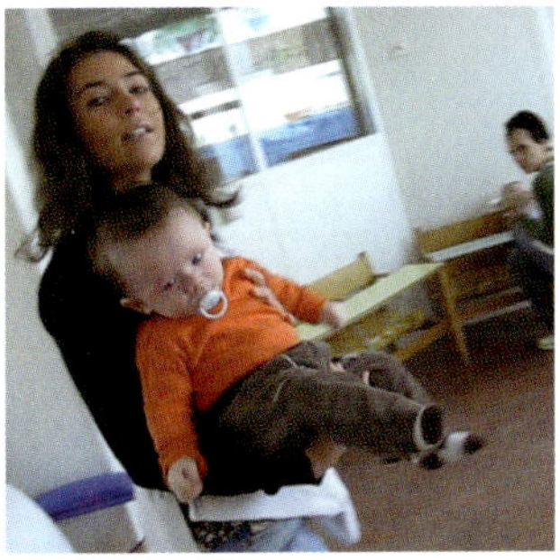

Glisser une main sous le bassin, l'autre sous le thorax.
Se redresser en ligne droite avec le bébé dans le même axe.

Retourner le bébé de plat dos à plat ventre à l'horizontale puis le soulever du sol à la verticale

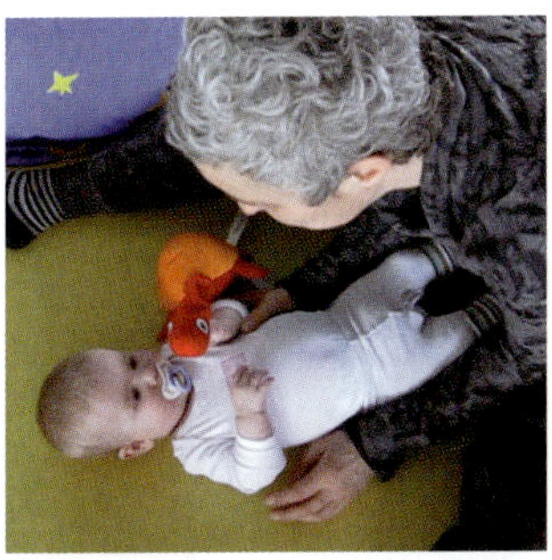
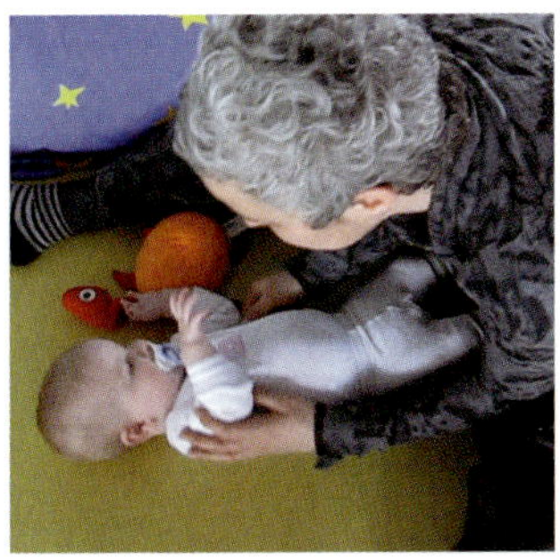
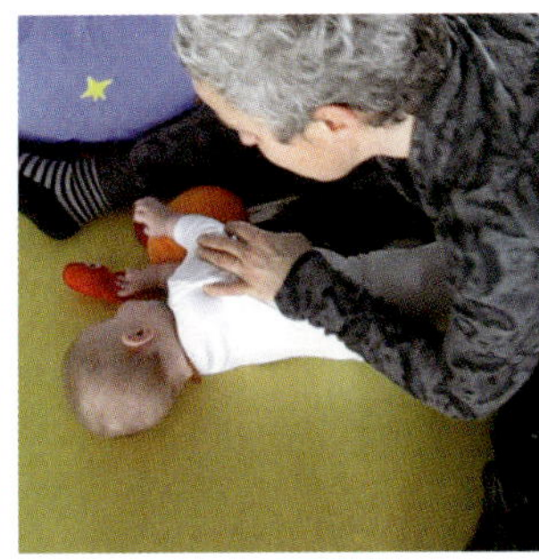

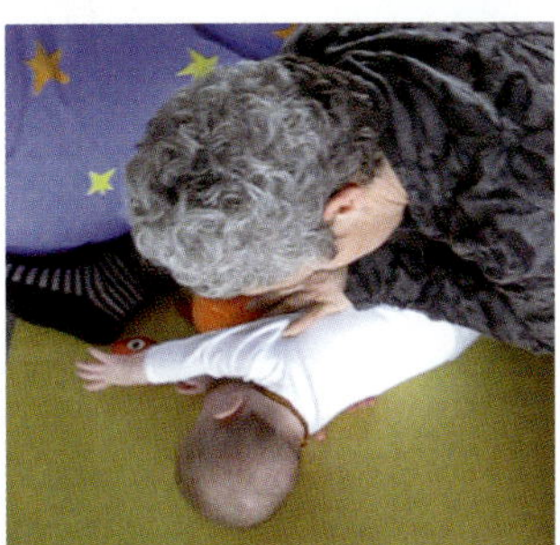

Le bébé est retourné sur le côté en enroulant son épaule avec une main, l'autre main accueille le ventre.

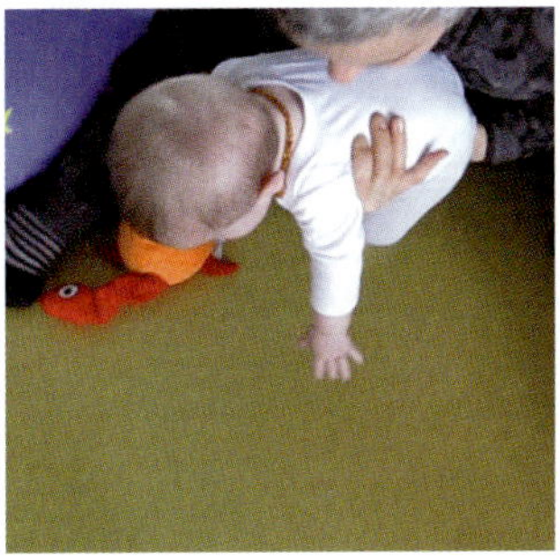
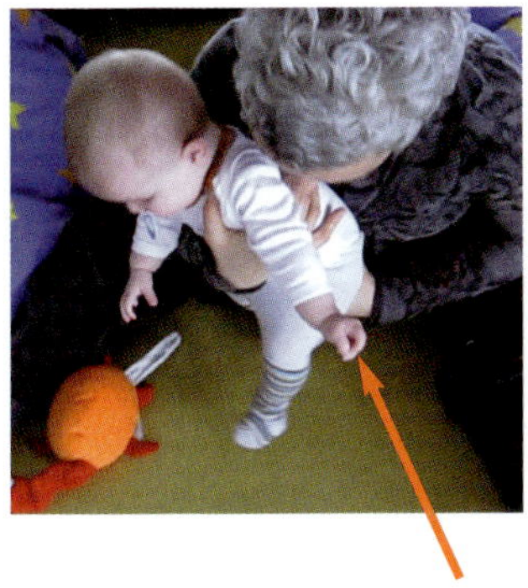
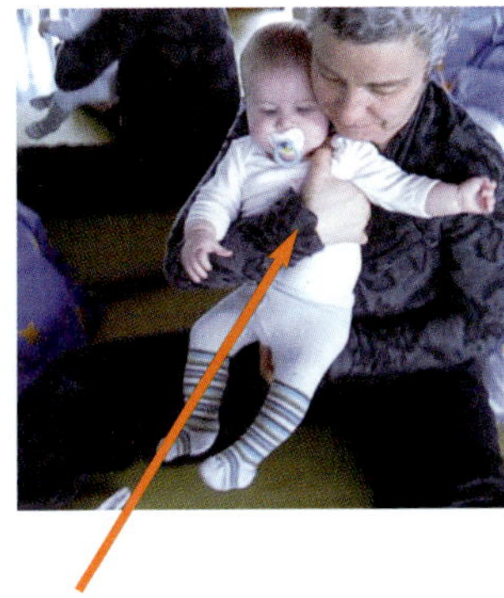

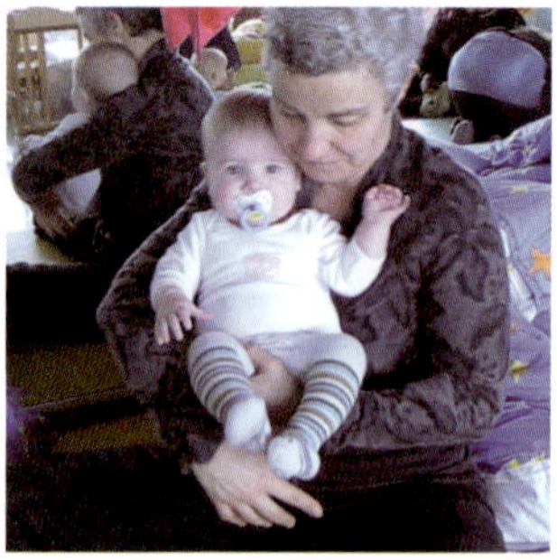

Le bébé est soulevé du sol par la main sur le ventre, l'autre main vient sous son bassin et fait pivoter à la verticale. Il est tenu en berceuse.

Poser le bébé au sol

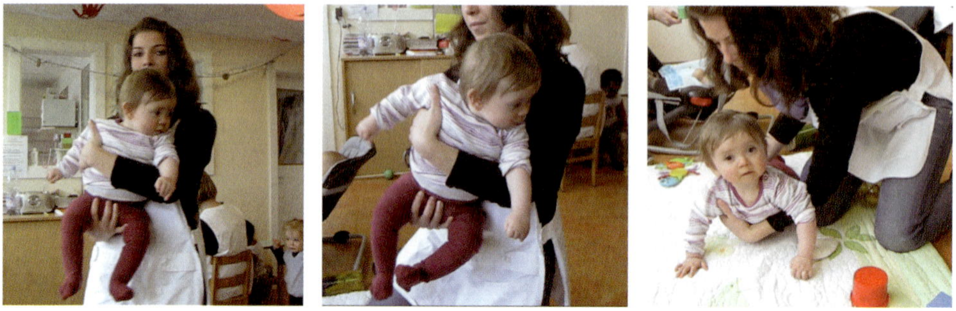

Se baisser gardant le bébé sur le même axe, puis le poser au sol à plat ventre sans changer de place ses mains.

Poser le bébé plus âgé au sol

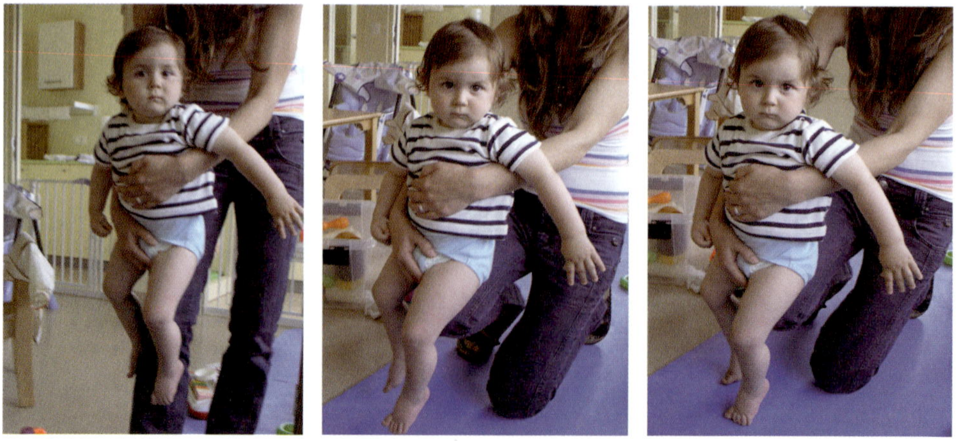

Le bébé est glissé le long de la jambe, il ne perd pas le contact corporel avec l'éducatrice.

Rappel: Ne pas poser le bébé systématiquement assis au sol. Il a moins de possibilités de développer sa motricité dans cette position. Penser à le poser plutôt à plat dos ou même debout s'il est plus âgé.

L'éducateur suit avec son propre corps les mouvements qu'il fait faire au corps du tout-petit, ceci donne une fluidité au déplacement, perceptible par le bébé.

Prendre et poser un tout-petit n'est pas qu'un geste qui demande un peu de technique, la relation corporelle qui s'ensuit est importante, le rapprochement est un réconfort et une attention privilégiée qu'il apprécie. La séparation d'avec le corps de l'éducateur n'est pas toujours vécue agréablement. C'est pourquoi quand le bébé vient d'être posé au sol, l'éducateur accroupi ou assis au sol est attentif à prendre le temps pour se séparer spatialement. Il recule progressivement sur le sol avant de se mettre debout, signe qu'il n'est plus corporellement disponible.

LE JEU AUTONOME DU TOUT-PETIT

Le tout-petit joue, plane, se repose sous la surveillance éloignée de l'éducateur, sans être interrompu dans sa concentration tout au long de ses jeux corporels. Il fera ainsi ses propres expériences motrices et sensorielles, à son rythme. Il ressentira son corps dans des positions d'équilibre et de déséquilibre sans crainte. La position à plat dos est celle qui est la plus appropriée pour son développement général, laissons le bébé décider de lui-même du moment propice où il est prêt à prendre une autre position pour continuer ses explorations. Le bébé doit être vêtu de manière à pouvoir bouger ses articulations, ce qui donne toute liberté à ses mouvements.

Il arrive que l'adulte mette un objet dans la main d'un tout-petit de quelques mois pour l'inciter à jouer seul. La main du bébé va s'ouvrir et se refermer au contact par réflexe. Il sera pris avec ce jouet jusqu'à ce que sa main par hasard touche quelque chose pour que, par réflexe à nouveau, la main s'ouvre et l'objet tombe. Il lui faudra plusieurs mois avant d'être capable de lâcher intentionnellement un objet. Attendons que le bébé puisse de lui-même prendre un jouet, contentons-nous d'organiser son environnement immédiat selon ses possibilités motrices et cognitives.

AMÉNAGEMENT DE L'ENVIRONNEMENT PROPICE À L'EXERCICE DE LA MOTRICITÉ SUIVANT L'AGE DU BÉBÉ

LE BÉBÉ EST ÂGÉ DE 3 À 6 MOIS

Il est posé sur un matelas ferme (ou sur une couverture au sol) qui lui permet de ressentir plus clairement ses points d'appui (cf. « Les constituants du mouvement », p. 39) contre lesquels il poussera pour se déplacer. Ce matelas le protège aussi du froid du sol. Les objets/jouets proposés sont légers et de petites tailles, assez épais pour permettre la saisie entre la paume et les doigts. Comme ils sont portés à la bouche, une attention à leur texture et à l'hygiène est nécessaire.

Il est en position dorsale

Faire attention que le bébé ne soit pas ébloui par des éclairages au plafond, préférer des sources lumineuses indirectes.

Cette position permet autant les mouvements des membres supérieurs qu'inférieurs, en toute liberté le bébé peut s'exercer à plier et déplier ses coudes et ses genoux. Les articulations des épaules et des hanches sont aussi libres pour gigoter. Ainsi le bébé mobilise ses articulations dans toutes les directions, sans effort et sans contrainte. S'il a tendance à peu déplacer sa tête et à être peu actif, le changer de position afin d'éviter que l'appui continuel sur l'arrière de la tête ne produise une déformation du crâne par un aplatissement.

Dans cette position son regard est porté vers le plafond et vers les côtés quand il tourne sa tête. Les mobiles sont alors attrayants et le bébé s'intéresse à suivre du regard des objets qui bougent. En confectionnant un mobile auquel sont suspendues des pinces à linge, on peut changer régulièrement les « objets à regarder » : des petits morceaux de miroir ou d'aluminium qui captent la lumière changeante, des cotons de ouate multicolores, des objets de formes, de couleurs et de tailles différentes…

La position dorsale favorise l'exploration tactile, visuelle et buccale des objets. Ses membres étant libres il peut attraper ce qui est à sa portée au-dessus de lui. Des objets souples et légers, comme des rubans suspendus, disposés pour former un portique à la hauteur de ses mains, lui offrent l'occasion d'agripper, de tirer, de secouer les objets. Les deux mains collaborent aux différentes actions. La coordination entre l'œil et la main est exercée spontanément.

Si l'objet est suspendu au-dessus de ses pieds, il cherche à le toucher en donnant des coups de pieds.

Proposer des jouets qui sont en rapport avec les mouvements spontanés du bras et de la main. Le bébé agrippe et secoue de haut en bas ou de gauche à droite les hochets à manche, ils sont faciles à tenir, leur agitation procure un son distrayant. Comme sa main s'ouvre et se referme, choisir des jouets en caoutchouc qui couinent sous la pression. Ainsi le regard est attiré vers la main qui produit un son avec l'objet.

Afin d'élargir la vision du tout-petit à ce qui se passe dans la pièce avec les allées et les venues des adultes, un petit coussin peut être mis sous les épaules, surélevant ainsi la tête et la nuque. Attention de bien vérifier la liberté des membres supérieurs et de le laisser peu de temps dans cette posture, moins naturelle qu'à plat dos.

Ne pas placer un bébé de cet âge sur une bouée, le support de la nuque et de l'arrière des genoux est doux, le bassin touche le sol, il se trouve ainsi soutenu, mais les mouvements des quatre membres sont limités car le bébé est coincé. Cette position n'a donc aucun intérêt pour l'exercice de la motricité, tout au plus le bébé s'endort-il.

Les mouvements d'étirements et de rétractions des muscles des membres aident le bébé à quitter sa position fœtale de repli. Ces mouvements apparaissent tout à fait naturellement et le bébé prend plaisir à jouer avec ces petites ouvertures et fermetures de ses articulations. Parfois il parvient à se déplacer vers l'avant si ses mouvements sont vigoureux.

Il est en position ventrale

Il vient d'être dit que la position dorsale est la plus favorable pour l'exploration autonome de l'environnement et qu'il fallait laisser le bébé changer de position par lui-même. Cependant aucune pratique éducative n'est rigide et exclusive dans son application, il est tout à fait possible de placer de temps en temps le bébé dans une autre position. Tout est question de dosage de la durée et de l'observation de l'utilisation que fait le bébé de cette position, et éventuellement de la difficulté rencontrée.

La position ventrale favorise la musculation du dos. Le bébé pousse d'abord contre ses avant-bras pour se redresser. Puis, sa musculature des bras se développant et pour avoir un champ de vision plus large, il poussera contre ses mains, ses coudes se déplient. Ces mouvements naturels de redressement du tronc, puis de repos, renforcent les muscles qui lui serviront pour les stations assise et debout.

La position ventrale permet difficilement l'exploration des objets, tout au plus le tout-petit gratte le support ou, la tête sur le côté, mâchouille les jouets qu'il a réussi à attirer vers lui.

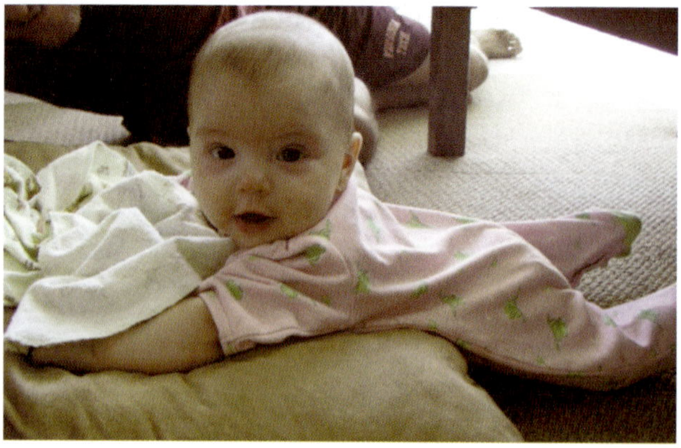

Un coussin placé sous la poitrine sert à prendre le poids du haut du tronc et à faciliter le redressement.
Attention à ne pas accentuer la cambrure du bas du dos en mettant l'objet trop haut sur le sternum.

En étant placé vers le bas de la cage thoracique le coussin induit le mouvement du planeur favorisant l'élévation des 4 membres à la fois, puis son relâchement. Ces mouvements répétés musclent le dos.

Ne pas laisser le coussin trop longtemps sous le bébé, si une surveillance attentive n'est pas possible mieux vaut ne rien placer sous l'enfant.

LE BÉBÉ A 6 MOIS, L'ÂGE DE L'ENROULEMENT

Couché sur le dos sur une surface ferme, après s'être exercé à s'étirer pour s'allonger, le bébé va chercher pour s'enrouler à attraper de ses mains l'autre bout de son corps que sont ses pieds. Ce rassemblement lui donne une sensation d'unité corporelle au moment où il se perçoit séparé physiquement du corps de sa mère. Pour favoriser ce mouvement en position dorsale, soulever le bassin ou offrir un objet malléable comme un ballon mou, que le bébé tiendra avec ses quatre membres refermés sur l'objet. Des bracelets sonores aux chevilles ou des chaussettes de couleur stimulent leur capture, et donc l'enroulement.

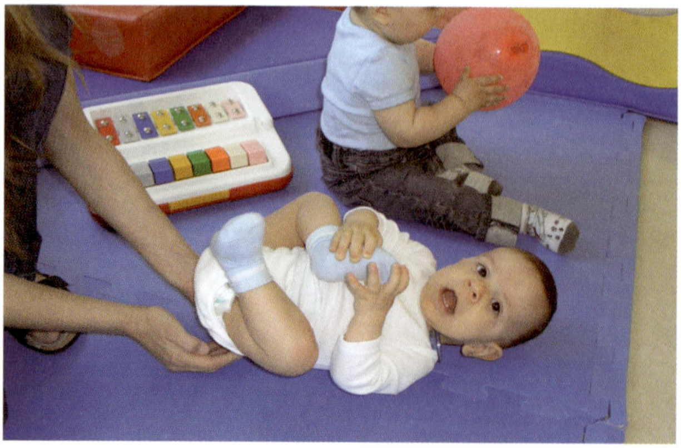

Soulever le bassin en le basculant pour favoriser l'enroulement.

Il passe de plat dos à plat ventre, puis vient le retour

C'est en cherchant à atteindre un objet posé au sol que tout naturellement le bébé, couché sur le dos, tend sa main entraînant son bras par-dessus son tronc (croisement de la ligne médiane) dans la direction de l'objet. S'il continue à avancer son bras, il soulèvera l'épaule du sol et probablement le reste du corps suivra selon un mouvement de spirale, le bébé se retrouvera à plat ventre. Des objets divers facilement saisissables sont mis à sa disposition.

Il rampe

Un tapis rigide et lisse offre une résistance à l'action de pousser contre avec les mains ou les orteils repliés et facilite le déplacement glissé. Sa motivation à se déplacer de cette manière provient de l'intention d'atteindre un objet éloigné (même si au début il pousse contre ses mains et s'éloigne en glissant vers l'arrière !).

Offrons-lui des objets faciles à attraper comme des foulards suspendus juste au-dessus du sol. Il dégage une main pour saisir l'objet et transfert son poids en partie sur le côté opposé, ce qui l'amène à réorganiser sa posture au sol. Sa position ventrale n'étant pas aisée pour l'exploration, il cherchera à se mettre sur le côté ou sur le dos pour continuer ses manipulations.

Il peut être intéressant de placer un tapis enroulé ou un coussin sous le matelas permanent au sol pour créer un léger obstacle à franchir, amenant de la sorte une modification de ce déplacement maîtrisé. Il existe des gros objets en mousse rigide avec des plans inclinés spécialement conçus pour induire et exercer le ramper en montant et en descendant. Une autre possibilité est de ramper en arrière pour la descente.

LE BÉBÉ A 8 MOIS, IL EST ASSIS

Il est recommandé de ne pas placer le bébé dans cette position avant qu'il ne puisse s'y mettre de lui-même. Si l'on sait attendre que le tout-petit ait une musculature dorsale suffisante et qu'il soit alors prêt pour la tenir sans crispation, il ne sera pas nécessaire d'entourer l'enfant de coussins ! Il aura exploré au cours des semaines les différents trajets depuis la position dorsale et ventrale pour arriver à cette nouvelle position. Il aura eu l'avantage de se muscler selon ses besoins et de goûter la satisfaction de la réussite. Dès lors il pourra quitter l'axe vertical à sa guise pour retrouver la position couchée à l'horizontale.

Il est donc préférable de poser le bébé en position horizontale et de le laisser de lui-même trouver sa manière d'arriver à la station assise, plutôt que de le mettre systématiquement assis. Cette habitude prive le bébé de sa petite gymnastique. Il lui est plus aisé de garder sa station assise et de se déplacer au sol quand le support est rigide, donc ne pas poser le bébé sur un coussin moelleux ou un tapis mou, car il est difficile de maintenir son équilibre sur une surface molle et mobile.

Certains bébés habitués à être mis assis sont déstabilisés quand ils sont posés à plat ventre ou à plat dos et protestent vivement. Ils semblent ne pas savoir comment s'y prendre pour revenir à la position assise. Par une aide appropriée et un peu de persévérance de la part de l'adulte, le bébé prendra de nouvelles habitudes. Des propositions d'interventions sont données plus loin dans ce chapitre (cf. pp. 134-135).

Avant de pouvoir se mettre assis de lui-même, il apprécie de rester dans la position intermédiaire : semi-couché sur le côté avec appui sur son coude. Puis il s'assiéra seul depuis la position plat dos et/ou plat ventre. Lui proposer une variété d'objets adaptés car la motricité de ses mains est plus fine et son développement cognitif lui permet de nombreuses actions d'exploration. Ces objets peuvent être placés devant lui entre ses jambes écartées, mais aussi sur le côté pour inciter la rotation du tronc sur son axe, préparant ainsi un changement de position vers le quatre pattes.

LE BÉBÉ A ENTRE 9 ET 12 MOIS, IL EST EN DÉPLACEMENT

Il se déplace à quatre pattes

Lui offrir son premier « terrain d'aventures » avec de légers dénivelés grâce à des tapis de gym épais et rigides superposés et décalés favorisant la variation des quatre pattes par l'accommodation motrice : monter, passer par-dessus, descendre, passer en dessous…

Il se tient debout

Installer des barreaux fixés au mur permettant de se redresser en se tirant avec les bras et en se poussant avec les pieds, puis de se déplacer en marchant de côté.

Il marche avec un soutien

Le laisser pousser une chaise, ses mains tenant le bord du siège ou un chariot à pousser (attention qu'il soit étudié pour ne pas se déséquilibrer). L'enfant le poussera tout droit jusqu'à ce qu'il rencontre un obstacle, généralement un mur. Il ne saura au début pas comment faire marche arrière. Toute cette exploration sur la direction à donner au chariot lui sera très riche d'apprentissages moteurs, cognitifs et de contrôle émotionnel.

À cet âge, il passera le plus clair de son temps de jeux à se déplacer selon ses propres moyens très variés. Il aimera s'exercer à une séquence de déplacements et de pauses : se hisser debout et attraper un objet, redescendre en s'accroupissant, repartir à quatre pattes, s'asseoir pour manipuler un moment l'objet choisi, le lâcher, repartir à quatre pattes, s'agripper à un rideau pour se redresser à genoux, se remettre à quatre pattes se cachant derrière le rideau, repousser le rideau et s'asseoir pour regarder autour de lui, repartir à quatre pattes…

Des objets spécifiques à l'exercice de la motricité des tout-petits ne sont pas proposés ici. Il suffit de se procurer un catalogue pour découvrir toute une gamme d'objets bien conçus. Cependant, ils sont généralement coûteux et parfois trop volumineux pour les locaux des institutions. Utiliser plutôt son ingéniosité et des objets polyvalents et mobiles, tout en étant attentif à offrir une sécurité aux enfants.

Remarques sur deux objets achetés dans le commerce

Le « youpala » ou trotteur (sorte de chaise à roulettes munie d'un pare-chocs circulaire qui sert aussi de plateau) n'est pas recommandé, il est inutile pour l'apprentissage normal de la marche. Le siège écarte trop les hanches et le poids est mal réparti sur les pieds. Cet objet freine en particulier l'apprentissage de l'équilibre dynamique par un manque d'exercice de l'alignement de tout le corps sur l'axe vertical. Cette construction progressive de l'axe est en lien avec l'avènement de la représentation du schéma corporel. Quand le bébé est sorti de l'appareil, il a tendance à vouloir retrouver la position verticale qui lui a permis de voir des choses nouvelles, il compense son manque de force musculaire par un raidissement général du corps. De plus, on sait que cet engin est source de nombreux accidents (pincements, chutes…).

Le « baby-bond » ou « sauteur » (sorte de siège suspendu sur des ressorts, accroché à l'embrasement d'une porte) peut être intéressant car il prend une partie du poids du corps. Il sert à exercer la station debout en musclant les jambes grâce aux sauts répétés que fait le bébé en poussant contre le sol. Attention à la hauteur du siège en toile, les plantes des pieds doivent pouvoir se poser par terre et ainsi porter une partie du poids du corps. Ces mouvements de pousser réjouissent fortement le bébé, cependant ne pas l'y installer trop longtemps tout de même, puisqu'il s'agit de mouvements naturels fortement amplifiés.

Le « maxi-cosy » est conçu pour bien contenir l'enfant, ce qui l'empêche de changer de position. Il est nécessaire alors de rester attentif aux besoins de détente et d'action du tout-petit.

De façon générale, les objets sont des outils précieux pour inciter l'évolution de la motricité car ils attirent l'attention, la curiosité du tout-petit, et ainsi ils soutiennent la concentration par leur effet motivant. Le bébé exerce ses acquisitions et les varie grâce à la rencontre d'objets divers, choisis expressément par l'éducateur.

Le lecteur trouvera dans l'excellent livre « Le bébé en garderie » (1992) un chapitre intéressant par Céline Poulin sur l'aménagement de l'espace et le choix des objets de jeu.

Quelques remarques à propos du tout-petit qui ne veut pas rester au sol à jouer

Il s'agit très souvent du bébé qui demande continuellement à être porté dans les bras.

Hypothèses explicatives :

- Il a peur d'un nouvel environnement, il a besoin d'être contenu dans les bras un certain temps pour se rassurer avant de se lancer à l'aventure.
- Il a l'habitude à la maison d'avoir un parent qui réponde tout de suite à sa demande et lui offre un contact corporel fréquent. Il vit d'autant plus difficilement la différence d'avec la situation en crèche où il doit apprendre à s'occuper seul en présence d'un adulte.
- Il a peur des changements de positions et de quitter le contact corporel rassurant de l'adulte.

Proposition : faire attention à la transition du contre soi vers la mise au sol. S'asseoir au sol et garder contre soi le bébé sans le tenir, c'est lui qui s'appuie ou se tient à l'adulte. Le sécuriser de cette façon, l'aider à prendre confiance en lui-même pour qu'il puisse s'occuper seul en jouant. Au sol le tout-petit n'est pas dans le vide il a des appuis physiques.

L'« ACTIVITÉ » PSYCHOMOTRICE EN GROUPE

L'objectif de ce moment particulier de jeu d'éveil au mouvement avec un groupe de tout-petits est de favoriser l'activité motrice en proposant « un terrain d'aventure motrice » avec de gros objets.

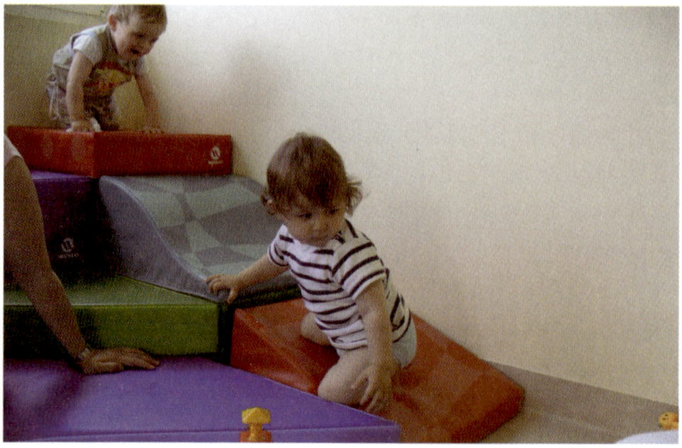

Un terrain d'aventures.

On trouve dans le commerce spécialisé des objets conçus pour stimuler la motricité, et qui conviennent bien aux petits qui se déplacent déjà en rampant. Mais ce sont les enfants qui ont acquis le quatre pattes qui parviennent à exploiter le plus cette situation motrice. Ils s'activent alors à s'exercer et à consolider leurs acquisitions (zone 1 du jeu : le connu). Grâce au choix des objets, ils vont escalader, enjamber, contourner, se faufiler, glisser… Ils se mesurent et se confrontent au matériel (zone 2 du jeu : la nouveauté) dans le but de varier, modifier des mouvements connus. Ils ajoutent ainsi tout naturellement de nouveaux mouvements à leur répertoire.

Lors de ce moment de jeu qu'il a organisé, l'éducateur est activement présent. Il assure le cadre du déroulement et la sécurité des tout-petits. Il observe et intervient dans les jeux suivant les besoins et pour soutenir la recherche des petits. Il intervient aussi en proposant l'amorce d'un mouvement au cours de jeux corps-à-corps et de jeu par l'intermédiaire d'objets.

Le rôle de l'éducateur au cours de l'activité pourrait se présenter comme suit :

1. Disposer le matériel choisi. Enlever les jouets aux alentours qui pourraient faire trébucher l'enfant.
2. Se retirer pour laisser chaque petit aborder le matériel comme il le désire. Le bébé s'engage alors dans un jeu autonome (cf. « Le jeu autonome du tout-petit », p. 103).
3. Observer les mouvements de chacun des enfants pour connaître ses capacités motrices :
   Quels sont les déplacements effectués (rouler, ramper, quatre pattes, …) ? Est-ce que ceux-ci se modifient et s'adaptent selon la rencontre avec les objets ?
   La réponse permet d'apprécier chez chaque bébé ses recherches et ses solutions corporelles.
4. Interventions à partir de ses observations et de l'objectif visé dans l'éveil au mouvement :
   - soit en changeant la disposition d'un gros objet ou en ajoutant un objet pour élargir le champ d'expériences. Ceci a pour effet de soutenir le jeu autonome sans interagir avec l'enfant ;
   - soit en construisant un jeu interactif pour amener le bébé plus loin dans l'utilisation de sa motricité en lui faisant varier une capacité motrice acquise ou en proposant un mouvement nouveau (cf. « Jouer avec le tout-petit pour développer sa motricité », p. 112).
5. Observation de signes de la fin du jeu pour le bébé.
   Son intention étant réalisée, un désintérêt apparaît ou alors une fatigue est ressentie après l'effort physique.
6. Rangement avec ou sans participation des enfants (ex : pousser ensemble le gros ballon).
7. Prévision de l'activité d'éveil suivante stimulant la motricité :

L'éducateur prend note de la trame générale de l'activité d'éveil au mouvement. Il consigne les acquisitions motrices les plus marquantes des bébés et relève plus particulièrement les actions de l'un ou l'autre petit en vue d'une attention individualisée ultérieure.

Pour une prochaine « activité », il peut choisir d'offrir les mêmes objets permettant la poursuite de l'exercice de la motricité ainsi que des découvertes d'actions nouvelles. Une deuxième présentation du matériel stimule souvent le petit, car il se souvient de son intérêt précédent et tente de reproduire ses actions réussies. L'introduction d'un objet nouveau relance sa curiosité et réactive sa recherche pour exploiter les possibilités motrices qu'offre cet objet.

L'éducateur peut aussi décider de changer l'objectif de l'activité d'éveil suivante en voulant plutôt développer chez le tout-petit la découverte du corps propre ou encore la créativité cognitive. Ces deux objectifs sont traités dans les chapitres 3 et 4 qui suivent.

JOUER AVEC LE TOUT-PETIT POUR DÉVELOPPER SA MOTRICITÉ

Le plaisir apporté par le jeu alimente de façon naturelle l'évolution de l'enfant dès son plus jeune âge. Le jeu partagé dans le contexte de l'éveil psychomoteur signifie s'engager dans une relation avec l'autre et utiliser sa propre créativité pour entretenir l'échange. Les propositions ci-dessous ne sont que des idées pour un point de départ de jeux moteurs à réaliser avec un esprit ludique. Chaque éducateur trouvera les actions qui conviennent au bébé avec lequel il joue.

JOUER CORPS-À-CORPS

Le besoin de l'enfant d'un corps-à-corps avec un adulte investi significativement ne se tarit pas tout au long de l'enfance. C'est un moyen pour se ressourcer et se reposer pour les deux partenaires. L'intérêt de ce contact rapproché est de « nourrir » affectivement le tout-petit tout en soutenant le développement de sa motricité. Il a besoin du contact corporel humain au cours de sa journée pour être rassuré par cette relation physique et émotionnelle lui indiquant qu'il compte pour la personne qui s'occupe de lui, d'autant plus qu'en institution il est séparé de ses parents. Ces jeux corps contre corps s'ajoutent aux moments de portage qui, en somme, ne sont pas très longs.

Ces jeux sont une co-construction de mouvements entre l'adulte et l'enfant, ce dernier n'est donc pas manipulé passivement. L'éducateur n'a pas un programme d'actions à faire faire. À partir d'une position du bébé sur son corps, il suit le mouvement, même minime, du bébé en prenant le poids d'un segment avec une partie de son corps et attend le mouvement suivant du bébé. À chaque fois le bébé décide ce qu'il veut faire et l'éducateur propose un déplacement en réponse. Ainsi les actions s'enchaînent les unes aux autres, chacun des partenaires agissant spontanément et écoutant l'autre, tout ceci devient un jeu accompagné d'un plaisir partagé (cf. pp. 33-36).

Il s'agit d'inventer des mouvements qui changent la position du bébé dans l'espace ainsi que ses segments les uns par rapport aux autres. Tout naturellement, l'éducateur chante en accompagnant les déplacements, le tonus de sa voix suivant le niveau plus ou moins élevé de la force musculaire, les onomatopées et autres sons ponctuant le rythme des mouvements du tout-petit.

L'éducateur est le plus souvent assis au sol pour jouer avec le bébé. Après la prise de contact, il fait la proposition pour le départ d'un mouvement. Voici quelques exemples :

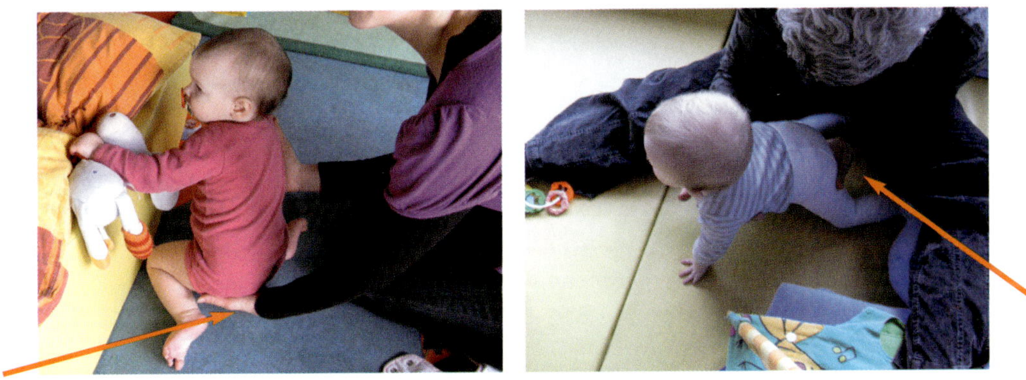

Prendre le poids du bassin et attendre avant d'engager un jeu interactif.

Suivre les déplacements de l'enfant avec sa main sans les entraver. Quand le bébé s'arrête, inciter le mouvement suivant en soulevant légèrement un point d'appui ou en abaissant une articulation dite stable. Attendre la réponse motrice du bébé. Cette légère modification est une proposition d'entrer dans la zone 2 du jeu : la nouveauté.

Tout en suivant le déplacement, la main de l'adulte stabilise le mouvement, ce qui permet au bébé de tenter une exploration dans ses déplacements se sentant en sécurité. Le jeu interactif se poursuit.

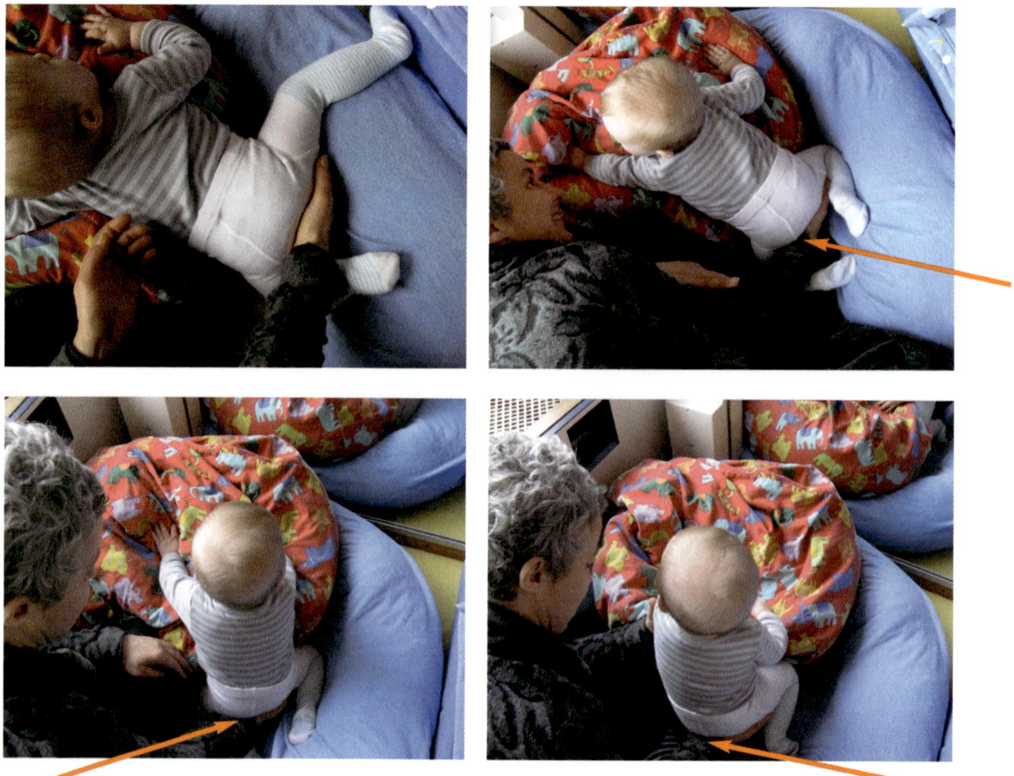

La main de l'adulte ne quitte pas le bassin du bébé et suit les déplacements, offrant un soutien à l'arrêt.

Offrir une résistance au mouvement d'une jambe en plaçant une partie de son corps contre la plante d'un pied et attendre sans pousser.

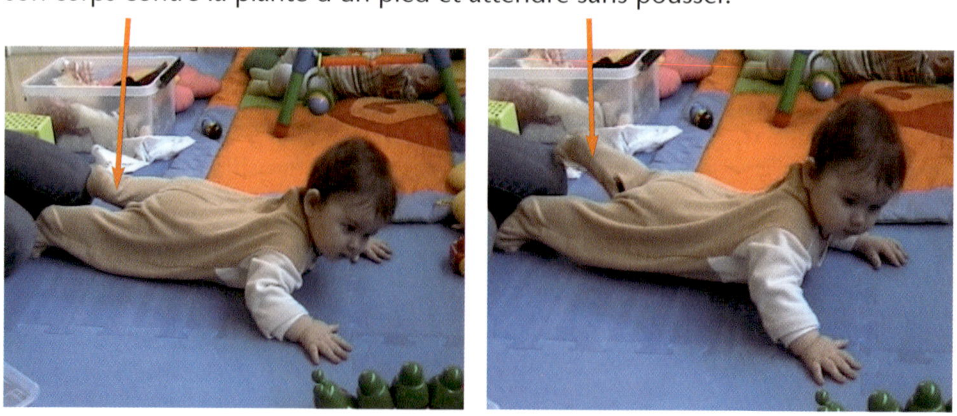

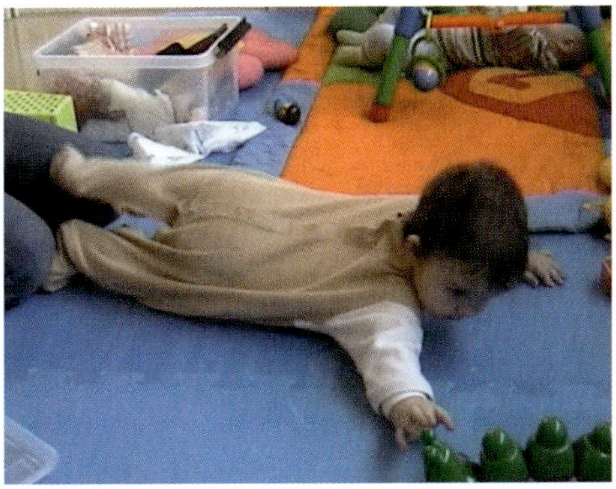

Le bébé pousse contre le genou de l'adulte pour pouvoir mieux s'étirer vers l'objet convoité.

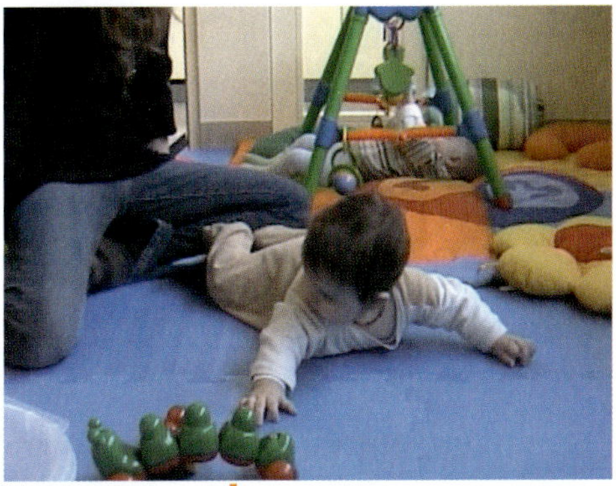

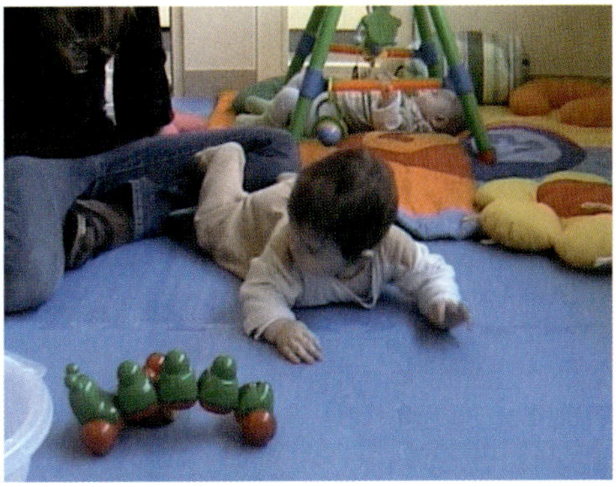

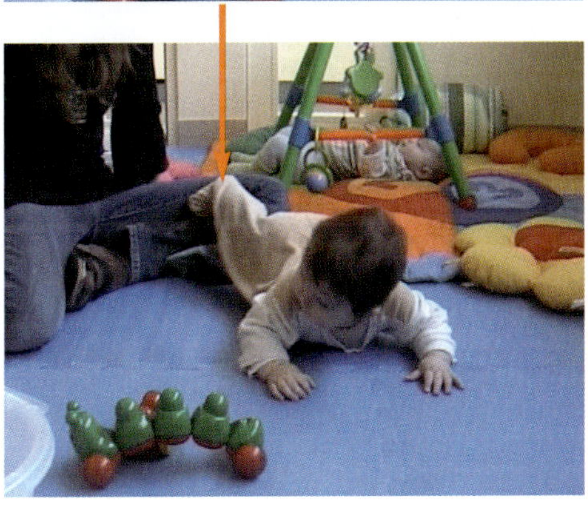

Le bébé semble davantage intéressé à répéter l'action produisant la sensation tactile de la plante de ses pieds qu'à utiliser la jambe de l'adulte comme support au déplacement (zone 1 du jeu : le connu).

Tenir souplement une articulation, (une main plaquée au sol, un pied,...) l'enfant doit résoudre le problème de comment bouger avec cette entrave motrice. Il fait ainsi l'expérience d'autres façons d'utiliser son corps par une suite nouvelle de déplacements (zone 2 du jeu : la nouveauté).

Dans la séquence de la page suivante, le bébé trouve la manière de changer son orientation à partir d'un point fixe, son pied gauche.

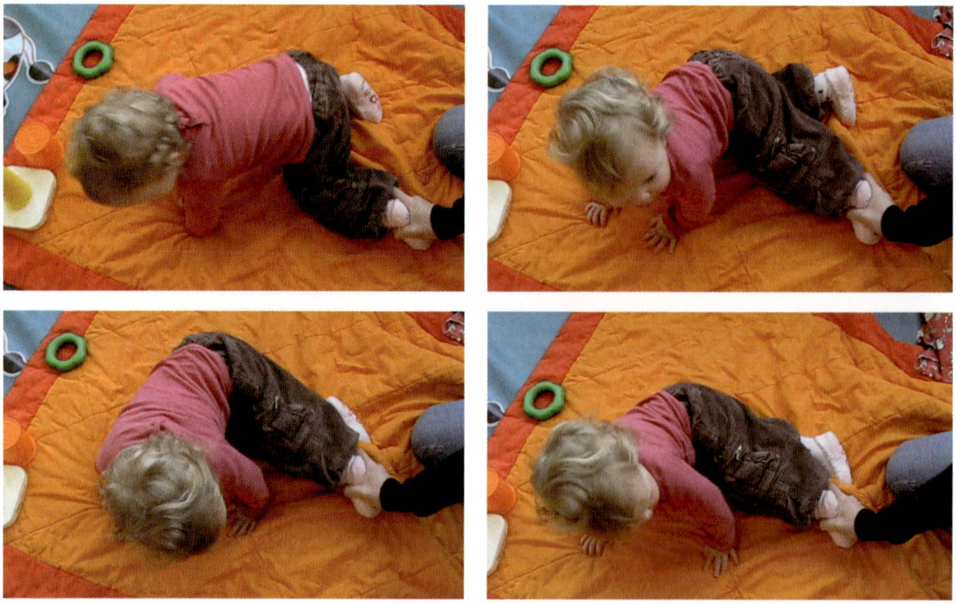

Le bébé perçoit l'entrave sur son pied gauche. Il tire son bassin vers l'arrière, puis il déplace son poids vers l'avant.

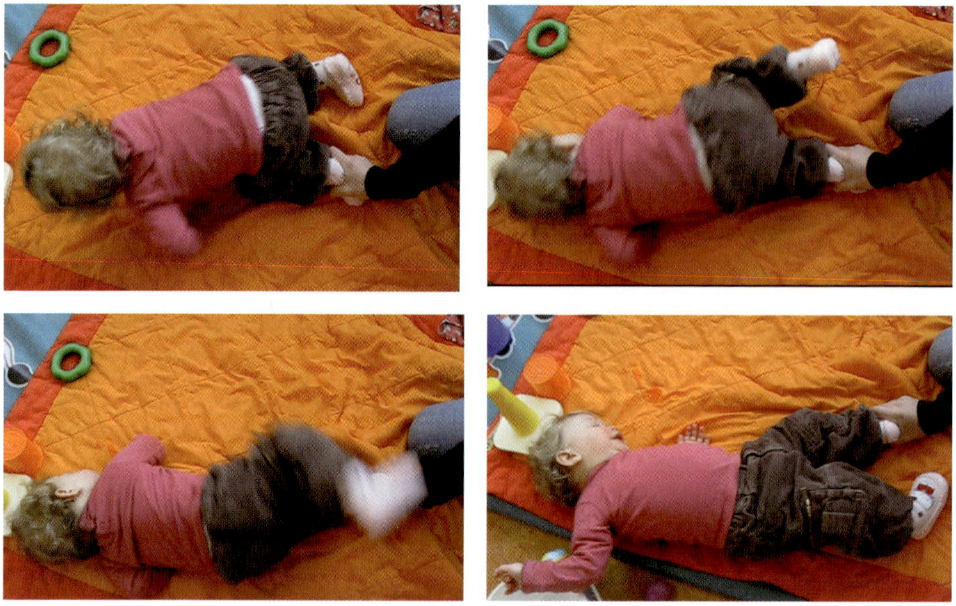

Il se couche de côté et lève sa jambe libre pour la placer vers l'arrière.
Il est sur le dos et rit en regardant son éducatrice.
Tout ceci se passe dans un esprit de jeu, sans pression sur l'articulation.

Changer l'orientation d'une articulation et attendre. Le bébé va réorganiser la position de son corps à partir de ce changement. De cette manière, il découvre d'autres possibilités motrices (zone 2 du jeu : la nouveauté).

Changer l'orientation de la cheville est souvent pratiqué lorsque l'enfant reste assis trop longtemps dans la position dite de la « grenouille » (cf. remarque p. 63).

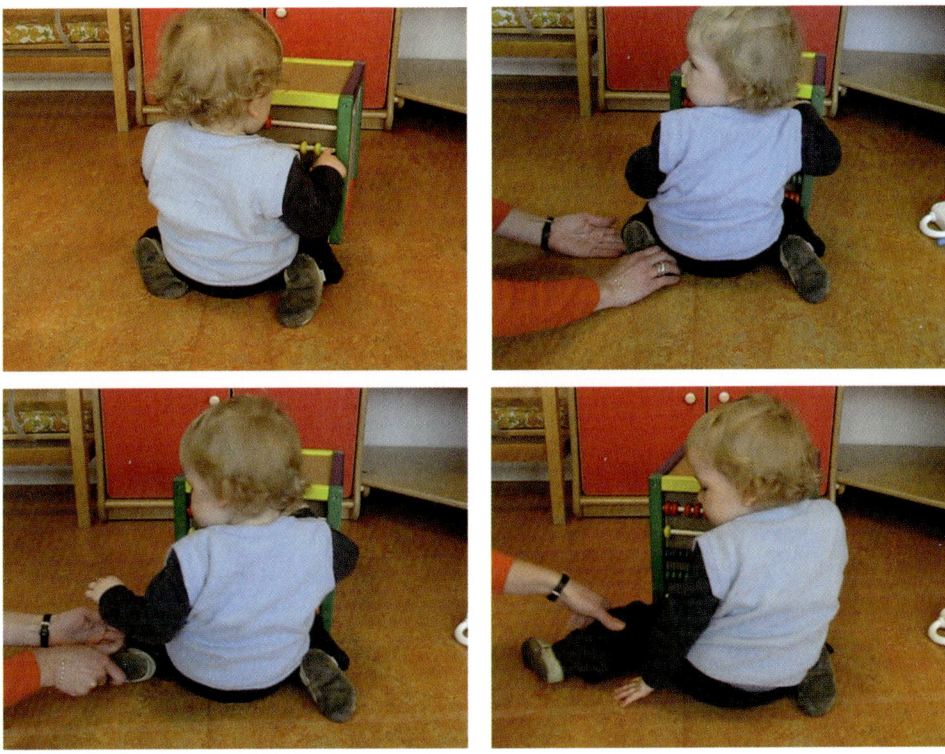

Position dite en « grenouille ».
L'adulte modifie l'orientation de la cheville en la tournant vers l'extérieur.

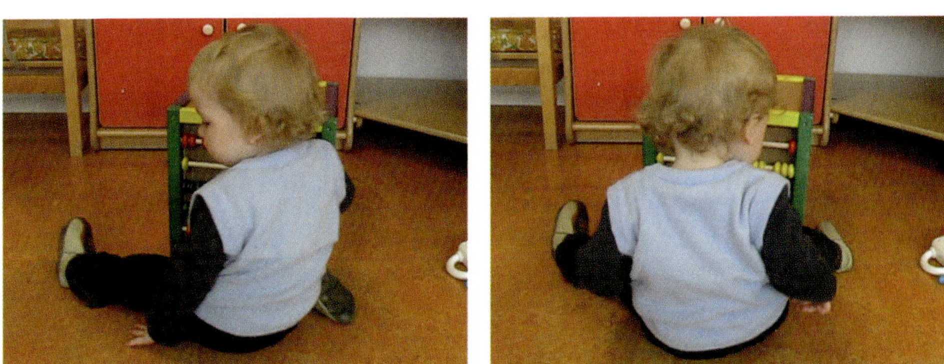

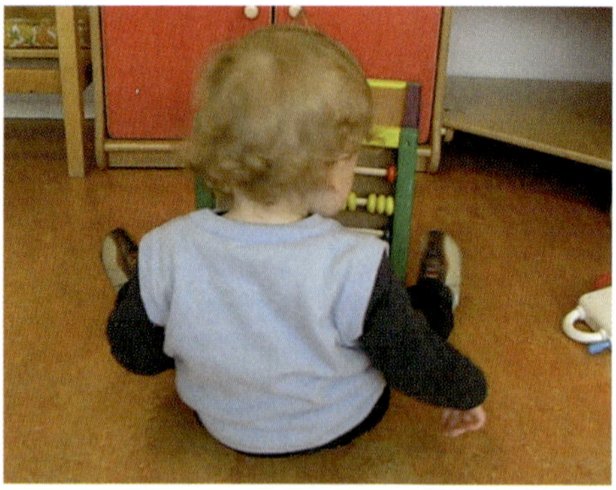

De lui-même, le bébé va réorganiser la position de ses jambes pour s'asseoir.

Placer le bébé sur ses genoux. Plier, puis faire glisser ses jambes afin que le bébé monte et descende, garder le contact visuel du face à face. Varier le rythme, l'amplitude des déplacements en fonction de la réponse de l'enfant. Continuer avec des balancements latéraux. Le jeu deviendra interactif lorsque l'enfant propose un mouvement en réponse à celui de l'adulte.

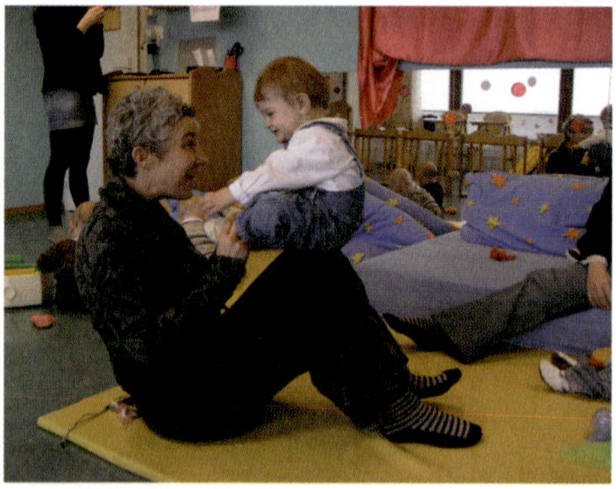

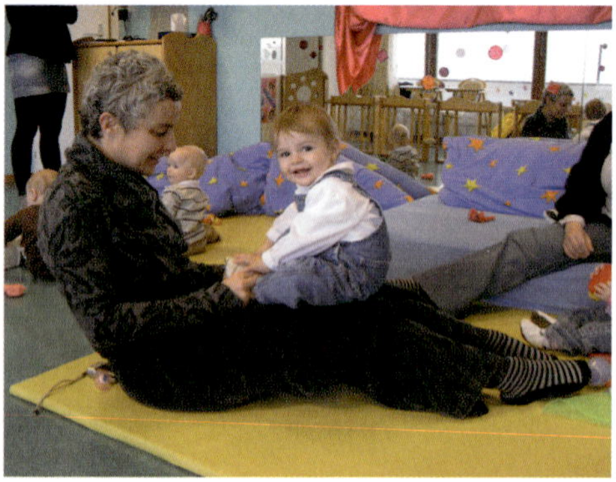

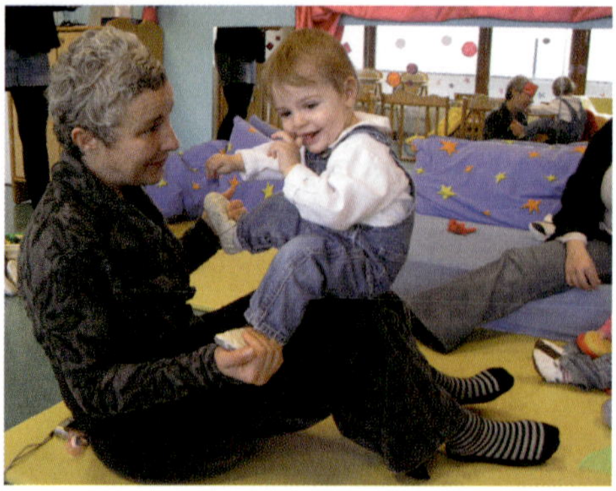

Faire monter et descendre, puis balancer latéralement.

La cuisse de l'éducateur est tout à fait indiquée pour recevoir le devant du corps du bébé posé soit perpendiculairement, soit sur toute sa longueur. En levant et en abaissant sa jambe, on peut faire porter plus ou moins de poids aux quatre membres du bébé. Attendre les mouvements spontanés suivants et les prendre en compte pour arriver à une nouvelle proposition.

- Être assis au sol, coucher le bébé à plat ventre sur **son épaule** et le laisser glisser le long de son dos, en le tenant bien par les jambes, jusqu'à ce qu'il touche le sol avec ses mains et qu'il prenne ainsi le poids de son corps. Continuer délicatement le trajet en le tenant toujours pour qu'il se retrouve à plat ventre au sol et de là prendre la position qui lui plaît. La plupart des bébés apprécient ces changements de position dans l'espace et d'avoir la tête en bas !
- Tenir le bébé dans ses bras et **se rouler par terre** sans que le corps de celui-ci ne touche le sol. Se remettre assis, puis recommencer. Rester attentif à comment le bébé demande de reprendre ce jeu.
- On peut aussi **danser** debout avec le bébé dans ses bras.

Dans ces jeux corps-à-corps où l'adulte manipule le bébé, il est important de rester toujours vigilant à capter les mouvements venant de l'enfant lui-même afin de proposer ses propres gestes en prolongation de ceux du bébé. Cependant, le petit apprécie aussi d'être bougé un court moment sans y participer autrement qu'en riant.

Ces différents jeux apportent des stimulations vestibulaires par les mouvements circulaires et par les déplacements sur l'axe vertical. Le bébé se familiarise ainsi avec les changements de postures dans l'espace et parviendra rapidement à se sentir en sécurité peu importe sa position.

Le jeu avec le bébé se fait aussi par l'intermédiaire de grands objets comme une couverture, un bac à linge… qui offrent l'occasion d'exercer plus particulièrement l'équilibre postural. Il est proposé ci-dessous des jeux interactifs avec un rouleau et un gros ballon.

JOUER SUR LE ROULEAU

(Inspiré de Janine LEVY, *L'éveil du tout-petit*, Ed. du Seuil, 1972)

Dès que bébé commence à lever la tête tout seul dans la position à plat ventre, placer un rouleau de petit diamètre sous sa poitrine pour libérer ses bras. Attention à ne pas accentuer la cambrure de la région lombaire à la naissance du dos en mettant le rouleau trop haut sous le tronc.

Vers 4-6 mois, quand le bébé peut se tenir à genoux devant le rouleau, il se prépare au déplacement à quatre pattes et se muscle les bras, les jambes et le dos. Cependant, en parvenant à se mettre dans la position à plat ventre sur le rouleau, il a besoin de l'aide de son éducateur. Celui-ci tient alors le bébé par les genoux et le laisse s'avancer par-dessus l'objet, attiré par un jouet au sol.

Variante : L'éducateur balance le bébé, d'avant en arrière, placé perpendiculairement à plat ventre sur le rouleau en le tenant aux genoux, puis aux chevilles.

Si on laisse le bébé poursuivre ses propres mouvements exploratoires, on observe qu'à genoux, les bras posés sur le rouleau, le bébé plie et déplie les genoux, il pousse vers l'avant avec ses orteils et se prépare ainsi au déplacement.

Vers 8-12 mois, le bébé est capable de se tenir assis à califourchon sur le rouleau :

- il est balancé de gauche à droite par l'adulte, il pose à chaque balancement un pied par terre et rétablit ainsi son équilibre ;
- il se couche à plat ventre sur le rouleau et se remet assis de lui-même ;
- il se laisse tomber en arrière dans les bras de son éducateur, assis lui-même sur le rouleau ;
- il trouvera d'autres mouvements qui l'amusent.

Vers cet âge, placé face au rouleau :

- il cherche et parvient à passer par-dessus le rouleau à quatre pattes. Il prend appui sur ses mains et le reste de son corps épouse la forme arrondie de l'objet, il avance un genou pour franchir l'obstacle et le reste du corps suit ;

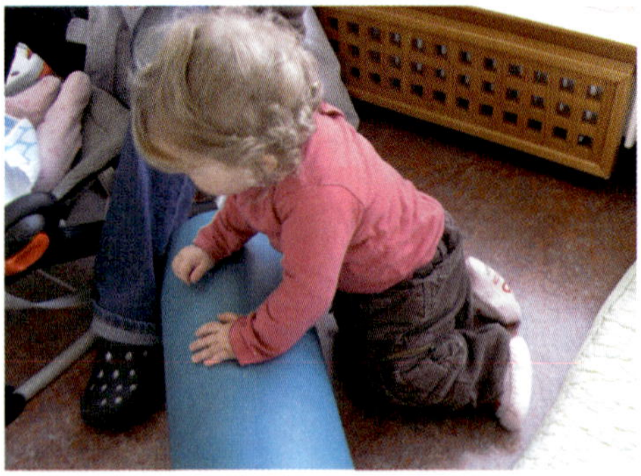

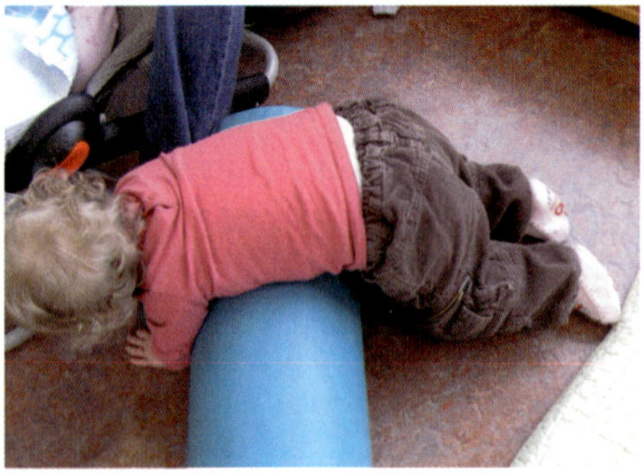

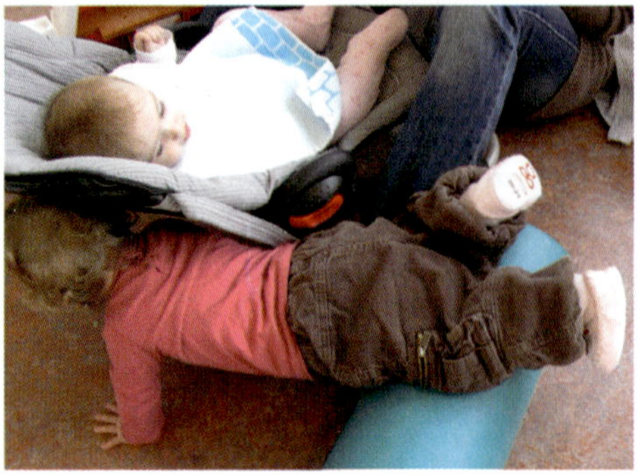

Le bébé trouve sa façon de passer par-dessus le rouleau.

- il passe de quatre pattes à debout en prenant appui avec les mains et en poussant sur le rouleau.
  L'éducateur encourage le tout-petit à répéter ses actions. Il est au sol et se place de l'autre côté du rouleau à la hauteur du regard en face à face. De là, il peut accueillir le bébé quand il franchit le rouleau.

Assis sur le rouleau :
- les pieds au sol face à l'éducateur qui lui tient les hanches ou les cuisses et le fait rouler d'avant en arrière. Le bébé se muscle ainsi le ventre et joue avec son équilibre. Il faut veiller à la bonne position des pieds, toute la plante bien posée au sol. Cette position facilite le redressement à la station debout. Tout en répétant ses roulés l'adulte est attentif à toute proposition de mouvement venant du bébé pour construire un jeu à deux.

Le bébé peut aussi être placé sur l'une des cuisses de l'éducateur assis au sol :
- la forme de la jambe est semblable à celle du rouleau. Les réponses corporelles de l'adulte permettent ainsi une relation affective soutenue avec le bébé, car il y a moins de distance affective quand le bébé est sur le corps de l'éducateur. Pour beaucoup de petits, le besoin de contact avec le corps de l'adulte est aussi grand que leur besoin de développer leurs possibilités motrices.

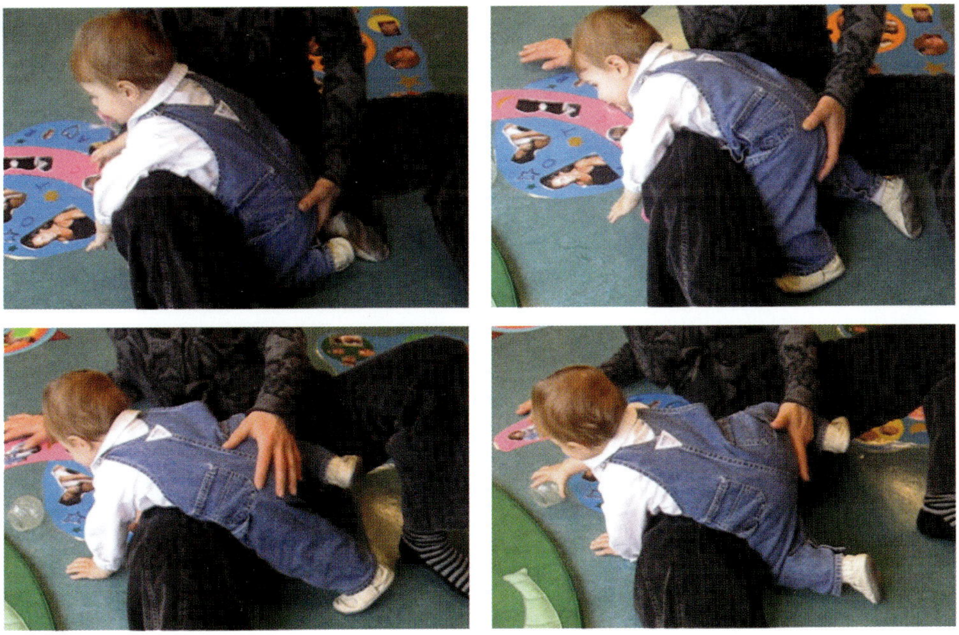

A. *Le petit s'étire, il est assisté dans le mouvement de sa hanche droite pour passer la cuisse de l'adulte.*

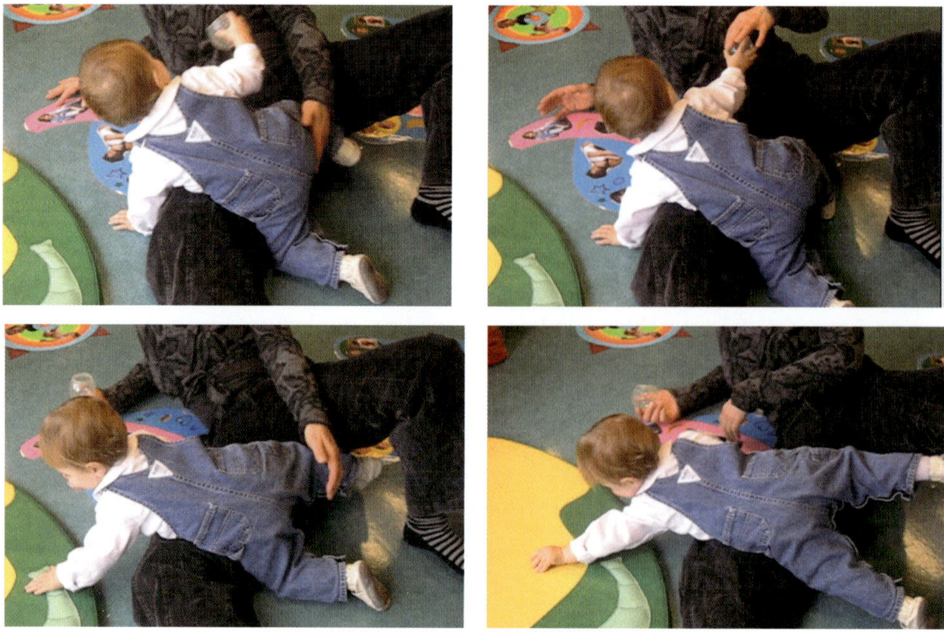

B. *Il préfère poser le pied et donner la boule à l'adulte, puis il s'étire pour passer par-dessus la cuisse, sans effet.*

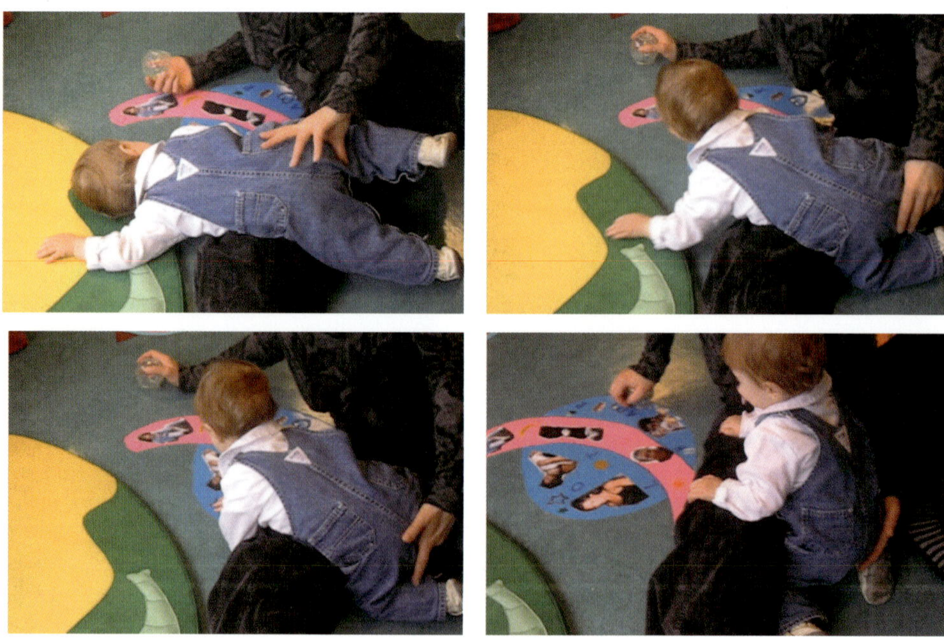

C. *Il relâche alors son tonus, l'adulte fait basculer son bassin pour l'amener assis. Il est prêt pour une nouvelle tentative.*

Les trois séries d'images ci-dessus illustrent une séquence d'un jeu interactif.

On voit dans la **série A** que le bébé a une intention, atteindre un objet depuis sa position à genoux, l'adulte accompagne avec sa main (zone 1 du jeu : le connu).

Dans la **série B**, le bébé a maintenant une autre intention, passer par-dessus la cuisse de l'adulte, tentative qui échoue (zone 2 du jeu : la nouveauté).

Dans la **série C**, on voit qu'il abandonne. L'adulte le stimule à reprendre son intention en le ramenant dans sa position de départ. Passer par-dessus n'est pas une action au-dessus de ses possibilités actuelles.

En effet :

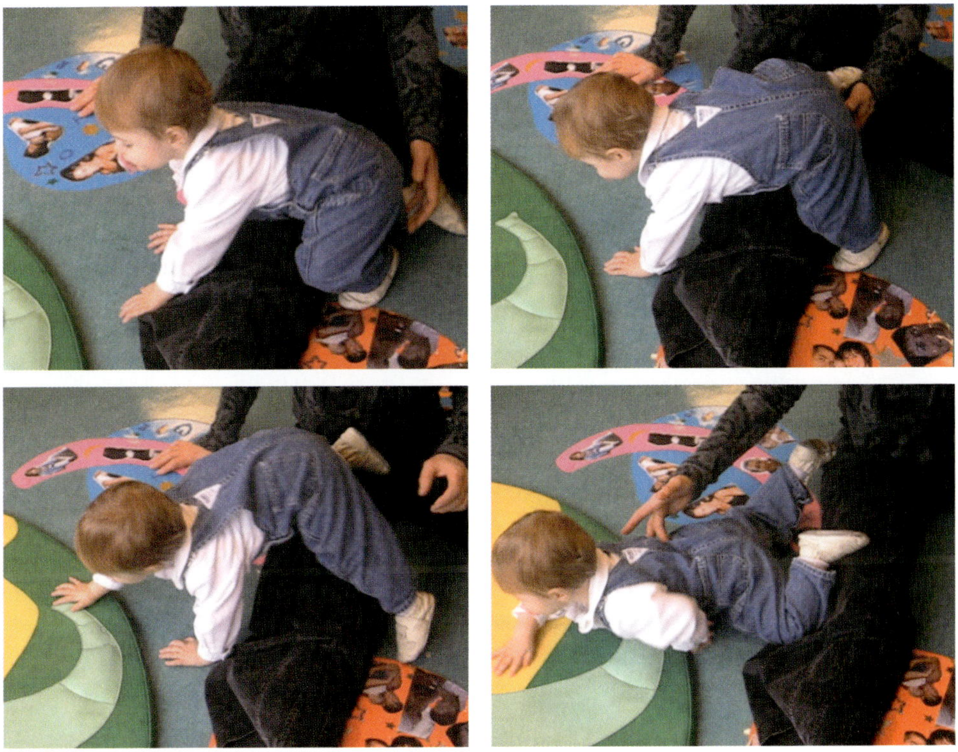

Avec un minimum d'aide, il parvient à passer par-dessus la cuisse de l'adulte. Un passage à refaire encore et encore !

Un autre avantage de l'utilisation de la cuisse à la place, ou en complément, du rouleau provient du fait que la jambe est mobile. La pliure du genou et la rotation dans la hanche permettent de soulever et de baisser le bébé, autant que de le balancer d'avant en arrière, ce qui a pour conséquence d'instituer une variété spatiale et motrice dans les jeux avec le tout-petit.

JOUER SUR LE BALLON

Pour l'éducateur qui débute dans l'utilisation du gros ballon, il lui est proposé de placer l'objet dans un angle de la pièce ou sur un tapis non glissant afin de jouer sans craindre que le ballon ne lui échappe en roulant.

Le ballon sert à stimuler des perceptions sensorielles qui contribuent à mieux faire ressentir à l'enfant son corps :

- la sensation d'être enveloppé surtout quand le ballon est dégonflé ;
- la sensation d'unité du corps offerte par la position couchée sur le ventre. Le corps qui se repose sur une forme arrondie éprouve une sensation globale agréable car détendu, il épouse la forme arrondie du ballon ;
- la perception d'une grande surface corporelle par le contact tactile de l'avant ou de l'arrière du corps.

Le ballon est particulièrement intéressant pour aider le bébé à passer de la position allongée sur le dos à la station assise, soit en ligne droite grâce au soutien du ballon dans le dos, soit en imprimant le trajet en passant par le côté. Dans ce cas, le mouvement de rotation imprimé au ballon accompagne le trajet en demi-cercle de la position couchée à la station assise.

Assis sur le ballon, tenu par l'adulte, le bébé apprend vite à se faire rebondir de lui-même.

Les nombreux jeux entre l'éducateur et le bébé placé sur le ballon s'accompagnent d'une relation très forte, les yeux dans les yeux. Cette relation se concrétise par des mimiques, des échanges vocaux, des rires et des mouvements rythmiques en symétrie ou en écho.

Les jeux sur le ballon peuvent être remplacés par des jeux sur les genoux de l'adulte. Cette position en vis-à-vis invite au dialogue et aux mouvements de balancer de gauche à droite et d'avant en arrière, la chaleur du corps de l'éducateur remplace agréablement la surface froide du ballon, surtout en hiver.

L'ACCOMPAGNEMENT PROGRESSIF DE LA MOTRICITÉ

Pour aider la mise en application des éléments de ce chapitre, il est recommandé de se référer aux parties précédentes : « Les constituants du mouvement », « Le rappel du développement psychomoteur » et « L'observation d'un mouvement ». Il s'agit d'accompagner graduellement le tout-petit vers une maîtrise de son corps et donc vers son autonomie motrice.

ACCOMPAGNEMENT PROGRESSIF DES CHANGEMENTS DE POSITION

Voici un résumé général de cet accompagnement qui s'applique à chacun des passages d'une position à une autre. Il commence par une observation des mouvements du tout-petit, suivi d'une aide par une préparation de la musculature et des trajets et, si nécessaire, de continuer par une assistance au déplacement. Quand un mouvement est acquis, il est intéressant d'offrir l'occasion au bébé de l'exercer et de le consolider pour qu'il puisse l'utiliser au gré de sa fantaisie.

Il est donc proposé en premier lieu de faire **UNE OBSERVATION** des mouvements du tout-petit et de reconnaître ceux indiquant qu'il se prépare de lui-même à un changement de position. Les efforts répétés qu'il fournit sont des signes qu'il cherche le ou les segments impliqués dans le mouvement qu'il expérimente, ainsi que le trajet à suivre pour parvenir à une autre position. Lorsqu'on constate ses efforts et qu'il est en plein exercice, il n'est pas nécessaire d'intervenir sur ses mouvements ou déplacements. Prenons plaisir à observer ses progrès et sa vitalité.

Si après observation, on pense que le bébé tarde à faire le mouvement de lui-même, on envisage alors **UN ACCOMPAGNEMENT** de l'évolution de sa motricité par une préparation au mouvement pour le passage vers une autre position. On peut poursuivre par une assistance au mouvement qui est un coup de pouce afin d'aider le bébé à sortir d'une situation motrice problématique. Si la difficulté persiste, une aide plus soutenue est alors apportée.

1. PRÉPARER les segments nécessaires pour chacun des passages afin que le bébé puisse poursuivre de lui-même l'acquisition d'une posture ou d'un déplacement :
   - **détendre** tout le corps ou les segments impliqués par des caresses et par des balancements ;
   - **tonifier** la musculature impliquée en suscitant des poussées contre une résistance ;
   - **stimuler** la perception sensorielle des segments impliqués par le toucher et la proprioception pour favoriser leur différenciation ;
   - **inciter au déplacement** par une intervention indirecte à l'aide d'un objet qu'on déplace ;
   - **placer** le tout-petit dans une position qui facilitera la poursuite de sa recherche de mouvements.

2. ASSISTER LE MOUVEMENT
   Si nécessaire, assister le déroulement d'un déplacement ou le changement de position :
   - **amorcer le départ** du mouvement en **prenant le poids** d'un segment ou en lui donnant un point de résistance (cf. pp. 114-115) ;

- **guider le déroulement** du changement de positionnement ou du déplacement par la manipulation du corps du bébé.

Un exemple pour guider un passage par une manipulation passive du corps du bébé

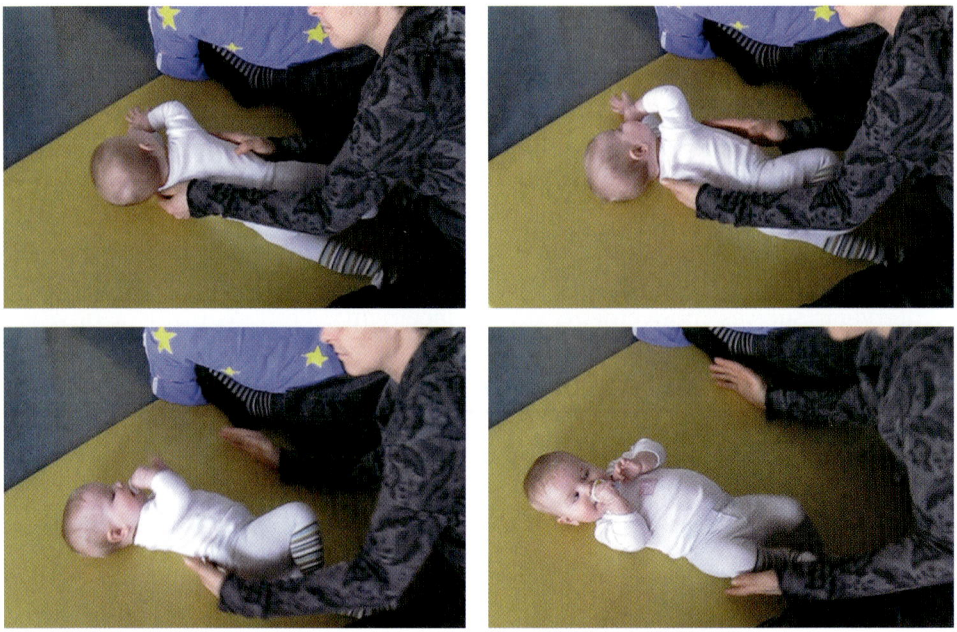

De plat ventre, le bébé est roulé passivement sur son côté. Puis la main de l'adulte glisse le long du dos accompagnant le transfert naturel du poids sur le dos.

La manipulation passive se fait le plus souvent pour le bébé qui ne se déplace pas encore de lui-même. Le bébé avec une motricité plus avancée sera encouragé à collaborer à son déplacement.

Il est rappelé qu'à chaque manipulation (cf. pp. 79-80) qu'il est indispensable d'être attentif à l'endroit où l'on place sa main, à la clarté du trajet imprimé et de s'adapter à la réponse tonique du bébé. L'accompagnement du développement de la motricité par une préparation ou par une assistance se fait le plus souvent sur la table à langer et lors des jeux au sol.

Un exemple pour guider le passage de plat dos à assis avec participation du bébé

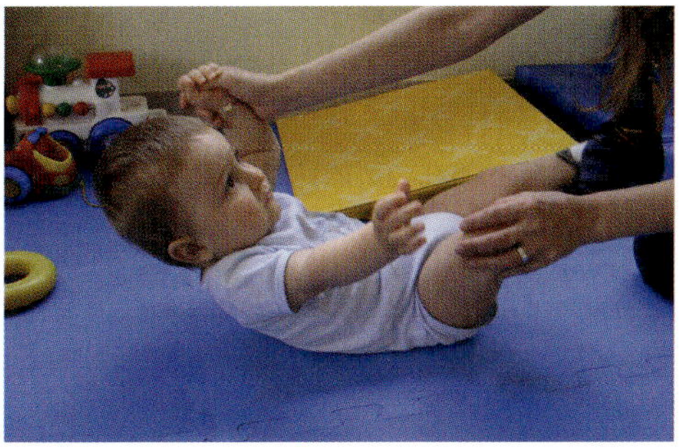

Le bébé saisit le pouce de l'adulte et tire selon son habitude pour tenter de s'asseoir en ligne droite. Il contracte ses abdominaux.

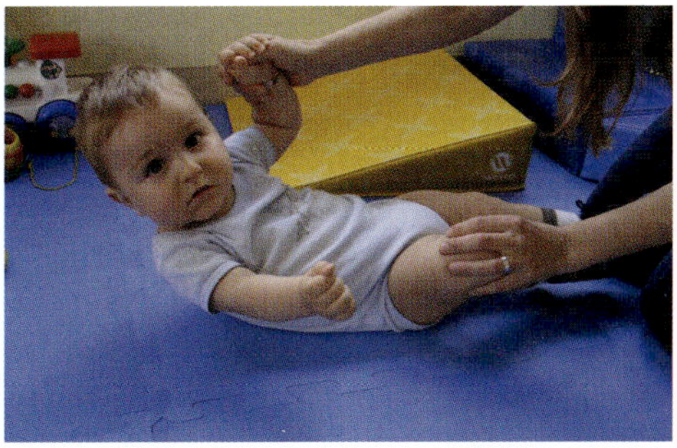

L'adulte transfert le poids vers le côté droit avec la main gauche du bébé et son genou droit.

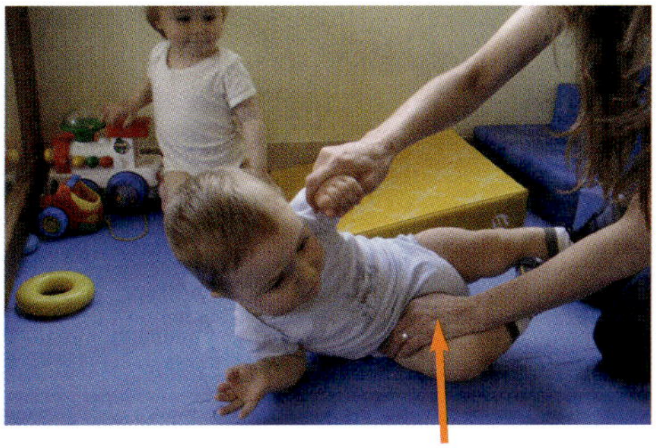

Le bébé participe au trajet en prenant appui sur son coude droit. La main de l'adulte stabilise une hanche permettant ainsi la dissociation des ceintures.

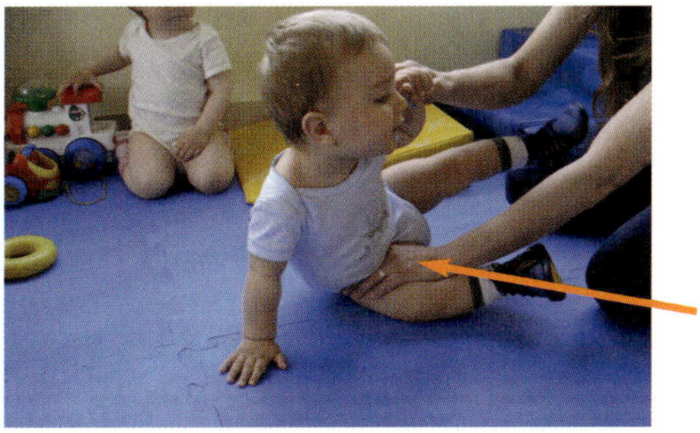

Le bébé continue à participer au trajet guidé en spirale en prenant appui sur sa main et en redressant son tronc. La main de l'adulte stabilise encore la hanche droite.

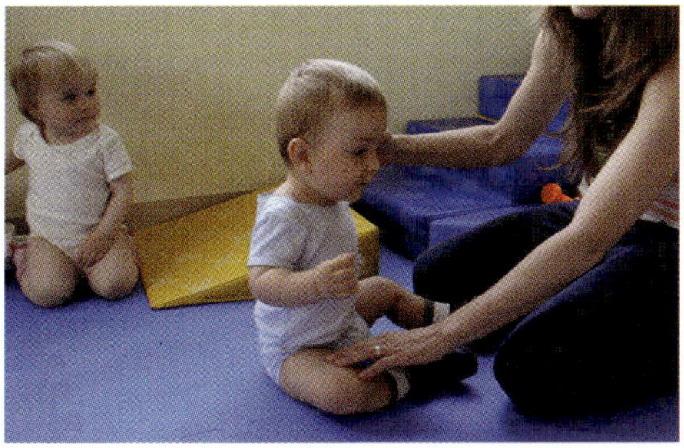

Le passage du plat dos à assis en suivant le trajet en spirale par un côté est terminé, le poids du bassin se répartit sur les deux ischions. Le bébé pourra reproduire ce trajet naturel tout seul quand il sera prêt.

3. Quand le passage d'une position à une autre est acquis, le tout-petit s'y exerce avec un vif plaisir. Il est intéressant dès lors de l'accompagner en suscitant la CONSOLIDATION, la VARIATION et l'ADAPTATION des postures ou des déplacements acquis.

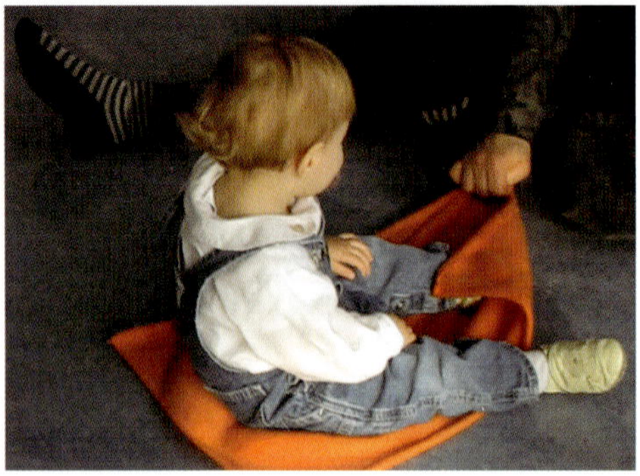

Consolidation de la station assise par des ajustements posturaux.

Ces acquis peuvent être exercés et enrichis par une incitation au travers d'objets en proposant une confrontation avec :

- des obstacles de tailles diverses ;
- des surfaces plates, bosselées ou avec de petits creux ;
- des plans diversement inclinés ;
- des espaces étroits en largeur ou en hauteur ;
- une surface molle et mobile ;
- des objets avec des rebords à enjamber.

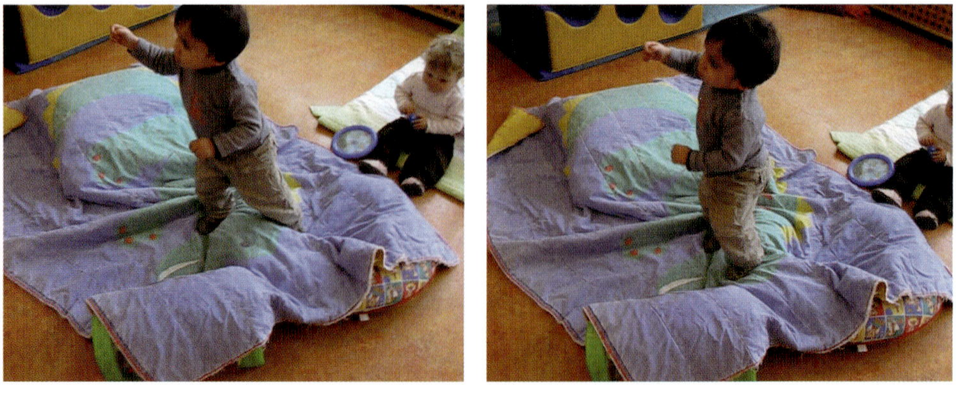

Arriver à marcher sur un terrain bosselé !

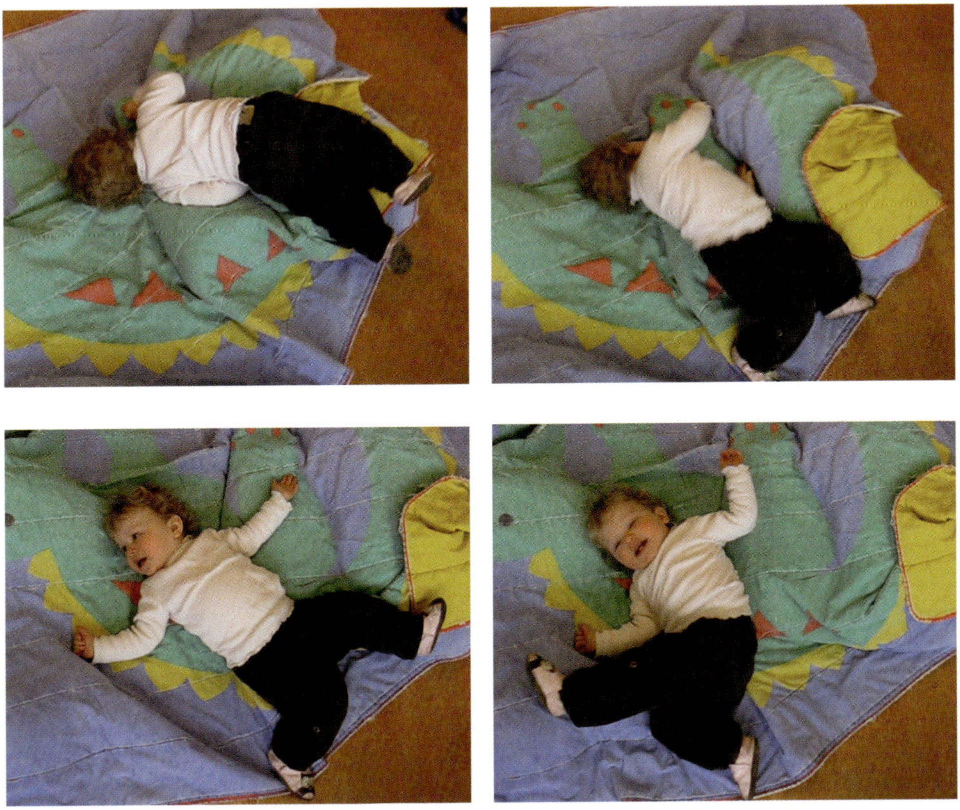

Arriver à se rouler sur un terrain bosselé ! Youpiiiiii !

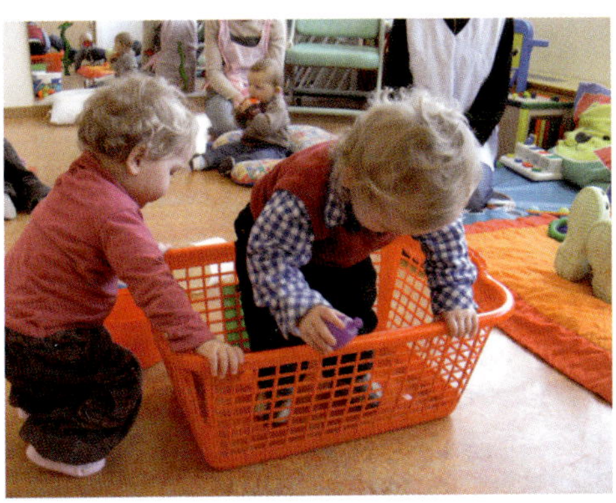

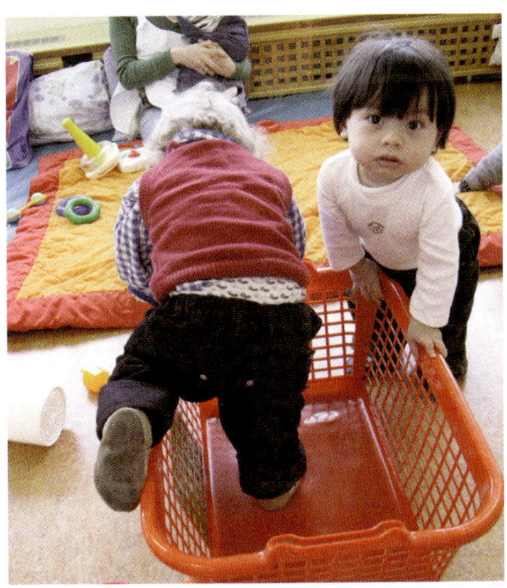

Chercher ses points d'appui et transférer son poids en gardant son équilibre.

Cet accompagnement de mouvements acquis se passe le plus souvent lors des moments de jeux. L'éducateur aménage l'espace disponible pour diversifier les déplacements en disposant des objets propices à l'exercice de la motricité. Ces moments ludiques conviennent à un groupe de bébés.

Les huit fiches qui suivent ont pour objectif de donner sur chaque page, l'observation et l'accompagnement du passage entre deux positions ou d'une position à un déplacement.

On commence la lecture de chaque tableau par l'« Observation des mouvements préparatifs spontanés ». Ceux-ci sont les signes que le bébé prépare sa musculature et recherche le trajet à suivre en vue de changer de position. Ils indiquent qu'il y parviendra prochainement de lui-même. Si ces mouvements préparatoires ne s'observent pas ou s'amorcent avec difficulté, l'éducateur accompagnera de manière adaptée l'évolution de la motricité du bébé.

La « Préparation au passage » propose des mouvements ludiques qui favorisent le changement de position du tout-petit.

L'« Assistance au passage de positions » décrit des mouvements à faire faire au tout-petit.

Enfin, la « Consolidation-enrichissement » offre des suggestions pour amener le tout-petit à utiliser et à exercer sa nouvelle acquisition grâce à l'organisation de l'environnement, le choix des objets et l'attitude stimulante de l'éducateur.

Pour se familiariser avec l'exécution des manipulations proposées, s'exercer sur une poupée en chiffon dont au moins les genoux peuvent être pliés.

PASSAGE DE LA POSITION Plat dos → Plat ventre

Observation de mouvements préparatifs spontanés qui annoncent un changement de position :
Couché sur le dos le bébé fait des efforts musculaires pour dégager du sol un point d'appui :

- Le dos s'incurve.
- Un genou se plie et croise l'autre jambe.
- Il suit des yeux un objet mobile derrière sa tête, puis continue en tournant sa tête.
- Il gigote : tape des mains sur le sol, plie et tend ses jambes avec force.
- Il parvient à se mettre sur le côté du corps.

Accompagnement progressif par l'éducateur :
Préparation au passage

- Stimuler l'appétence pour le mouvement par des déplacements passifs des membres et le stimuler à regarder et écouter ce qui se passe autour de lui.
- Stimuler la mobilité des bras et des jambes en faisant plier et déplier les articulations selon leurs possibilités.
- Le poser légèrement en déséquilibre sur un côté.
- Soulever et baisser son bassin, jouer avec toutes les possibilités de mouvements de l'articulation. (Adapter les propositions de mouvements p. 52).
- Le porter en le tenant sous le bassin afin qu'il ait les 4 membres libres (illustrations pp. 96-98).

Assistance au passage de positions

- Amorcer le déplacement avec croisement de la ligne médiane (p. 54, p. 74) :
  - depuis les yeux et la nuque, capter le regard à l'aide d'un objet que l'on déplace et qui induit la trajectoire correcte du mouvement ;
  - depuis l'épaule en la soulevant et en la poussant légèrement ;
  - depuis la hanche en pliant un genou sur la jambe opposée, puis soulever la hanche et faire tourner à plat ventre. (Attention au bras qui « coince » et qui arrête le mouvement à mi- parcours).

Consolidation-enrichissement

- Susciter la collaboration du bébé pour le retourner lors des changes. Etre attentif au trajet qu'il prend et l'y accompagner.
- Proposer des jouets à attraper placés dans différentes directions afin de l'inciter à diversifier ses habitudes.
- Stimuler le déplacement sur le dos : l'amener à pousser contre ses talons et avancer en ligne droite vers l'arrière (p. 56) L'inciter à se déplacer en cercle en levant alternativement ses jambes et en poussant contre le talon.

PASSAGE DE LA POSITION **Plat ventre → Plat dos**

Observation de mouvements préparatifs spontanés qui annoncent un changement de position :

Dès l'acquisition du passage plat dos à plat ventre, le bébé cherche à revenir sur le dos.

On peut observer ses efforts :

- Il pousse contre le sol avec ses orteils ou avec le côté du pied pour décoller un segment.
- Il reste en équilibre sur le côté du corps.
- Il soulève légèrement une hanche puis l'autre, les jambes pliées, il se balance d'une hanche à l'autre.

Accompagnement progressif par l'éducateur :

Préparation au passage

- Placer vos mains sous le bassin quand le bébé est à plat ventre et soulever alternativement chaque hanche.
- Détendre les bras et les jambes par des tapotements et des massages.
- Plier un genou et le pousser sous la poitrine, proche de l'axe pour décoller la hanche du sol. Attendre la réponse du bébé.
- Tourner la tête du bébé vers le côté gauche (à l'opposé de la direction vers laquelle il va rouler), placer sa main gauche au sol comme appui contre lequel il pourra pousser pour rouler vers la droite sur le dos. Refaire de l'autre côté.

Assistance au passage de positions

- Plier un genou sous la poitrine proche de l'axe corporel pour décoller la hanche du sol, puis pousser la hanche soulevée vers l'arrière. S'assurer que le bras sur lequel il roulera est allongé au-dessus de la tête ou bien que le bébé montre des signes de pouvoir le déplacer de lui-même (pp. 74-75).

Consolidation enrichissement

- Encourager le bébé à se déplacer en faisant des roulades en déplaçant un objet qu'il convoite, lui faire décrire un trajet en spirale.
- L'inciter à démarrer le mouvement de roulade autant avec son côté droit qu'avec son côté gauche.

PASSAGE DE LA POSITION **Plat ventre → Ramper**

Observation de mouvements préparatifs spontanés qui annoncent un changement de position :

- Le bébé étire le haut de son corps et cherche à attraper un objet éloigné.
- Il s'excite devant un jouet, crie et gigote avec ses jambes.
- Il soulève le haut du corps avec appui sur les mains.

Accompagnement progressif par l'éducateur :

Préparation au passage

- Tonifier les muscles des bras et des épaules : par le jeu de la brouette (p. 92). (Attention le bébé peut piquer du nez !)
- Placer le bébé de manière à ce qu'il prenne appui sur les coudes, puis les mains et un genou plié.
- Faire replier les orteils, ils seront des points d'appui pour accrocher le sol et contre lesquels pousser.

Assistance au passage de positions

- Mettre votre main sous sa poitrine (prendre le poids) et la soulever pour que le poids repose sur les coudes, ainsi que sur une hanche et sur l'intérieur du genou opposé plié.
- Dans cette position, votre main sous le tronc, faire alterner le poids de gauche à droite. Le bébé sera amené ainsi à pousser contre le genou plié pour se propulser vers l'avant.
- Placer et laisser votre main contre la plante d'un pied pour servir de point d'appui contre lequel le bébé va pousser et tendre la jambe pour se déplacer (illustrations, pp. 114-115).

Consolidation-enrichissement

- S'assurer que le bébé ne fait pas un mouvement unilatéral pour ramper.
- Placer des objets attrayants hors du champ de prise immédiat du bébé pour l'inciter à s'exercer à ramper.
- L'appeler vers soi, en étant soi-même allongé au sol.
- L'inciter à ramper sur des surfaces différentes et sur des pentes montantes et descendantes. (Se reporter à la p. 59)
- Le ramper prépare au déplacement à quatre pattes.

PASSAGE DE LA POSITION **Plat dos → Position assise**

Observation de mouvements préparatifs spontanés qui annoncent un changement de position :

- Le bébé lève la tête et décolle les épaules.
- Il cherche à se soulever du sol sur le côté, en prenant appui sur les mains et une jambe repliée.

Accompagnement progressif par l'éducateur :

Préparation au passage

- Tonifier les muscles dorsaux lors du portage (p. 97).
- Pour muscler les abdominaux tirer le bébé de plat dos en position assise (illustration, p. 92).
  S'il est plutôt hypotonique, placer un coussin sous sa nuque pour diminuer la distance à parcourir jusqu'à la position assise.
- Pour le bébé de moins de 7 mois couché sur la table à langer, soulever une épaule et amorcer le trajet de la rotation pour s'asseoir.

Assistance au passage de positions

- Faire le mouvement pour le bébé en suivant une trajectoire en spirale : soulever une omoplate et tenir les jambes. Transférer le poids sur son coude en imprimant au tronc le mouvement de rotation par le côté. Le bébé va pousser sur son coude, puis sur sa main pour participer à la rotation jusqu'à être assis. Une légère pression sur la hanche surélevée aidera l'assise sur les deux ischions (illustration, p.127).
- Faire ce déplacement autant vers la droite que vers la gauche.

Consolidation-enrichissement

- Station assise :
  - Soulever un peu le pied pour amener un réajustement du corps.
  - Jeu de chute (déséquilibre) : pousser doucement le bébé vers la gauche, vers la droite, en arrière pour que, par réflexe, il tende les bras pour se rattraper.
  - Lui faire attraper des objets à sa gauche, à sa droite. Ceci lui fait faire des rotations sur son axe.
- Coucher le bébé sur le dos depuis la position assise en passant par le côté afin qu'il participe au déplacement en posant sa main du côté où il se penche.

Ce passage de plat dos à la station assise est utilisé constamment lors des changes.

PASSAGE DE LA POSITION **Plat ventre → Position assise**

Observation de mouvements préparatifs spontanés qui annoncent un changement de position :

- Le bébé replie un genou après l'autre sous le tronc.
- Il replie un genou sous le tronc, pousse contre ses mains ou ses avant-bras pour soulever son tronc et pose son poids du côté de la jambe allongée.
- Il pousse sur ses mains pour redresser le haut du corps et déplace son poids de côté sur une hanche, les genoux se plient (position semi-assise).

Accompagnement progressif par l'éducateur :

Préparation au passage

- Tonifier les bras et le dos (pp. 92-93).
- Aider la perception du mouvement de rotation des hanches par rapport au tronc (dissociation des ceintures) en initiant le départ du déplacement.
- Pousser légèrement le bébé sur son côté. Glisser votre main sous ses côtes et soulever pour faire redresser le haut du corps. Le poids se répartit sur le coude ou les mains, sur la hanche et sur le côté des jambes qui se replient.

Assistance au passage de positions

- Replier un genou proche du tronc pour transférer le poids sur la hanche opposée, soulever avec votre main sous la poitrine le haut du corps, le bébé prend alors appui sur ses mains. Appuyer sur la hanche soulevée pour faire basculer le bébé sur les fessiers (pp. 75-76).
- Soulever le bassin vers le haut, le poids se répartit sur les genoux et sur les mains, puis amener le bassin en bas vers l'arrière pour rencontrer les talons (p. 75 ; illustration, p. 114).

Consolidation-enrichissement

- L'encourager à jouer avec un enchaînement de déplacements :
  - Plat ventre → plat dos → assis.
  - Plat dos → plat ventre → assis.
  - Assis → plat ventre
- Éventuellement lui faire suivre ces trajets en déplaçant un objet qui l'intéresse.

Ce passage de la position à plat ventre à la position assise peut se faire par déplacement du poids sur un trajet en ligne droite et le bébé est assis sur ses talons ou en spirale et le bébé est assis sur son siège.

PASSAGE DE LA POSITION **Plat ventre → Quatre pattes Déplacement à quatre pattes**

Observation de mouvements préparatifs spontanés qui annoncent un changement de position :

- Le bébé cherche à soulever son bassin et à placer son poids sur les genoux et les avant-bras.
- Il déplace le poids du corps des mains vers l'arrière-train, ce qui fait plier ses genoux.
- Il se balance d'avant en arrière à quatre pattes sur place.

Accompagnement progressif par l'éducateur :

Préparation au passage

- Renforcer les muscles de la nuque, du dos, des bras et des pectoraux par le jeu de la brouette (p. 92).
- L'aider à soulever son bassin du sol et à plier ses genoux en mettant votre main sous son tronc, le soulever et le reposer. S'assurer que le bébé pose son poids sur ses quatre points d'appui.
- Familiariser le bébé avec les points d'appui mains et genoux.

Assistance au passage de positions

- Plier les genoux sous la poitrine pour faire soulever le bassin. Attendre la réponse corporelle du bébé.
- Placer votre main entre les deux jambes et soulever le tronc jusqu'à ce que le bébé soutienne son poids (mains et genoux).
- Le bébé est placé à plat ventre sur le rouleau. Le balancer d'avant en arrière afin qu'il pousse en alternance avec les mains, puis en tendant les genoux.
- Quand le bébé peut prendre son poids à quatre pattes, mettre votre main sous le tronc, et imprimer un mouvement de déplacement du tronc vers la gauche et vers la droite. Le bébé avance sur ses quatre points d'appui.

Consolidation-enrichissement

- Proposer des objets à franchir :
  - Bouée.
  - Coussin épais.
  - Rouleau.
  - Jambes allongées des adultes au sol (illustrations, pp. 121-123).

PASSAGE DE LA POSITION **Assis → Quatre pattes**

Observation de mouvements préparatifs spontanés qui annoncent un changement de position :

- Le bébé se penche vers l'avant et étire les bras et le tronc pour atteindre un objet convoité.
- Il se penche et cherche à soulever le bassin pour atteindre un objet éloigné.
- Il pivote sur son axe pour prendre un objet placé à côté ou en arrière du corps.

Accompagnement progressif par l'éducateur :

Préparation au passage

- Détendre les jambes par des tapotements et des massages (illustrations, pp. 89-90).
- Renforcer les muscles des bras et des pectoraux (p. 92).
- Attirer l'attention sur les jambes et les hanches par des stimulations tactiles (pp. 169-170).
- Soulever une fesse (sous l'ischion) pour inciter au transfert du poids vers l'avant.
- Perception de l'espace proche en disposant des objets à une certaine distance du bébé.
- Provoquer la réaction de protection par l'allongement des bras en poussant le tronc, légèrement et rapidement, dans différentes directions.

Assistance au passage de positions

- Induire la rotation du tronc à l'aide d'un objet à attraper, ce qui entraîne la pliure des jambes, puis l'appui sur les mains (p. 60).
- Plier une jambe devant le bébé et soulever légèrement la hanche opposée pour inciter l'enfant à transférer son poids sur les mains et le genou plié.
- Assis les jambes repliées le rouleau devant le bébé, glisser votre main sous son bassin pour inciter le bébé à se mettre à genoux et à se pencher sur le rouleau, puis de s'y coucher pour attraper un objet (illustration, p. 121).

Consolidation-enrichissement

- Induire l'exercice du passage assis à quatre pattes, déplacement à quatre pattes, puis le retour assis : par des objets intéressants à atteindre et par l'imitation des déplacements de l'adulte.

Voir aussi les 141 à 144 pour d'autres propositions.

PASSAGE DE LA POSITION Quatre pattes ou assise → Debout → La marche

Observation de mouvements préparatifs spontanés qui annoncent un changement de position:

- Le bébé se hisse sur les deux genoux en se tenant et cherche à mettre un pied au sol.
- Il s'accroche d'une main aux pieds de table ou aux jambes de l'adulte et cherche à se hisser maintenant les jambes raides.
- Une fois debout avec appui il ne sait plus se rasseoir: il appelle à l'aide ou lâche les deux mains et tombe à la renverse.
- Il se tient debout sans appui un court instant.

Accompagnement progressif par l'éducateur:
Préparation au passage

- Tonifier les muscles des jambes en offrant une résistance posée sur la plante des pieds (illustrations, pp. 114-115).
- Jeu de flexion-extension des genoux en position sur le dos, à quatre pattes ou assis.
- Tenir le bébé debout quand il est capable de soutenir le poids de son corps et le laisser pousser contre une résistance: sol, table,…

Assistance au passage de positions

- Amener le bébé de la position quatre pattes ou assise à la position à genoux, il se tient le dos droit à un pied de la table.
- Placer un pied du bébé au sol, le genou plié. Soulever le bassin (votre main sous le siège ou en tenant les hanches) jusqu'à ce que le bébé soit debout.

Retour assis ou à quatre pattes:

- Faire plier les deux genoux et descendre les mains le long du pied de table, il se retrouve à quatre pattes.
- Faire plier un genou au sol pour recevoir le poids du corps.
- Amener la rotation sur le côté en faisant lâcher une main, puis plier les genoux, et enfin s'asseoir ou se mettre à quatre pattes.

Consolidation-enrichissement

- Il marche de côté en se tenant aux barreaux.
- Enchaînement de mouvement assis – debout – marcher en se tenant – assis – quatre pattes.
- Le bébé marche en étant tenu:
  - par les mains: attention de laisser les coudes pliés, car les bras tendus et levés le bébé n'est plus sur son axe vertical.

- par les mains, les bras tendus devant lui.
- par l'articulation des coudes.
- par un cerceau : le bébé se tient au cerceau que tient l'adulte. L'objet est contre le ventre du petit ou bien il encercle sa taille.
- par un bâton : placé perpendiculairement au tronc du petit. L'adulte tient le bâton en étant placé devant ou derrière l'enfant.
- par un foulard ou une ceinture tendue devant le bébé : il s'y agrippe. Si le foulard est détendu le petit doit chercher son équilibre.
- par les hanches : le bébé a les mains libres. L'éducateur stabilise ainsi le poids du corps, il se déplace pour accompagner la marche du bébé en étant à genoux ou en marchant les jambes écartées pliées (ce ne sont pas des positions très agréables pour l'adulte !)

• Le bébé marche sur des surfaces différentes : l'herbe, le gravier..., il ajuste la position de son pied à la surface plus ou moins plate du sol (p. 128).
• Il adapte ses pas pour franchir des obstacles à des hauteurs variées.

PROPOSITIONS D'INTERVENTIONS POUR LE BÉBÉ PEU ACTIF

À partir de vos observations, **formuler des hypothèses** explicatives sur le comportement du bébé. Ce n'est pas parce qu'il bouge moins que les autres qu'il faut envisager une passivité ou encore que le bébé s'ennuie. S'assurer qu'il ne s'agit pas tout simplement d'un enfant qui prend son temps pour être attentif à ce qui passe autour de lui et qui s'intéresse à faire des liens cognitifs entre ses actions ou entre celles des autres. C'est la qualité du tonus qui renseignera le plus sûrement sur la nature du peu d'actions motrices. Un bébé hypertendu ou au contraire sans réactions toniques est un bébé en souffrance.

Commencer par des interventions sur le plan affectif.
Quelle que soit la cause possible du comportement inhibé, les premières interventions à mettre en place engageront la dimension émotionnelle.

Apporter une réassurance au bébé afin qu'il accorde sa confiance à la personne stable qui s'occupe de lui et qu'il se sente protégé des adultes et des autres enfants, surtout s'ils sont plus âgés. Il est nécessaire que les lieux de la crèche, en particulier la pièce où il vit, lui soient familiers et libres de surprise. Sans ce sentiment de confiance fondamental il restera figé, rassemblant tous ses efforts pour se contenir lui-même. Le premier objectif de l'éducateur est donc de contenir psychiquement le bébé et de le rendre confiant envers son entourage non familial.

Interventions possibles sur le plan moteur.
Changer la position habituelle du bébé, chercher la posture dans laquelle il bouge plus spontanément, même si ses mouvements ne sont pas variés.
Entreprendre une mobilisation passive afin que bouger devienne une expérience positive. De la sorte, il recevra une quantité d'informations qui auront pour effet de lui faire ressentir son corps, ce qui généralement procure plaisir et contentement.

Lors des déplacements passifs, être attentif à prendre en compte tout de suite la participation du bébé, même si elle est partielle. Écouter sa réponse tonique aux mouvements imprimés. Ne pas oublier que l'objectif recherché est que le bébé bouge par lui-même et avec plaisir.

Proposer les mouvements habituels pour son âge. Cependant, utiliser avec discernement les indications d'âge relevées dans une échelle de développement.

Au cours de la journée, lui laisser le temps de récupérer et d'intégrer toutes ces nouvelles sensations et nouveaux mouvements. Lui permettre de reprendre sa passivité antérieure dans vos bras pour un court laps de temps. Il ne s'agit pas de forcer le bébé à être actif, mais de lui proposer régulièrement des sensations et des mouvements avec son corps.

Remarque :
Ne pas avoir peur de répéter les mouvements passifs : ils stimulent la mobilité générale du tout-petit et activent son appétence à bouger. Cette répétition stimule aussi la fonction cognitive qui permet l'anticipation du déplacement des segments et du rythme du mouvement. Le bébé effectue ainsi une relation cognitive entre le mouvement et son résultat (cause/effet).

PROPOSITIONS D'INTERVENTIONS POUR LE BÉBÉ QUI RESTE ASSIS

Il s'agit souvent d'un bébé qui a été mis assis trop tôt par rapport à ses capacités musculaires d'équilibration. Il a pris « l'habitude » de cette position. N'étant pas parvenu de lui-même à s'asseoir, il aura tendance à se tenir assis dans une posture hypertendue. Il se sent malheureux quand il est mis dans une autre position parce qu'il n'a pas appris de lui-même en expérimentant tous les chemins pour passer d'une position à une autre en découvrant les « bons » appuis.

Observation :
Un bébé de douze mois, de corpulence moyenne, est nouvellement arrivé à la crèche. Il préoccupe son éducatrice car il reste en permanence dans la position assise, position dans laquelle il a été posé. Il ne cherche pas à en changer, ni même à modifier son champ de vision en se tournant d'un côté ou de l'autre. Il manipule les jouets dans son espace proche sans faire de tentative pour atteindre des objets éloignés. Il chantonne, regarde le plafond, puis après un long moment il réclame en pleurant un adulte. Ce comportement se répète plusieurs jours de suite. L'éducatrice le prend contre elle, assise à terre. Elle constate que les genoux du petit sont marqués par des rougeurs correspondant aux plis dus à la position des jambes, longtemps maintenues allongées sous une forte tension.

Son observation l'amène donc à constater que dans cette position assise :
- il bouge surtout les bras. Il paraît habile de ses mains ;
- ses mouvements sont proches du corps avec peu d'extension des coudes ;
- le tonus des bras et des mains semble harmonieux, les jambes par contre sont très tendues ainsi que le tonus des pieds dont les pointes sont dirigées vers le haut ;
- les mouvements des bras sont lents et précis, parfois avec des flexions et des extensions. Le tronc se penche vers l'avant mais ne décrit pas de rotation sur l'axe.

En plus de ces observations des mouvements spontanés du bébé, elle cherche à vérifier s'il accepte passivement d'être mis sur le ventre, sur le dos et d'être penché sur un côté. Ces manipulations sont faites doucement avec un temps d'arrêt entre chaque changement de position. Le bébé d'évidence n'est pas à l'aise dans une position autre qu'assis, ancré au sol (il accepte cependant d'être couché sur le dos dans son lit à l'heure de la sieste). Il semble que la station assise est la seule position où l'enfant se sente en sécurité. Toute manipulation de ses segments lui est désagréable, et toute stimulation vestibulaire provoque une anxiété. Une entrevue avec les parents pour connaître leur point de vue et leurs habitudes est indispensable pour comprendre la raison de cet état de fait, et pour mieux comprendre l'enfant dans sa globalité.

INTERVENTIONS POUR ACCOMPAGNER L'ENFANT VERS PLUS DE MOBILITÉ

L'éducateur dirige son intervention sur quatre plans complémentaires en préparation à un déplacement depuis la station assise.

1. Établir **une relation** significative avec le bébé afin d'alimenter une confiance réciproque et un partage du plaisir d'être ensemble. Progressivement, l'éducateur stimulera l'appétence pour le mouvement.
2. Habituation par des jeux corporels à des **déplacements passifs des membres** du bébé dans l'espace, en insistant sur des changements de plans : à l'horizontale, à la verticale, en oblique.
3. **Décontraction** des membres inférieurs et prise de conscience de la pliure des genoux et de la rotation du tronc. Pratiquer un enroulement pour amener le relâchement musculaire.
4. **Musculation** des bras et du dos afin de faciliter le déplacement à quatre pattes.

Si cela s'avère nécessaire, l'éducateur peut continuer la préparation et le soutien vers une mobilité en suivant les étapes décrites plus loin. Dans le cas de cet enfant, la compréhension et la collaboration des parents est essentielle à une réussite dans son évolution psychomotrice.

ASSISTER LE DÉPLACEMENT DEPUIS LA STATION ASSISE (cf. fiche, p. 137)

1. **Aider le départ du déplacement**
   Plier un genou et ramener la cheville vers le tronc. Mettre votre main sous le bassin, soulever pour faire pencher le tronc du bébé vers l'avant, ce qui provoque habituellement la pose d'une de ses mains sur le sol.

Si cette aide n'est pas suffisante, poursuivre en :

2. **Incitant au déplacement**
   À l'aide d'un objet que le bébé suit des yeux et de la tête, décrire une trajectoire qui induit la rotation du tronc vers la droite, la main droite devrait se

poser au sol à côté de la hanche droite et soutenir ainsi une partie du poids du corps. Le bras gauche s'allonge pour que la main attrape l'objet en question, cet étirement croisant le torse entraîne un mouvement du bassin qui quitte le sol. Si les jambes sont suffisamment détendues, elles se plient tout naturellement au moment de la rotation du tronc. Le poids du corps est réparti sur les genoux et la main droite. Le bébé est arrivé à la position à quatre pattes. Toute cette incitation au déplacement vers le côté droit est aussi proposée vers la gauche.
Si depuis la station assise le bébé ne parvient pas, par exemple, à soulever son bassin du sol, poursuivre en :

3. **Guidant le départ du déplacement :**
   Placer votre main sous la fesse gauche du bébé et la soulever et pousser légèrement vers la droite.
   Si ce soutien n'est pas encore suffisant pour que le bébé puisse venir à quatre pattes, imprimer un changement de position par manipulation passive (l'adulte propose clairement le mouvement).
   Par exemple :
   L'éducateur est assise au sol les jambes allongées, le bébé est assis, sa cuisse gauche sur ses pieds au sol entre les deux jambes de l'adulte. Celle-ci plie légèrement sa jambe droite (position verticale) pour offrir un accoudoir devant le bébé. Elle penche doucement le bébé sur sa cuisse droite. Si le bébé proteste contre cette position inhabituelle pour lui, par un petit mouvement des jambes, l'éducateur le replace en position assise sur sa cuisse gauche. Le but de cet exercice est de faire travailler le changement des points d'appui du bassin au ventre et aux genoux, et de varier la position du corps dans l'espace.
   Ce même changement de position peut se faire à l'aide du rouleau. L'éducateur est alors assise au sol sur ses talons. Le bébé est lui-même assis sur les genoux de l'adulte. Un gros rouleau est placé devant eux. L'éducateur se penche doucement en avant ce qui amène le bébé à être couché perpendiculairement sur le rouleau, elle place les genoux du bébé au sol. S'il n'est pas à l'aise dans cette position, elle le ramène à la position de départ sur ses genoux, et recommence un peu plus tard.

VARIER LES DÉPLACEMENTS EN POSITION ASSISE ET PROPOSER LE PASSAGE VERS D'AUTRES MODES DE DÉPLACEMENTS

Attention : tous ces mouvements doivent être proposés avec douceur et avec une attention à la réponse tonique du tout-petit.

1. **Déplacement assis**
   - Faire tourner le bébé sur son axe en déplaçant ses jambes allongées, l'une après l'autre.
   - Le faire avancer sur ses fesses par propulsion, une jambe étant pliée devant lui (il arrive parfois que le bébé maîtrise si bien ce mode de locomotion qu'il ne cherche pas à se déplacer à quatre pattes).

2. **Suite de changements de position et de déplacements**
   - Assis – passage à plat ventre – ramper.
   - Assis – passage à quatre pattes – balancement d'avant en arrière avec appui sur les mains et les genoux sans déplacement.
   - Assis – passage à quatre pattes – déplacements à quatre pattes – arrêt – assis.
   - Assis – passage à la station debout.

3. **Consolidation de la station assise**
   - Le bébé est assis par terre : le pousser légèrement vers l'avant, d'un côté et de l'autre pour provoquer la réaction de protection avec les bras.
   - Le bébé est assis sur un rouleau : imprimer un mouvement de balancement à l'objet pour provoquer un ajustement postural du bébé.
   - Le bébé est assis sur le gros ballon : par tapotements sur le ballon, imprimer un léger rebondissement du corps du bébé qui s'ajuste et s'équilibre.
   - Le bébé est assis sur un tabouret : encourager le bébé à poser toute la plante des pieds au sol.
   - Le bébé est assis sur un tapis : tirer lentement le tapis pour déplacer le bébé dans la pièce en décrivant des sinuosités et en s'arrêtant plus ou moins brusquement pour que le bébé rétablisse son équilibre (illustration, p. 128).

Pour tous ces exercices où l'enfant est assis en position surélevée, il faut porter attention à la position des pieds : bien les placer en parallèle car les pointes tournées vers l'extérieur ou vers l'intérieur ne favorisent pas le passage d'assis à debout et à la marche ultérieure. Même si le bébé ne soutient pas encore le poids de son corps sur ses pieds, il est recommandé de les placer correctement afin qu'il ait l'expérience sensorielle de leur position.

CONCLUSION

L'éveil au mouvement consiste à **élargir le champ d'expériences corporelles** du bébé afin d'assurer un développement dynamique et harmonieux.

Tout au cours de son accompagnement pour atteindre cet objectif, l'éducateur pourrait dire au tout-petit :

- je t'observe bouger librement, tu trouves ton mouvement, tes relations ;
- ce que tu fais, comme tu le fais, est bon pour toi, c'est ton choix ;
- je te propose en plus une façon légèrement différente de faire, de voir, de sentir ;
- je te respecte tout en t'ouvrant à autre chose si tu en as envie, maintenant ou plus tard ;
- je change ton environnement pour te soutenir dans tes recherches ou pour t'aider dans ton souhait d'action ;
- j'interviens indirectement ou directement pour t'amener plus loin dans tes découvertes et tes recherches, si tu le veux (j'observe, je propose, j'attends ta réponse avant d'agir) ;
- lorsque je te fais bouger, lors du change ou du portage, je prends le trajet naturel de ton mouvement afin d'éviter de faire de toi ma poupée ;
- si tu ne comprends pas mon action, c'est moi qui change et cherche une autre voie, je modifie mon action : je change ma main de place en touchant ou en prenant un autre segment ou je change la direction d'un segment pour faciliter ton déplacement ;
- j'écoute ta résistance, c'est-à-dire ta contraction musculaire quand je te fais bouger ;
- je m'adapte à ton tonus, nous entamons un dialogue tonique ;
- je suis toujours en relation avec toi, tu comptes pour moi ;

BIBLIOGRAPHIE

Lévy, Janine (1972). *L'éveil du tout-petit*. Ed. du Seuil.

Martin, J. ; Poulin, C. ; Falardeau, I. (1992). *Le bébé en garderie*. Presses de l'Université du Québec.

Pour en savoir plus

Alcalay, P. ; Bergman, C. ; Clément, L. ; Germain, M-F. ; Le Bolloch, F. ; Lorenz, E. ; Rubinstein, N. (1995). Un accompagnement dans les gestes quotidiens : L'Éveil du Tout Petit. *Cahier de la puéricultrice.* n° 125, mars, pp. 18-20.

Bainbridge-Cohen, B. (2002). *Sentir, ressentir et agir. L'anatomie expérimentale du Body-Mind Centering.* Bruxelles : Nouvelles de Danse. Contredanse.

Barbira Freedman, Françoise (2001). *Yoga pour bébés*. Paris : Le Courrier du Livre.

De Woot, Catherine ; Baldewyns, Pierre (2007). *Un bébé, comment ça marche ?* Bruxelles : Latitude Junior (livre et DVD).

Forestier, Michèle (2011). *De la naissance aux premiers pas. Accompagner l'enfant dans ses découvertes motrices.* Toulouse : Éditions Erès.

Fumeaux, Christine (2009). *Gestes quotidiens en nursery et développement psychomoteur de l'enfant.* Mémoire de fin d'études. Éducateurs de la petite enfance. École d'études sociales et pédagogiques. Lausanne.

Herren, H.; Herren, M.-P.(1980). *La stimulation psychomotrice du nourrisson.* Paris : Masson.

Lauzon, Francine (1995). *L'éducation psychomotrice, source d'autonomie et de dynamisme.* Presses de l'Université du Québec.

Robert-Ouvray, Suzanne (2000). Porter un enfant, c'est un savoir être. *Métiers de la petite enfance.* n° 59, pp. 13-17.

Service de Santé de la Jeunesse, Office de la jeunesse, Département de l'instruction publique, de la culture et du sport. Genève (2011). *Bébé Aime Bouger.* DVD (pour commande : Isabelle Mathieu CP 3682 – 1211 Genève 3).

Tardos, A. ; Szanto, A. (1984). *Qu'est-ce que l'autonomie dès le premier âge ?* Paris : Association Pikler-Loczy de France, n° 51.

Vaivre-Douret, Laurence (2003). *La qualité de vie du nouveau-né : corps et dynamique développementale.* Paris : Odile Jacob.

CHAPITRE 3

ÉVEIL AU CORPS PROPRE

Ce chapitre traite d'un sujet difficile à cerner, car lié à la subjectivité du vécu corporel. Il fonde pourtant le développement général de l'enfant.

L'exécution motrice consciente et volontaire n'est possible que s'il y a conscience des segments corporels à engager. Même si une organisation neurologique est disponible, c'est à l'enfant de donner l'ordre de l'action. Pour cela, il lui faut une certaine conscience de son corps pour atteindre le résultat voulu. Les sensations externes et internes sont perçues, puis mises en relation pour former progressivement une image cohérente du corps grâce à l'organisation mentale naissante.

Le rôle de l'éducateur est d'apporter des sensations variées par l'aménagement de l'environnement et le choix des objets. Il accompagne le tout-petit dans la découverte de son corps, donc de lui-même, au travers d'actions qui visent à des stimulations sensorielles lors des gestes quotidiens de soins et lors des jeux interactifs. Mais c'est surtout une relation engagée et significative qui procure un sentiment de sécurité et de bien-être chez le tout-petit.

Ce chapitre complète l'éveil au mouvement et l'éveil à la créativité cognitive. Il propose d'observer et d'accompagner le tout-petit dans la découverte de son corps par ses sens.

UN PEU DE THÉORIE...

LA DÉCOUVERTE DU CORPS PROPRE

Le bébé découvre le corps de la personne qui s'occupe souvent de lui : sa mère, son père, son éducateur, avant de découvrir le sien. Car c'est au travers d'une relation affective gratifiante avec le corps de l'autre que le bébé pourra s'intéresser au sien. Deux concepts de Winnicott (1969) le *holding* et le *handling* nous éclairent sur le rôle de l'adulte dans la découverte du corps propre par le tout-petit et nous montrent combien les sensations corporelles sont intimement liées aux émotions et à l'intelligence.

La condition pour qu'une sensibilité du corps propre s'aiguise et que la connaissance se construise, repose sur le sentiment de bien-être et de sécurité. Ce sentiment est créé par son entourage grâce au *holding* (le maintien). Quand le bébé se sent tenu, soutenu et en sécurité, il est disponible pour ressentir les stimulations qui lui sont apportées. Ce maintien physique du corps en tant qu'unité, est aussi une expérience psychologique souligne Robert-Ouvray (2000). Peut-être pourrait-on avancer que la manière de soutenir le corps du bébé est l'expression concrète d'une enveloppe affective qui lui est donnée par l'amour de ses proches et qui va contenir ainsi les débordements d'émotions excessifs ou pénibles du tout-petit. D'autre part l'enveloppe physique perçue par les sensations tactiles de la peau et par les sensations proprioceptives des articulations et des muscles, sert à délimiter la frontière entre le corps et l'extérieur.

Le concept de Winnicott du *handling* (la manipulation) est utile à avoir en mémoire, car il nous montre l'importance des nombreuses manipulations du corps du bébé dans la construction du corps propre et dans la perception du bien-être. Celles-ci stimulent les sensations proprioceptives, vestibulaires et tactiles qui renseignent le tout-petit sur ses segments corporels et sur leur position dans l'espace, ainsi que la perception de la position spatiale de l'ensemble de son corps. Les stimulations sont fortement tributaires de la manière dont les soins sont donnés. L'activation faite par les manipulations de l'adulte sert à aider le bébé à différencier les grands segments de son corps et plus particulièrement à ressentir la région du bassin, car celle-ci est impliquée dans les déplacements (ramper, quatre pattes, marcher) et dans les rotations du tronc en positions assise et debout. De plus, la mobilité du bassin contribue à l'harmonie des mouvements de déplacement.

Le bébé est lui-même actif dans la découverte de son corps en créant ses propres stimulations sensorielles. Ce sont, tout d'abord, les sensations intéroceptives, les récepteurs des muscles lisses et les systèmes neurovégétatifs qui renseignent l'enfant sur l'état de fonctionnement et les besoins de son corps (faim, soif, sommeil, température...). La sensibilité proprioceptive (musculaire et articulaire) et la sensibilité vestibulaire (position et déplacement de la tête) donnent l'information sur la qualité du mouvement et sur la posture.

Les sensations extéroceptives proviennent de la vision, de l'audition et des récepteurs sensoriels cutanés; elles apportent de l'information sur le monde environnant. Avec la maturation du système nerveux, les sensations extéroceptives s'articulent et s'organisent avec les sensations internes. Ces deux systèmes interne et externe d'information vont permettre progressivement le développement et l'intégration du corps propre.

LA CONSTRUCTION DU CORPS PROPRE

La psychologie du développement apporte un éclairage sur les manifestations de la notion du corps propre chez l'enfant et propose une construction par ses composantes sensorielles, affectives et cognitives.

La première phase (0-3 mois) se caractérise par une évolution vers la différenciation de soi et du monde environnant. Elle commence par une phase indifférenciée et chaotique où le monde est sans objets (Goin-Décarie, 1968). Le nouveau-né s'ignore lui-même et demeure confondu avec l'entourage. Les sensibilités extéroceptives et intéroceptives fonctionnent séparément de la naissance jusqu'à 4 mois environ. Ensuite elles s'interconnectent par la maturation du système nerveux central, ce qui permet à l'enfant d'attribuer au corps propre et au monde extérieur ce qui leur est particulier. La différenciation Moi/Non-moi devient alors possible. De cet état indifférencié, l'enfant progresse par une distinction localisée des sensations corporelles.

La deuxième phase passe de **la perception morcelée du corps à l'unité**. Entre le 4e et le 6e mois, les étirements des membres amènent le tout-petit à agrandir son espace corporel. Ainsi, tous ses mouvements d'élongation et de flexion quand il gigote stimulent les sensations proprioceptives. Quand le bébé se touche, attrape ses pieds, se suce les doigts, il s'offre des stimulations tactiles, visuelles et proprioceptives qui le renseignent sur son corps. Cependant, la perception des segments demeure isolée et donne une conscience morcelée du corps.

Vers 6 mois, l'amorce d'une unité corporelle apparaît avec le retour à la fermeture par l'union haut/bas et gauche/droite. Le nourrisson prend une position **d'enroulement** des bras et des jambes repliés sur son tronc, le bassin soulevé naturellement de la couche. Il intègre cette posture de base plus aisément s'il se trouve couché sur le dos. Les mains et les pieds se rencontrent et sont portés à la bouche reliant ainsi le haut et le bas du corps. En même temps, le rapprochement des deux mains relie les côtés droit et gauche de part et d'autre de l'axe vertébral **(le rassemblement)** (Le Bolloch et Lorenz, 1998).

La position couchée sur le dos est particulièrement propice à ces jeux d'ouverture et de fermeture. Cette posture offre peu de tensions musculaires inutiles (voir illustration, p. 58, chapitre 2).

Les multiples perceptions sensorielles se connecteront progressivement permettant la correspondance entre les sensations internes et les sensations visuelles, suivie plus tardivement de la conscience de **l'unité du corps** en un tout organisé (Ajuriaguerra, 1971). L'unité du corps implique donc des expériences sensorielles et des actions pour les entretenir.

La conscience des membres se réalise plus solidement avec l'acquisition de la station assise vers 8 mois et avec la diminution tonique des membres supérieurs (la déflexion physiologique). L'exploration par le corps est alors étendue aux objets dans le rayon des bras. La possibilité de prendre, de lâcher, de jeter, multiplie les tableaux d'espace et développe des sensations variées. L'enfant commence à percevoir en plus de l'espace proche à la portée de la main, l'espace lointain. Il ne s'y situe pas encore même s'il en perçoit la profondeur. En agissant sur l'espace qui l'entoure immédiatement l'enfant perçoit les rapports spatiaux entre les objets, il s'intéresse aussi à ses propres actions et se regarde même agir. Il s'attache surtout à ce qui se passe plus directement dans son champ de vision : ses mains, ses bras et les contacts de ses mains avec les objets qu'il parvient à saisir. La localisation des segments commence par la main dans l'espace, puis le bras, avant d'en arriver au stade complexe de concevoir l'ensemble de son corps.

Il sait bouger certaines parties de son corps pour se rapprocher d'un objet convoité ou pour saisir un jouet sans parvenir à comprendre la causalité entre ses mouvements et ceux des objets qu'il a manipulés (Piaget, 1937). L'enfant acquiert peu à peu **une conscience de lui-même** comme entité sentante et agissante. Cependant, il reste un spectateur du monde, et non un participant à la composition de ce monde.

La phase de l'avènement de la permanence de l'objet qui s'étend sur plusieurs mois (approximativement de l'âge de 8 à 12 mois) est une étape décisive dans la conscience globale du corps. Grâce à cette nouvelle capacité, fortement entraînée par les progrès cognitifs, l'enfant se différencie en tant qu'entité spatiale différenciée des objets du monde extérieur. La conscience du corps en tant qu'objet spatial indépendant des autres objets apparaît progressivement, car l'enfant se perçoit à la fois l'objet et le sujet de ses actions.

L'imitation d'autrui apparaît poussée par le désir du tout-petit de s'identifier à autrui. Elle s'élabore à partir de deux situations contraires : le désir de fusion avec le modèle, et la distinction du dédoublement de l'acte à exécuter avec le modèle (Wallon, 1942).

Le bébé fait un choix parmi ses modèles possibles, et ce choix est dicté par le désir de communiquer avec autrui par une participation affective. Il finit par se distinguer du modèle quand, désirant rendre réelle la fusion imaginaire, il rencontre l'opposition de l'être réel qui est le modèle. En se distinguant du modèle, l'enfant prend conscience de son corps propre en tant qu'entité séparée du modèle.

L'identification de soi dans le miroir. Il semble prouvé que l'enfant se reconnaît dans le miroir entre 18 et 24 mois. « L'enfant doit reconnaître l'irréalité de cette image et son caractère symbolique » (Reinhart, 1996, p. 60). En somme, il lui faut reconnaître la dualité de l'image et de sa personne.

L'acquisition des divers modes de déplacement tels que les roulades, le ramper, le quatre pattes et enfin la marche, indique une maturation neurologique et musculaire, et en même temps une conscience du corps aidé par les différentes expériences sensorielles et motrices.

Par exemple, l'expérience maîtrisée de son équilibre, grâce à sa sensibilité vestibulaire, contribue au sentiment de sécurité qui contribue à la construction de la confiance en soi.

Ainsi, on peut penser que les stimulations sensorielles apportées par le bébé lui-même et par les manipulations des personnes qui l'entourencontribuent à alimenter le cerveau en informations nécessaires à sa croissance. Les expériences agréables de mobilisation des segments et des articulations devraient aussi alimenter le sentiment positif d'exister chez le bébé, et contribuer de la sorte à son bien-être. De plus les expériences corporelles prennent sens par la parole des parents et des autres adultes significatifs. C'est ainsi qu'elles favorisent la structuration de soi.

La découverte du corps propre va des expériences de sensations à la connaissance au travers d'une relation avec l'autre.

EXERCICES PERSONNELS

Afin de vous aider à approcher ce que peut vivre le tout-petit lorsqu'il reçoit des stimulations sensorielles, cherchez à ressentir votre propre corps au travers de sensations variées. Vous noterez alors qu'en plus du système sensoriel ciblé, d'autres sensations entrent nécessairement en jeu. Pendant le cours pratique votre enseignant/psychomotricien vous guidera dans vos recherches et vous aidera à définir ce que vous ressentez.

EXPLORATIONS À FAIRE POUR SOI-MÊME

Ressentir son corps par une attention sur son tonus : tension / détente

- Allongé au sol sur le dos, contractez fortement tous les muscles de votre corps. Relevez les pieds, serrez les poings, serrez la mâchoire, crispez les muscles autour des yeux puis d'un coup relâchez tout le corps. Sentez la différence sensorielle. Jouez avec la durée de votre contraction et comparez vos sensations. Vous pouvez continuer vos comparaisons en contractant puis en relâchant un segment à la fois.
- En étant attentif à vos sensations, passez progressivement de la station debout à vous retrouver au sol en détendant les muscles segment par segment, depuis la tête jusqu'aux pieds, comme un bonhomme de neige qui fond au soleil.
- Déplacez-vous dans la pièce nuque, dos, bras et genoux relâchés et mous, bref, comme si vous étiez une poupée de chiffon. Par contraste, déplacez-vous ensuite le corps raide comme un soldat de plomb.
- Couché au sol les genoux pliés, les pieds contre un appui solide comme un mur, pousser en contractant les muscles de vos cuisses avec force et rapidité pour vous propulser en arrière en glissant sur le dos.
- Couché sur le sol les genoux pliés, glissez vers l'arrière en poussant contre vos talons. Sentez la différence entre le tonus élevé de vos jambes et le tonus plus relâché du tronc et des bras.

Ressentir son corps par une attention portée sur ses sensations proprioceptives dans les articulations

- Assis ou allongé, respirez profondément. Concentrez-vous sur l'ouverture et la fermeture de votre cage thoracique. Imaginez le volume intérieur de votre corps.

- Portez votre attention sur vos articulations en les ouvrant et les fermant tout en variant leur angle d'ouverture. Jouer aussi avec les rotations que permettent certaines articulations. Vos mouvements peuvent se faire en déplacement sur de la musique.
- Couché sur le dos au sol, les jambes allongées, relever les pieds vers vous et faites-leur décrire des mouvements de gauche à droite comme des essuie-glaces. Puis continuer roulant la tête de gauche à droite et sentir pendant les mouvements symétriques ou asymétriques des pieds et de la tête, l'axe corporel qui les relie.

Ressentir son corps par une attention portée sur ses sensations tactiles

- S'allonger sur des surfaces de formes diverses pour ressentir l'ensemble du corps :
  - un gros ballon pour sentir son corps s'arrondir ou en extension ;
  - un support avec des bosses (fourre de duvet remplie de ballons de baudruche gonflés) pour différencier les appuis du corps.
  - Comparez vos sensations lorsque vous êtes sur le dos, sur le ventre et en appui sur un seul segment.
- Portez votre attention à la réponse de votre corps lorsque vous êtes allongé sur une surface dure, molle, froide, chaude…

Ressentir son corps par une attention portée sur les sensations d'être contenu : *holding*

S'enrouler dans une couverture en la serrant autour de soi. Votre tête peut être recouverte ou non. Cherchez la position qui vous convient le mieux : position fœtale sur le côté, assis et replié vers l'avant… Rester ainsi tranquille ou se bercer doucement. Écouter ses sensations, sa respiration… être présent à soi-même.

EXERCICES / JEUX À PLUSIEURS PARTICIPANTS

Ressentir son corps par une attention portée sur les sensations vestibulaires

- Couché au sol sur un drap, un grand tissu ou une couverture, se faire tirer par une ou deux personnes dans toute la pièce en décrivant des lignes sinueuses, des cercles, des lignes droites, des angles… avec des vitesses variées et des arrêts brusques.
- D'abord allongé au sol, être soulevé par plusieurs participants vers le plafond, puis être promené dans la pièce ainsi en hauteur. Être reposé

au sol. Soyez attentif à l'effet de la vitesse donnée à ces déplacements passifs.
- Couché sur une couverture, se faire soulever par plusieurs participants, puis être reposé avec un mouvement d'ascenseur assez rapide qui se répète. Observer la différence dans votre ressenti émotionnel quand vous êtes déplacé avec un corps tendu et avec un corps relâché.

Ces jeux font souvent vivre des émotions fortes à cause de la situation passive et du manque de repères nécessaires pour ajuster son équilibre postural. Si le corps est très tendu, les émotions seront vécues plus intensément. Pensez à ce que vous faites vivre aux bébés quand vous les déplacez.
Il est rappelé qu'en cherchant la stimulation d'un système sensoriel en particulier, d'autres systèmes sont éveillés en même temps parce que l'exécution d'un mouvement trouve écho dans tout le corps.

Ressentir la variation du tonus chez son partenaire
- Couché au sol, votre partenaire se laisse rouler passivement. Sans avertir, il résiste au déplacement en raidissant tout son corps et puis relâche d'un coup ou progressivement ses contractions. Vous percevrez facilement ces changements de tonus sous vos mains.
- Debout avec votre partenaire qui ferme les yeux en jouant à l'aveugle, vous le promenez dans la pièce lui faisant contourner des obstacles, monter sur un plan incliné et en redescendre, enjamber un gros objet, etc. Vous sentirez les contractions, même minimes, sous vos mains lorsque votre partenaire éprouvera de l'appréhension à se mouvoir dans un espace vide, tout comme devant un obstacle inconnu, il se raidit.

Ces différentes perceptions de la variation tonique dans le corps de votre partenaire vous rendront plus attentif aux changements de tonus chez le bébé.

OBSERVATION

Avant d'entreprendre une action rendant le bébé plus attentif à son corps, il est proposé de se donner un temps d'observation afin de déterminer si, d'une manière générale, le bébé est à l'aise dans son corps.

Les renseignements nécessaires pour répondre à cette question sont apportés d'une part par la façon dont le bébé nous montre qu'il est apaisé (dimension affective) et d'autre part par son intérêt pour ce qui l'entoure (dimension cognitive). Sa disponibilité dans son interaction avec son éducateur, nous indique aussi s'il est un bébé heureux. Les expressions de son visage et la qualité de son regard nous interpellent souvent en premier, cependant le reste du corps du bébé donne des messages éloquents au travers de sa posture corporelle et du degré de tension de ses muscles. Cette appréciation du bien-être est subjective, bien que l'éducateur connaisse l'enfant et qu'il sache interpréter ses mouvements et ses positions par une appréciation du tonus.

La qualité de ses mouvements (tension, rythme, fluidité) renseigne sur son ressenti corporel probable. Ce qui frappe avant tout chez un bébé qui se développe bien, c'est l'harmonie de ses gestes. Ses déplacements au sol ne sont pas mécaniques, hachés, rapides sans articulation des ceintures pelvienne et scapulaire (genre petit robot), mais plutôt harmonieux, souples montrant une aisance qui annonce l'acquisition des déplacements suivants, articulés autour d'un axe corporel stable.

L'appréciation d'un tonus juste pour chaque âge (compte tenu de l'évolution neurologique) et adapté aux différentes situations de sa journée (liée à l'état affectif et à la fatigue) est le premier indice à comprendre et à partir duquel l'adulte va agir.

L'éducateur peut percevoir les signes d'une dysharmonie tonique chez le tout-petit et transmettre ses préoccupations à l'équipe éducative, et éventuellement aux professionnels du réseau de l'institution. Ses observations permettront de déceler d'éventuels troubles neurologiques ou un malaise psychoaffectif qui viendraient ralentir ou perturber l'évolution naturelle du tout-petit.

Pour évaluer la connaissance que le bébé peut avoir de son corps, il est proposé d'observer la façon du bébé d'utiliser son corps pour se déplacer et pour saisir les objets. On constate alors l'adéquation entre l'intention et la manière d'utiliser ses membres pour obtenir le résultat désiré. Cependant, ce résultat dépend des capacités motrices et du niveau d'évolution mentale, tout autant que de la connaissance qu'il a de son corps, d'où une grande difficulté à évaluer séparément ces trois facteurs dans la performance observée.

Néanmoins, l'éducateur pourra s'intéresser à observer :

- si le bébé regarde ses mains, ses pieds ou encore une autre partie de son corps ;

- si dans ses expérimentations d'actions avec des objets le bébé utilise d'autres segments que ses mains (ex : sa tête, ses pieds) ;
- si le bébé utilise plusieurs de ses sens dans l'exploration d'un objet.

L'éducateur observera aussi la découverte spéculaire que fait le tout-petit, le miroir lui renvoyant une image unifiée de son corps. Il retiendra les explorations visuelles et tactiles du bébé devant le miroir, quand celui-ci se regarde bouger et toucher la vitre.

Ainsi dans son observation globale du jeu du tout-petit, l'éducateur s'intéresse à comment et avec quelle qualité tonique l'enfant utilise son corps.

MISE EN PRATIQUE

RÔLE DE L'ÉDUCATEUR

- Observer la qualité tonique du corps, reflet émotionnel du vécu du tout-petit
- Offrir un environnement physique stimulant sur le plan sensoriel
- Laisser le tout-petit expérimenter la découverte de son corps et celui de l'adulte
- Accompagner ses découvertes par des stimulations sensorielles ciblées
- Maintenir une relation affective qui montre au bébé que son corps est digne d'attention. Prendre soin (au sens psychologique du terme) du bébé lors des manipulations et du massage. Ne pas oublier la phrase « je suis mon corps » ; elle est valable autant pour le bébé que pour soi-même adulte.

GESTES AU QUOTIDIEN STIMULANT L'ÉVEIL AU CORPS PROPRE

Dans ses gestes de tous les jours, l'éducateur est attentif à l'impact qu'il a sur le ressenti du bébé. Ses gestes apportent au bébé des informations sensorielles sur son corps et donc sur la perception de lui-même. Les soins donnés apportent nombre de sensations riches en renseignement pour le bébé qui contribuent à l'éveil au corps propre. Conscient de leur importance, l'éducateur peut faire un change avec l'objectif de rendre le bébé plus sensible à différentes parties de son corps. Les verbalisations de l'adulte qui parle au bébé de son corps et nomme les segments qu'il touche, contribueront à la perception segmentaire et unitaire de son corps.

Les surfaces de support

- Être posé sur le dos, sur une surface ferme, permet au bébé de mieux sentir ses appuis et la surface de son dos. Il peut bouger librement ses membres, ce qui lui donne des sensations internes et visuelles.
  Cependant, il est stimulant pour le bébé de se trouver momentanément à plat dos ou à plat ventre sur un matelas mince ou, par contraste, sur des coussins entassés, car il perçoit des informations sensorielles localisées différentes pour le renseigner sur son corps.

Sur la table à langer

Les manipulations du corps du bébé nécessaires pour le changer et pour lui donner des soins corporels sont autant de situations activant plusieurs sensations corporelles. Elles renseignent le bébé sur lui-même :

- le moment de soin pour nettoyer le postérieur du bébé sous un robinet peut offrir l'occasion de jeu avec les pieds dans l'eau ;
- le séchage de la peau par tapotements est un autre moyen pour que le bébé ressente successivement des parties de son corps, et dans ce cas précis, il le perçoit même dans ses moindres plissements de peau ;
- se retrouver nu, au moins en partie, sur la table à langer semble offrir un sentiment de liberté, car bien souvent le bébé gigote avec plaisir. Ce dont l'éducateur le laisse profiter ;
- un bébé qui pleure s'arrête souvent de se manifester dès qu'il est enroulé et serré dans une serviette de bain. Cette sensation d'être contenu est réconfortante ;
- les soins peuvent être prolongés par un massage du bébé. Même bref, il stimule les sensations corporelles et renseigne le petit sur le corps. (voir le massage en fin de chapitre).

Voici quelques idées pour amener la détente par des mouvements passifs, elles sont répétées au moins trois fois. Il est important de bien sentir si le bébé collabore en relâchant ses muscles. S'il se crispe, surtout ne pas forcer l'ouverture de l'articulation. Aller jusqu'où le bébé est d'accord de se laisser faire est essentiel. Lorsque ces mouvements sont réalisés après un massage, le bébé est naturellement plus détendu et disponible pour être davantage manipulé de la sorte. La répétition du geste et la douceur dans le déplacement des segments amènent progressivement une détente musculaire et une participation du bébé. La qualité de votre écoute et de votre relation tonique sont déterminantes pour obtenir une participation joyeuse ou paisible du bébé.

- Le bébé est couché sur le dos. Ouvrez ses bras sur le côté et rapprochez-les pour que les mains touchent les épaules opposées.
- Tenir le bébé par les mains, levez les bras au-dessus de sa tête et redescendez-les le long du corps.

- Repliez ses genoux sur le ventre, puis allongez les jambes dans le prolongement du corps.
- Repliez ses genoux sur le ventre afin de soulever légèrement le bassin, puis le reposer. Poursuivez en posant ses jambes repliées vers la gauche et vers la droite, effectuant ainsi une dissociation des ceintures pelvienne et scapulaire.
- Vous saisissez les deux pieds, vous croisez une jambe par-dessus l'autre et vous les ramenez sur le ventre. Décroisez en ouvrant les jambes, puis recroisez pour que l'autre jambe soit dessus.
- Chantez et illustrez les paroles du chant ou de la comptine en touchant le corps du bébé.

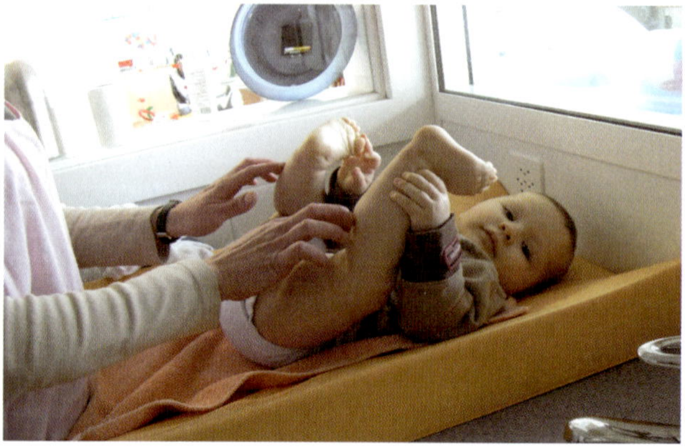

La petite bête qui monte qui monte.

Il est intéressant de constater qu'à partir d'un certain âge le bébé demande à collaborer à son habillage et à son déshabillage. En effet, il tend le bras ou la jambe correspondant aux vêtements proposés, et même il pousse pour aider à enfiler la manche ou le pantalon. Il indique alors qu'il différencie ses membres supérieurs de ses membres inférieurs.

Le portage

- Vous renseignez le bébé sur son corps en variant la façon de le tenir (cf. chapitre 2: le portage, cf. pp. 93-99). Il se perçoit différemment porté à la verticale ou l'horizontale, tenu contre votre poitrine ou sur votre hanche. La pression localisée que vous exercez sur son corps lui apporte des informations sensorielles sur différentes parties de lui-même.
- Les bercements pendant le portage procurent détente et apaisement.
- Vos déplacements en vous levant, en vous tournant et en marchant avec le tout-petit dans les bras entraînent toute une série d'informations sensorielles.

LE JEU AUTONOME DU TOUT-PETIT

Le bébé est l'agent de sa propre découverte corporelle. Même s'il est sous une surveillance constante, le bébé en collectivité passe davantage de temps à faire ses propres découvertes qu'en interaction avec un adulte. C'est une des raisons pour laquelle il lui est proposé une organisation de l'environnement propice à ses jeux indépendants. Pour attirer l'attention du bébé sur son corps au cours de ses actions, on ajoutera au matériel varié mis à disposition, des objets choisis pour leur texture, leur poids et leur forme. C'est surtout par le contact de l'objet sur sa peau que le bébé ressentira une partie de son corps.

Un miroir fixé au mur est un lieu de grand intérêt pour le bébé qui peut se déplacer.

Le plaisir qu'il exprime devant son image dans le miroir soutient la conviction qu'il s'agit là d'un phénomène important pour le tout-petit. Se voir ou du moins voir une forme humaine qui se déplace et lui sourit, l'attire irrésistiblement, même s'il ne reconnaît pas encore sa propre personne. Il léchera et tapera l'image comme pour mieux la saisir.

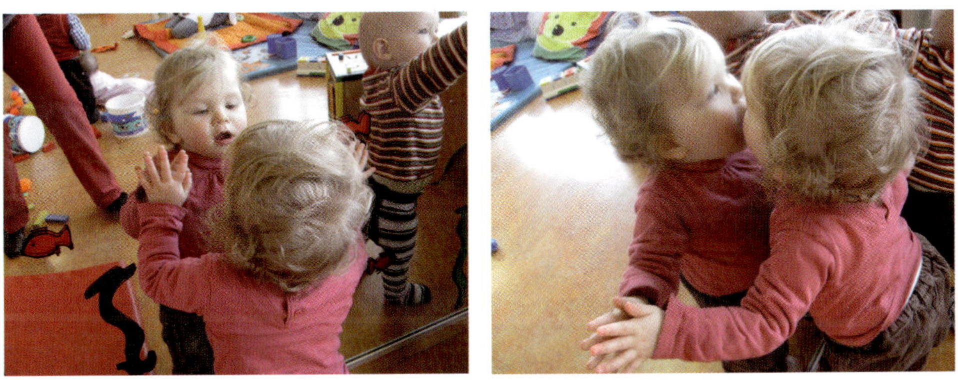

Cette petite « se » regarde puis approche ses lèvres.

Au cours de ses actions sur les objets divers à disposition, le bébé fera la découverte de ses segments corporels (corps segmentaire) :

- par ses explorations tactiles ;
- par l'observation de ses mains, de ses pieds ;
- par ses propres expérimentations d'actions avec des objets en contact direct avec son corps.

Grâce au miroir, il fera la découverte de l'image spéculaire (corps unifié) :

- par son exploration visuelle de l'image et tactile du miroir ;
- par l'observation de ses déplacements devant le miroir ;
- par l'observation et la reconnaissance de l'image de son éducateur.

À la suite de ses observations des petits qui jouent sans interventions éducatives, l'éducateur décide d'organiser une « activité » psychomotrice en groupe avec des objets plus particulièrement inducteurs de l'attention sur le corps.

L'« ACTIVITÉ » PSYCHOMOTRICE EN GROUPE

Lors du regroupement des petits dans un espace dégagé, il leur est proposé des objets spécifiques avec lesquels ils vont jouer.

Ce sont les propriétés particulières de ces objets qui inciteront les tout-petits à les mettre en relation avec différentes parties de leur corps. Cette action attire l'attention du bébé sur ses segments. Néanmoins, il peut tout aussi bien en faire un autre usage qui relève de la créativité cognitive, par exemple en superposant des anneaux de caoutchouc pour en faire une tour, plutôt que de les enfiler sur son bras.

Ce sont les interventions de l'éducateur qui, sans empêcher le choix du bébé, vont orienter les actions vers l'objectif de l'« activité ». Comme il est décrit dans le sous-chapitre suivant : jouer avec le tout-petit.

Quelques propositions de matériel inducteur de l'éveil au corps propre

On placera les objets dans un espace libre de la pièce et en quantité suffisante pour le nombre de petits. Chacune de ces propositions pourra constituer une « activité » en soi.

Matériel : objets évidés à enfiler comme des anneaux en caoutchouc, des rondelles en plastique, un collier (solide !!!).

- Le bébé découvre par lui-même qu'il peut enfiler ces objets sur différents segments de son corps.

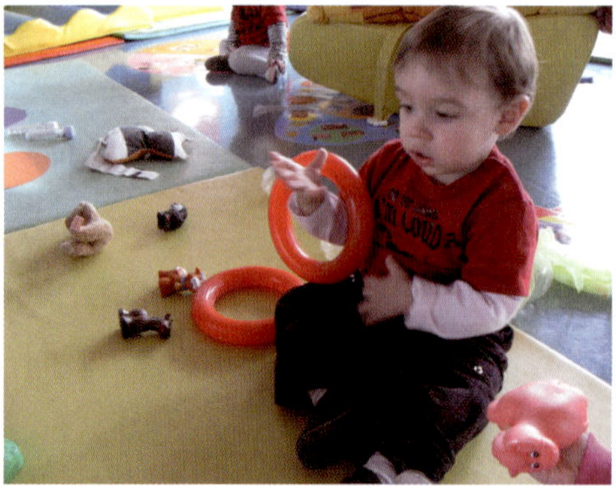

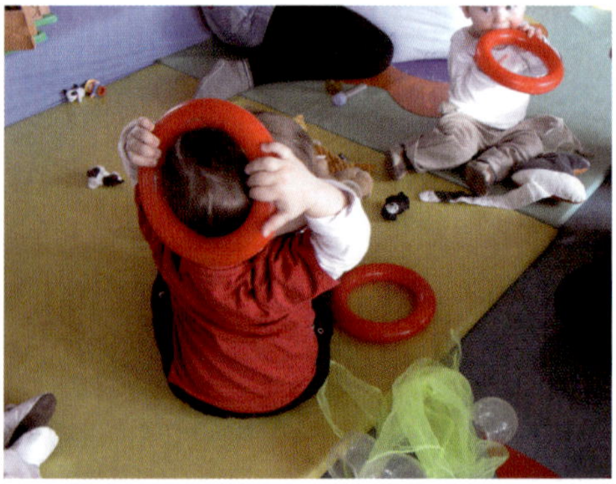

Ce petit enfile spontanément l'anneau sur sa main, sur sa tête.
Il démontre qu'il sait où se situe sa tête sans même la voir.

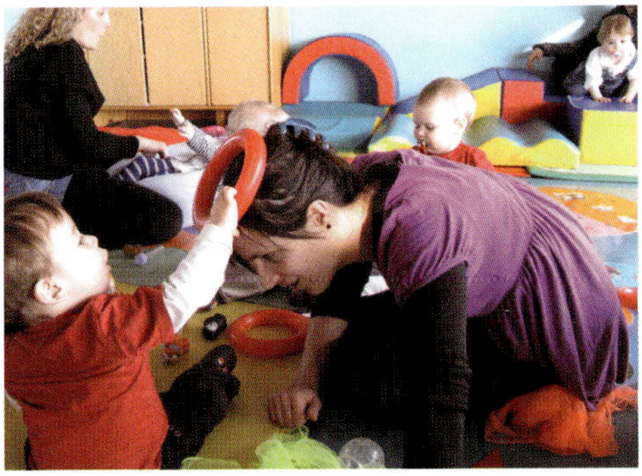

Puis il fait une correspondance avec le même segment chez l'adulte.

Matériel : objets à traverser avec tout le corps comme une bouée de plage, une grosse chambre à air, des portiques de hauteurs variables, une table…

- Au lieu d'enfiler une partie du corps à travers un petit objet (ex : bracelet), le bébé qui se déplace peut passer avec tout son corps à travers ou entre de gros objets. Il peut découvrir tout seul comment replier ses bras et ses jambes pour se blottir dans la bouée ou adapter sa géométrie corporelle pour franchir un obstacle.

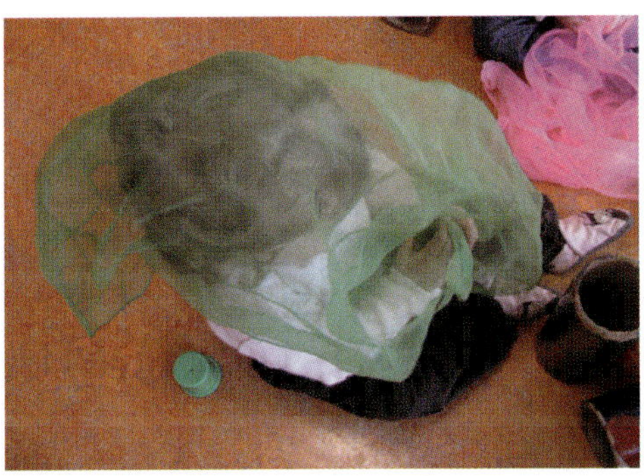

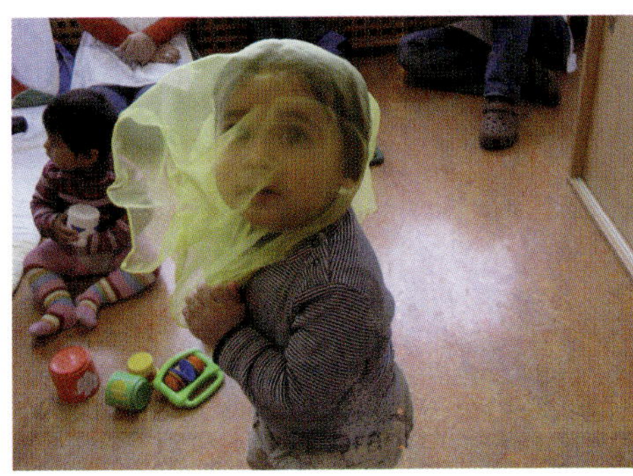

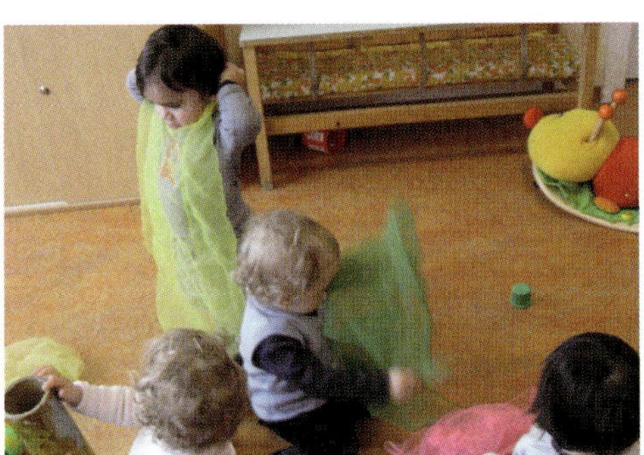

Les petits recouvrent différentes parties de leur corps avec un foulard.

Matériel : objets dont les propriétés tactiles sont différentes comme des foulards en soie, en coton, de petits foulards transparents qu'il manipule et pourra poser sur ou enrouler autour d'un segment.

Matériel : les vêtements de bébé.
Pourquoi ne pas lui donner alors l'occasion de jouer avec ses bonnets et ses chaussons (même s'il les suce), afin qu'il s'exerce à faire la correspondance entre les vêtements et la partie concernée de son corps. Ce faisant, il exerce aussi sa motricité en tentant d'enfiler sa chaussure et à coordonner ses mains pour poser le bonnet sur sa tête. Quelques fois, il parvient même à enfiler tout seul une manche !

Le déroulement de l'« activité » psychomotrice de l'éveil au corps propre sera le même que pour les autres objectifs d'éveil (cf. chapitre 2 Éveil au mouvement et chapitre 4 Éveil à la créativité cognitive).

1. Disposer le matériel choisi. Enlever les jouets aux alentours qui pourraient faire trébucher l'enfant.
2. Se retirer pour laisser chaque petit aborder le matériel comme il le désire. Le bébé s'engage alors dans un jeu autonome (cf. p. 159).
3. Observer les mouvements de chacun des enfants pour connaître :
   - la qualité du tonus et l'aisance dans ses déplacements ;
   - l'attention apportée à la découverte de ses segments corporels ;
   - l'utilisation de ses sens pour explorer les objets et ses propres mouvements.
4. Interventions à partir de ses observations et l'objectif visé dans l'éveil au corps propre :
   Les interventions de l'éducateur reprennent les actions du bébé pour les orienter vers l'objectif de l'« activité », l'attention sur la découverte du corps. En se référant au chapitre 1, il soutient les actions du bébé (zone 1 du jeu : le connu) et propose des variantes spatiales, temporelles… (zone 2 du jeu : la nouveauté). Dans la construction du jeu interactif, il amène le bébé plus loin dans la prise en compte de ses sensations corporelles.
5. Observation de signes de la fin du jeu pour le bébé :
   Le bébé cesse ses activités de recherche, un désintérêt apparaît ou alors une fatigue est ressentie.
6. Rangement avec ou sans participation des enfants (ex : mettre les objets dans un panier).
7. Prévision de l'activité d'éveil suivante :
   L'éducateur prend note de la trame générale de l'activité d'éveil au corps propre. Il consigne plus particulièrement l'état tonique de l'un ou l'autre bébé en vue d'une attention individualisée pour un massage/détente ou pour un renforcement musculaire (cf. pp. 88-93).
   Il choisit aussi l'objectif d'éveil pour l'« activité » du jour suivant soit en poursuivant sur le même thème avec d'autres objets, soit en changeant pour une « activité » d'éveil au mouvement (chapitre 2, p. 110) ou à la créativité cognitive (chapitre 4, p. 205).

JOUER AVEC LE TOUT-PETIT

Aucun âge n'est donné pour les jeux proposés, car les interventions de l'adulte sont modulées et adaptées à chaque bébé.

Le tout-petit est centré sur ses sensations corporelles et leur découverte, il est en contact au travers de ses sens avec le monde qui l'entoure. Ainsi, lui faire porter son attention sur son corps et ses sens ne lui est pas trop étranger.

Le bébé ressent des sensations désagréables qu'il exprime par ses tensions et par sa voix ; ces sensations contribuent néanmoins à le renseigner sur son corps. Cependant l'éducateur agira pour les réduire ou les supprimer. Ce sont évidemment les sensations agréables qui sont soutenues et stimulées par l'adulte. De plus, la forme ludique de l'interaction apporte des manifestations de gloussements et de rires, car beaucoup de bébés aiment être chatouillés, caressés, manipulés, balancés.

Lors des exemples qui suivent, il est proposé à l'éducateur des actions pour soutenir la découverte segmentaire et unifiée du corps, et pour stimuler précisément les sens qui renseignent le bébé sur son corps. Au cours de leur mise en application, un jeu interactif pourra se construire.

Les suggestions ci-dessous s'adressent directement à l'éducateur et relèvent de la zone 2 du jeu : la nouveauté.

JOUER POUR SOUTENIR LA DÉCOUVERTE DE SON CORPS

But : stimuler l'attention sur des segments de son corps par des objets.
Matériel : objets qui ont un léger poids à poser sur soi (sac de riz, cubes…)

- Faites une proposition en plaçant un objet sur son corps et attendez la réaction.
  Le bébé découvrira une partie du segment corporel au travers de la pression exercée par l'objet. Variez les endroits du corps et attendez à chaque fois la réponse pour l'utiliser.

Matériel : des objets à enfiler sur les segments du corps

- Vous soutenez l'action du bébé quand il enfile un anneau sur son bras en l'imitant (zone 1 du jeu : le connu). Invitez-le à faire la même action d'enfiler en modifiant la partie du corps (zone 2 du jeu : la nouveauté).

But : activer la sensation et la connaissance localisée du corps en associant l'audition, le mouvement, le toucher et le plaisir.

- Vous connaissez certainement des chansons pour la découverte du corps. Touchez le bébé en fonction des paroles de la chanson.

But : les jeux devant le miroir avec l'adulte servent à prolonger l'attention du bébé sur l'image réfléchie et à faire une correspondance entre ce qu'il voit et ce qu'il ressent de son corps.

- Vous touchez le nez du bébé quand il se regarde dans le miroir en le nommant (corps segmentaire). Éventuellement touchez votre nez si vous avez l'attention du bébé sur votre image.
- Vous placez le bébé devant le miroir de façon à ce qu'il se voie en entier (corps unifié). Faites-le bouger assis sur vos genoux ou sur un gros rouleau. Balancez-le. Faites-le rebondir. Encouragez-le à répéter tout mouvement qu'il choisit de faire (zone 1 du jeu : le connu), puis proposez une modification au mouvement (zone 2 du jeu : la nouveauté).

JOUER POUR SOUTENIR LA DÉCOUVERTE DU CORPS DE L'AUTRE

Votre corps est plus familier en tant qu'objet que son propre corps, car il le voit, le touche, le sent. Il a peut-être déjà exploré votre visage en enfilant ses doigts dans les orifices (nez, oreilles, bouche), en tirant sur vos cheveux. Il voit aussi l'ensemble du corps de l'adulte qui s'éloigne de lui, par l'élargissement du champ de vision.

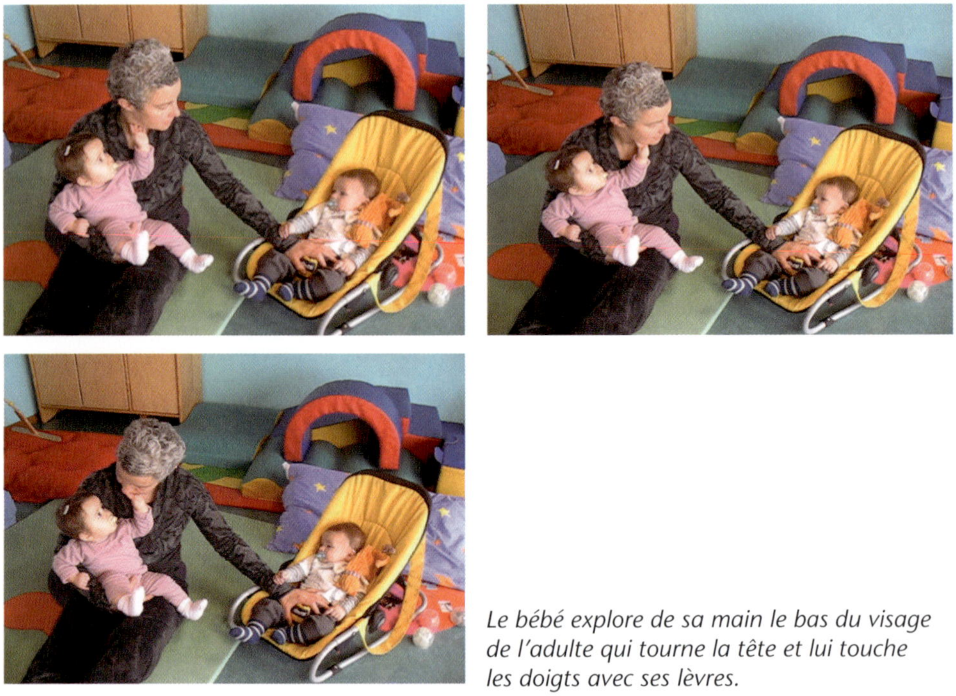

Le bébé explore de sa main le bas du visage de l'adulte qui tourne la tête et lui touche les doigts avec ses lèvres.

But : aider le bébé à connaître son propre corps en le laissant explorer le corps de l'adulte et en engageant des jeux d'imitation réciproque.

- Jeux de correspondance segmentaire :
  Vous laissez le bébé toucher les éléments de votre visage, puis en retour, touchez la partie correspondant chez le bébé en la nommant. Laissez-le, dans la mesure du possible, explorer la cavité de votre bouche, de vos narines et de vos oreilles. Laissez-le toucher vos cheveux, mais protégez-vous de ses débordements en lui tenant la main.
  Vos mains sont aussi pour lui un objet de grande attention, surtout si vous portez une bague. Faites tapoter vos doigts, ouvrir et fermer votre main.
- Jeux d'imitation réciproque :
  Lors de ce type de jeu, vous imitez un mouvement spontané du bébé, ce qui provoque la répétition du geste par celui-ci ; vous l'imitez encore et ainsi une imitation réciproque est engagée. Vous pouvez encourager les mouvements spontanés de la main qui ont un sens social :
  - taper des mains ;
  - embrasser sa main et envoyer un baiser ;
  - faire au revoir ;
  - pointer du doigt.

  Renseignez-vous auprès des parents du bébé pour connaître les mouvements sociaux qu'il a appris. Laissez-leur le plaisir de lui en apprendre d'autres.
- Jeux d'imitation réciproque de mouvements avec tout le corps :
  - rebondir en étant assis à califourchon sur un gros coussin ;
  - assis, se balancer d'un côté à l'autre.
- Jeux d'imitation réciproque de mouvements avec le visage :
  - ouvrir et fermer la bouche ;
  - tirer la langue ;
  - cligner des yeux ;
  - rire ;
  - froncer le nez.

Le bébé imite le plus souvent par mimétisme, cependant peu à peu il fera la relation entre le mouvement qu'il voit chez autrui et qu'il ressent lui-même en faisant le mouvement. Il se construit alors une relation entre la vue et les sensations internes ressenties.

JOUER POUR STIMULER PRÉCISÉMENT DES SENSATIONS CORPORELLES

Dans sa vie utérine n'a-t-il pas déjà été balancé, secoué et tenu ? Les jeux proposés relèvent de cette expérience passée, et la poursuivent tandis que le bébé évolue de récepteur de sensations vers la capacité de les différencier, de les organiser, de les trier, de les mémoriser pour ensuite les utiliser. C'est ainsi qu'il va construire une connaissance de son propre corps.

L'observation du comportement du tout-petit renseigne sur l'appétence à la poursuite de stimulations sensorielles ou au contraire sur la demande d'arrêt d'un jeu ressenti comme trop excitant. Il est alors important de se régler en fonction des tolérances ou des intolérances exprimées.

Au cours des stimulations corporelles proposées, on peut observer des préférences sensorielles particulières et, peut-être, une irritation à un stimulus sensoriel spécifique. Ayres (1972) nous rend attentif au seuil de tolérance individuel à l'intensité d'un stimulus. Certains enfants ont besoin de fortes stimulations pour réagir, d'autres sont hypersensibles, par exemple au moindre bruit ou à la lumière.

L'objectif premier est d'attirer l'attention sur l'information sensorielle apportée par l'activation des sensations internes et externes que le tout-petit coordonnera entre eux progressivement sous l'effet de sa maturation neurologique et sous l'effet de l'exercice de leur mise en relation.

STIMULATION DES SENSATIONS PROPRIOCEPTIVES

But : activer les sensations provenant des muscles et des articulations pour que le bébé ressente les différents segments de son corps.

Jeux de gymnastique

Les déplacements passifs des segments du corps du bébé par l'adulte lors du change et des soins sur la table à langer apportent des informations sensorielles. Celles-ci sont renforcées par une série de déplacements des membres pour le plaisir de procurer des sensations agréables. C'est une petite gymnastique que vous inventez en restant sensible à la réponse tonique du bébé (cf. chapitre II : Le change du tout-petit sur la table à langer). Jouez à varier la vitesse de vos gestes et les directions données aux segments (zone 2 du jeu : la nouveauté). Soyez attentif aux mouvements qui viennent du bébé et prenez-les en compte pour entrer dans un jeu interactif.

Quand la température de la pièce le permet, enlevez les vêtements qui freinent les mouvements des articulations. Le bébé ressent ainsi avec joie son corps en pliant et dépliant, en levant et en abaissant ses membres, bref, en gigotant dans tous les sens.

STIMULATION DES SENSATIONS VESTIBULAIRES

But : activer les sens responsables de la perception de l'information indiquant les positions de la tête dans l'espace, de l'accélération et décélération du corps en déplacement.

Jeux de bercements

Ces mouvements lents et répétés abaissent le tonus de l'enfant. Il ressent alors un bien-être global.

Voici quelques suggestions de chants (vous en trouverez certainement beaucoup d'autres) :

- pour le balancement d'avant en arrière : « En bateau ma mie, ma mie... », « Bateau sur l'eau, la lirette, la lirette » ;
- pour le bercement latéral (quand le bébé est tenu dans vos bras, ce mouvement se fait pour lui du haut vers les bas, comme sur une balançoire) : « Fait dodo, Cola mon petit frère... » – Les berceuses traditionnelles.

Jeux de déplacements

Ceux-ci augmentent le tonus de l'enfant sous l'effet de la vitesse et du changement de la position de la tête et s'associent aux mouvements oculaires. Assurez-vous que le bébé se sente en sécurité au cours de ces mouvements dans l'espace.

Matériel : un grand contenant comme un bac à linge.

- Tirez et poussez le bébé assis ou couché dans le bac à linge. Faites-lui décrire des trajets avec des changements d'orientation en faisant des zigzags. Variez la vitesse des déplacements pour que le bébé perçoive des accélérations et des arrêts.

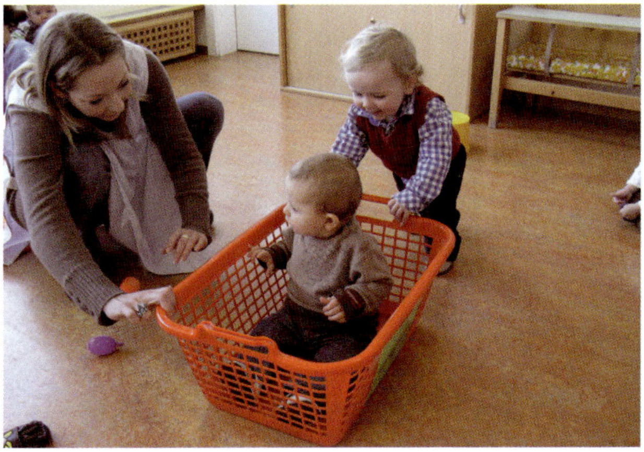

Un autre petit participe en poussant.

Matériel : couverture ou un tapis en mousse.

- Le bébé est couché sur la couverture, tirez doucement la couverture à vous. Soulevez légèrement le bord le plus large du tapis pour faire basculer doucement le bébé ; si vous continuez à soulever le tapis vous ferez rouler le bébé.

Sans matériel, le bébé est sur votre corps.

La proximité du corps de l'adulte rend les sensations plus agréables et sécurisantes.

- Vous êtes assis au sol en tenant le bébé sur vos genoux repliés. Vous chantez « Galope, galope petit cheval… » en synchronisant vos mouvements de jambes avec les paroles et le rythme du chant.
- Vous dansez dans la pièce, le bébé dans vos bras. Il perçoit vos déplacements plus ou moins amples. Vos déplacements giratoires lui plaisent tout particulièrement.

- Vous êtes assis au sol les jambes allongées devant vous, le bébé est placé à plat ventre en travers de vos jambes. Faites-le rouler le long de vos jambes. Vos mains touchent surtout le haut du tronc et la hanche. Le bébé profite de stimulations vestibulaires et tactiles.

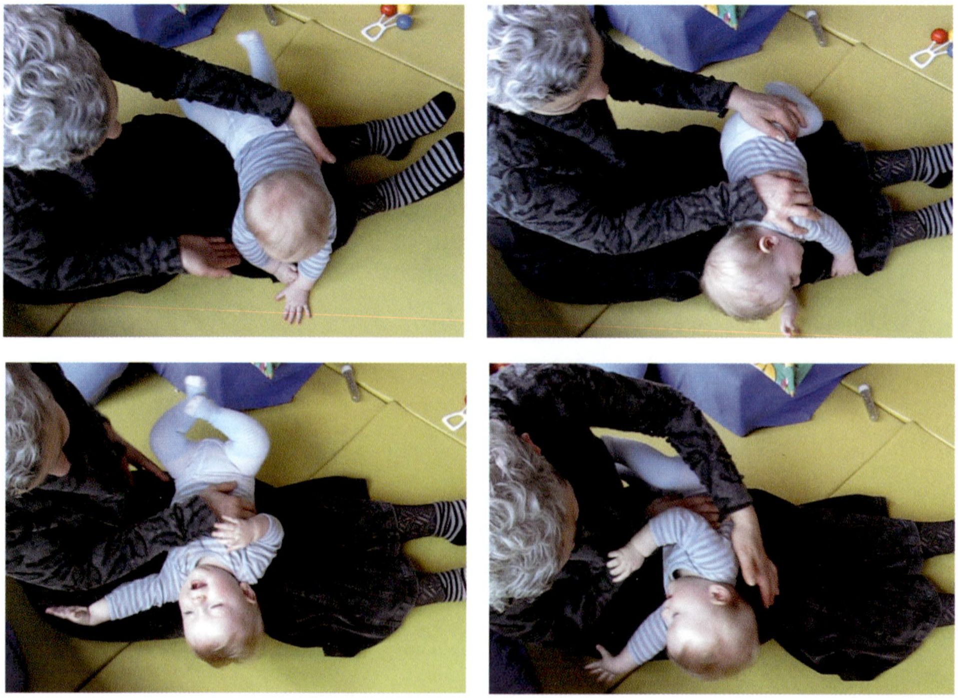

Faire rouler le bébé sur ses jambes allongées en plaçant ses mains sur les ceintures scapulaire et pelvienne. Rester en relation visuelle.

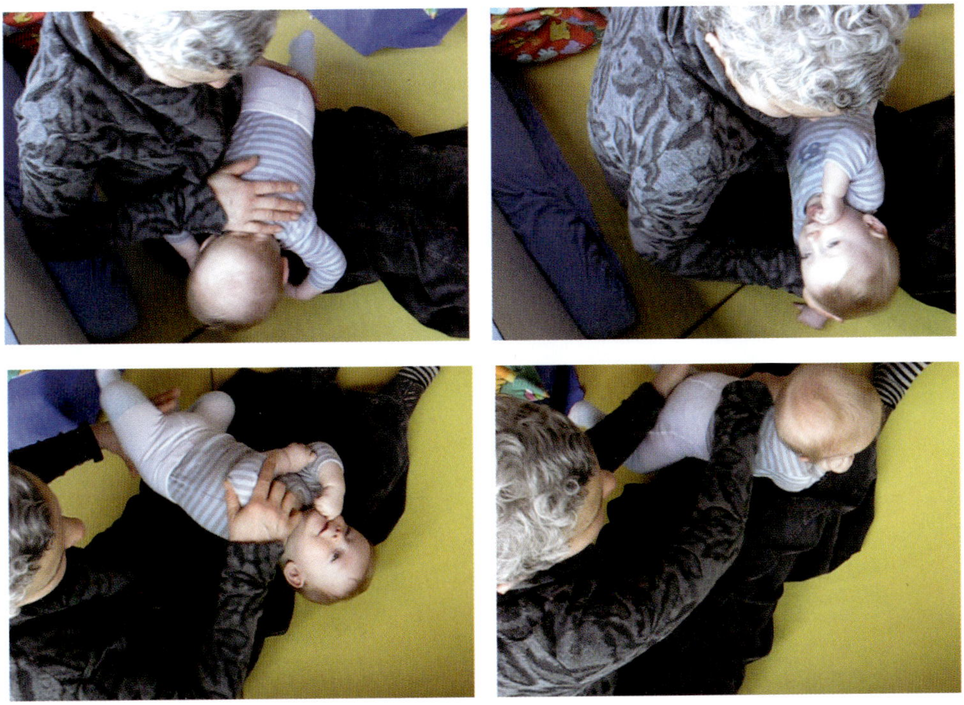

Rester attentif à la vitesse et à la force que les mains impriment au corps du bébé.

STIMULATIONS TACTILES

But : activer la sensation et la connaissance de l'enveloppe corporelle.
Il est souhaitable que le bébé puisse avoir au moins les pieds et les membres nus à un moment de la période réservée au jeu tactile.

Jeux de contact corporel

- Les caresses et les tapotements de vos mains sur les segments corporels du bébé lui procurent des sensations localisées. Vous pouvez aussi donner une perception d'ensemble quand vous passez vos mains rapidement sur tout le corps commençant par la tête et allant jusqu'aux pieds, puis en descendant des épaules vers les mains du bébé. Par la pression et la chaleur de vos mains le bébé sent son existence physique.
- Jouez avec lui en soufflant sur sa peau, chatouillez-le. Toutes ces sensations agréables contribuent à la construction d'une image positive de lui-même.
- Le contact avec votre corps quand vous le portez lui permet de percevoir à son tour une grande partie de son propre corps.

Jeux de contact avec du matériel

Matériel : des objets en métal, en plastique, en bois…, un bac rempli de millet, des sacs contenant du riz, du sable, des noyaux de cerises…

- Aidez le bébé à aiguiser la sensation de différentes parties de son corps par l'intermédiaire de sa peau, en le caressant avec des objets de textures variées, de chaleur et de poids différents.

Matériel : une brosse à dent et une houppette en coton ou bien une plume d'oiseau.

- Passez la brosse sur la peau nue (les mains, les pieds, le cou) pour chatouiller le bébé. Puis, par contraste, caressez-le avec la houppette ou la plume.

Jeux d'eau

L'eau a la propriété à la fois d'entourer et de porter le corps.

- La pataugeoire (ou le bain) est un lieu privilégié pour que le bébé perçoive l'ensemble de son enveloppe corporelle. La chaleur et la pression du liquide contribuent à renforcer cette sensation d'unité de tous les segments. En gigotant et en s'éclaboussant avec ses jambes, le bébé se procure des sensations corporelles d'ensemble.

L'éducateur trouvera d'autres idées de jeux autour de la stimulation sensorielle du corps. Toutefois, il est rappelé qu'il ne s'agit pas simplement d'activer les sens du bébé. La réponse de ce dernier et sa prise en compte vont constituer véritablement le jeu. Les actions de l'adulte doivent avoir une signification pour le tout-petit afin qu'il prenne plaisir à vivre la relation et plaisir à ressentir son corps.

En résumé, vous avez proposé l'éveil au corps propre en stimulant :

- **les sensations proprioceptives** par des jeux de gymnastique (manipulation des articulations) ;
- **les sensations vestibulaires** par des jeux de bercement et de déplacement (haut, bas, gauche, droite, cercle) ;
- **les sensations tactiles** par des jeux de contact corporel, avec du matériel de texture particulière, par des jeux d'eau ;
- **les sensations visuelles et tactiles** par des chansons et des comptines pour la découverte du corps propre, par des jeux de correspondance segmentaire entre votre corps et celui du bébé, par des jeux devant le miroir.

LE MASSAGE, UNE COMMUNICATION NON VERBALE

L'éveil au corps propre par le massage sensibilise l'éducateur à l'importance d'engager un dialogue non verbal et de donner des indications pour offrir au bébé l'occasion de connaître son corps par une stimulation tactile. La pression de la main de l'adulte peut se faire **à travers les vêtements, comme sur la peau nue**. Certains moments dans le déroulement de la journée sont plus particulièrement propices à ce genre de rencontre : le change, au coucher pour la sieste en aidant la détente, et pendant les jeux quand le tout-petit montre des signes de fatigue et s'étend. De plus, des petits mouvements de caresses aident à le consoler d'un chagrin ou à se réveiller après la sieste. Pour un bébé qui pourrait avoir besoin d'une relation plus soutenue avec un adulte, le massage est un des moyens de l'aider. Masser le corps du bébé ou masser seulement un segment est une attention bienveillante qu'il sait apprécier.

En crèche, l'éducateur donne peu souvent un massage complet au bébé. À cause de sa valeur relationnelle, le massage appartient aux parents. Cependant, l'éducateur peut encourager ou même faire une démonstration aux parents de cette manière particulière d'être en relation avec le bébé.

Certains aspects du texte suivant sont à légèrement modifier pour s'appliquer à la situation de la table à langer en complément du soin, de l'endormissement ou lors des jeux au sol. Le bébé est alors habillé, seuls ses membres sont parfois dévêtus. Il serait peut-être plus exact de parler dans ce cas de caresses localisées que de massage. L'éducateur s'inspirera des gestes de massage pour être attentif à la manière de toucher le bébé. Il ne faudrait pas sous-estimer l'apport émotionnel de ces moments de contact de la main de l'adulte posée sur le corps, même vêtu, du tout-petit.

POURQUOI MASSER LE BÉBÉ ?

Trois raisons principales peuvent être évoquées qui relèvent d'aspects différents : les raisons physiologiques, la connaissance du corps propre et le dialogue corporel.

Le bébé qui ne se déplace pas de façon autonome, reste le plus clair de son temps en position allongée, sur le ventre ou sur le dos. Le massage va lui apporter une variété de sensations différentes tout en aidant ses muscles à se relâcher. De plus, la circulation du sang va se trouver activée, la digestion facilitée et le sommeil rendu plus aisé. Ainsi, le bébé reçoit par le toucher de son corps un bien-être de nature physique qu'il paraît intéressant de lui procurer.

Ces sensations agréables, localisées à des endroits successifs de son corps, comme par exemple les massages de ses pieds ou de son tronc, attirent l'attention du bébé sur une partie de lui-même et renforcent ainsi sa perception de cette région. De même, la pression des mains de l'adulte qui suit le contour de ses segments lui donne une sensation d'unité de son corps.

Cependant, les raisons principales pour masser le bébé relèvent du besoin de communiquer, autant pour l'adulte que pour le bébé. Car le massage est un moyen pour l'éducateur, et a fortiori pour le parent, d'exprimer sa tendresse. Ce que le bébé perçoit l'aide à construire sa confiance en la personne qui le touche. Tous les deux vivent le plaisir de donner et de recevoir au travers d'un contact corporel et ainsi engagent un dialogue véritable utilisant le tonus musculaire comme langage commun. Passer la main sur le corps d'un bébé permet de sentir la réponse de sa peau et les contractions de ses muscles, ce qui n'est pas toujours perceptible par la vue seule.

Ce dialogue qui s'instaure passe surtout par la peau et le tonus, mais le regard et la voix y participent aussi. La pratique du massage d'un tout-petit installe progressivement une entente qui se noue entre les deux partenaires. Le regard du bébé balaye la pièce pour se fixer sur le visage de son éducateur, sa respiration devient bruyante et peu à peu s'accorde au rythme du mouvement des mains sur son corps. Souvent, l'adulte chantonne spontanément pour marquer et maintenir la fluidité dans ses gestes. Le massage offre donc une occasion à l'éducateur et au bébé d'être ensemble dans un autre contexte que celui des soins, du repas et des jeux.

La communication au cours du massage est teintée d'une certaine pudeur de la part du professionnel qui n'apparaît pas chez la mère du bébé. Cette retenue est naturelle et démontre le respect de l'éducateur pour la relation unique entre le bébé et sa mère. Est-ce à cause de cette pudeur que les bébés ne sont pas massés en crèche ?

Du moins l'éducateur pourrait-il caresser les bébés lorsque ceux-ci montrent des signes de fatigue ou d'anxiété. Passer la main sur le corps du tout-petit, de manière rythmée en accompagnant doucement de la voix, le rassure et l'aide à se calmer et à se ressourcer quand il a un moment de fatigue. Le contact physique apporte un réconfort et un plaisir dont le bébé peut avoir besoin à tout moment de la journée.

Le massage devrait être donné plus particulièrement à l'enfant qui a des difficultés à s'endormir à la sieste, à celui qui passe de longues heures à la crèche et impérativement à tout bébé placé comme interne. Il est difficile à l'éducateur en crèche, faute de temps, de pratiquer le massage de chacun des enfants de son groupe. Lorsque cet apport particulier est offert à un bébé, il est intéressant que les parents en soient informés, ce qui permet d'avoir un échange sur ses bienfaits. L'éducateur pourrait alors encourager et éventuellement enseigner aux parents comment masser leur petit pour la plus grande joie de chacun.

Apports du massage pour le bébé (d'après Auckett, 1983)

- Le bébé reçoit une attention individualisée si nécessaire dans une vie en collectivité. Il n'a pas besoin d'être difficile ou malade pour qu'on s'occupe de lui.
- Le bébé vit le massage avec plaisir.
- Il prend agréablement conscience de son corps.
- Son anxiété diminue, le bébé s'apaise, il est réconforté et sent la présence physique de son éducateur attitré.
- Il ressent une sécurité physique par la manipulation de son corps.
- Il accepte de toucher et d'être touché (ce qui pourrait avoir des implications même dans sa vie d'adulte).
- Le massage éveille des fonctions physiologiques (digestion, élimination, circulation du sang…).
- Le massage aide l'amorce du sommeil.
- Le massage détend l'enfant crispé et éveille l'enfant « trop calme ».

Apports du massage pour l'éducateur

- Par les plaisirs partagés avec le bébé, l'éducateur se détend lui-même et se ressource.
- Il connaît mieux le corps du bébé et ses réactions.
- Les manifestations de plaisir du bébé à son action lui renvoient une image professionnelle et personnelle positive.

Cependant, pour que le massage soit un moment bénéfique pour tous les deux, il est indispensable que l'éducateur se donne de bonnes conditions matérielles. Il faut qu'il puisse ne pas être interrompu pendant le massage (dix minutes), ce qui lui permettra d'être entièrement disponible pour ce moment de partage avec le bébé.

QUELQUES PRINCIPES DU MASSAGE

Le massage est un ajustement réciproque entre le bébé et son éducateur, même si en apparence celui-ci est plus actif.

Prise de contact rituel personnalisée avant le massage :

- regard, sourire, paroles… puis pour commencer le massage, toujours toucher les mêmes parties du corps. Ex : la main sur le ventre.

Mouvements effectués par l'adulte

Il est important de trouver une position corporelle agréable afin de libérer de toute tension, plus particulièrement ses épaules et ses bras :

- debout, le bébé est couché sur la table à langer ;
- assis au sol adossé au mur, les jambes pliées ou allongées soutiennent le corps du bébé ;
- à genoux au sol, penché sur le bébé couché sur une serviette-éponge.

La qualité du geste dépend du degré de la pression, du rythme du geste, de la trajectoire du déplacement sur le corps du bébé et de la surface corporelle couverte par les mains.

La pression : Approcher en appuyant doucement puis fermement sur un segment ou approcher doucement puis fermement en glissant le long d'un segment. La pression n'est progressive qu'à la prise de contact, ensuite tout au long du massage elle est douce et ferme. Une diminution de la force est habituelle pour le visage. Le degré de pression est variable suivant la réponse de chaque bébé et son envie du jour. L'adaptation par l'adulte de la pression de ses mains sur le corps sensible du bébé constitue le dialogue tonique, fondement de la relation pendant le massage. Le regard de l'un ou de l'autre peut se détourner, le contact direct est maintenu par le toucher.

On distingue quatre formes de pression :

- le massage : atteindre le muscle sous la peau ;
- l'effleurage : caresse qui glisse sur la surface de la peau ;
- le tapotement : pression rapide et répétée du bout des doigts ;
- les pulsions : resserrer et relâcher la main en progressant le long d'un membre.

Le rythme : Chaque mouvement est répété au moins trois fois, ce qui permet la fluidité du geste aidé par une séquence déterminée dans la suite des mouvements de massage. La transition d'un mouvement à un autre, d'un segment à un autre, se fait de façon harmonieuse. L'adulte peut s'aider agréablement en accompagnant ses gestes d'une mélodie rythmée, improvisée ou d'une chanson appropriée.

La trajectoire : Elle doit être claire ; toute hésitation est désagréable pour le bébé. Par conséquent, il est intéressant de posséder quelques trajectoires types pour chaque segment, et d'improviser sur ces déplacements connus. À partir de l'âge où le bébé peut se déplacer de façon autonome, il lui est difficile parfois de rester tranquille lors de son massage. Pourquoi ne pas suivre les changements de position du bébé et masser les segments disponibles ? Par exemple, quand il se retourne sur le ventre, varier la séquence habituelle et massez-lui le dos. Le prendre éventuellement contre votre épaule pour lui masser la nuque et le dos. Les mouvements vont de bas en haut et retour, en diagonale, ils sont aussi circulaires sur la tête et autour du nombril, ils sont en torsade sur les membres.

Masser simultanément les membres en symétrie, ou bien vos deux mains collaborent pour masser le même segment.

Insister sur un segment, puis passer rapidement sur tout le corps pour faire ressentir l'unité de l'enveloppe corporelle.

La surface couverte par la main: Certains mouvements se font avec la paume et les doigts, surtout sur les trajectoires droites et obliques. Les doigts sont utilisés pour les pressions localisées et circulaires, en particulier sur les doigts et les orteils. L'avant-bras (coude plié) sert à couvrir une grande surface et pour exercer une pression assez forte (par exemple: masser depuis les genoux jusqu'à la nuque par de grands mouvements de bas en haut et retour).

La perception par le bébé du massage reçu: la pression exercée sur son corps l'amène à sentir successivement ses segments corporels. Lorsque le massage se fait rapidement sur tout le corps, il perçoit alors avec acuité ses limites corporelles. De la sorte, il reçoit des sensations localisées sur ses segments et une sensation unitaire et enveloppante de son corps. Ainsi, sous l'effet de l'action des mains de l'adulte, le bébé se sent véritablement exister.

La répétition du geste permet au bébé d'anticiper les actions de son éducateur et n'étant pas surpris, il peut lui accorder sa confiance. Quand les mouvements du massage se synchronisent avec sa respiration et ses propres mouvements, le bébé perçoit la sensation agréable d'être pris en compte et d'être en accord avec la personne qui le touche. La rythmicité du geste favorise aussi la détente musculaire. L'anticipation est aidée par une séquence de gestes reprise à chaque massage. Cependant, il n'est pas nécessaire de suivre rigoureusement une même suite de mouvements et leurs trajectoires. L'adaptation aux besoins du bébé et le maintien de la fluidité rythmique des gestes sont certainement plus importants pour induire la détente et la confiance. Le bébé se détend au point que bien souvent il urine.

LA PRATIQUE DU MASSAGE

- **À partir de quel âge est-il possible de masser un bébé?**
  Dès sa naissance la mère le caresse, le touche en appliquant délicatement de l'huile sur son corps, en évitant le nombril, elle cherche surtout à le connaître à travers ses mains. Le massage complet, qui est en fait au début un effleurage, se commence à partir d'un mois.
- **À quel moment de la journée pratiquer le massage?**
  Ce moment dépend de l'organisation de la crèche et du besoin de l'enfant.

Cependant, quelle que soit l'heure, il est préférable qu'il ait lieu au moins une demie heure après un repas complet, permettant au bébé d'avoir progressé dans sa digestion.
Le plus souvent, il se pratique en début de matinée (à la maison avant ou après le bain). Le bébé, par la suite, demeure calme pour le reste de la journée.
Le massage peut aussi se faire lors d'un change dans la journée quand l'éducateur juge que le bébé en a besoin, plus particulièrement avant la sieste pour certains bébés.

- **Où pratiquer le massage ?**
  Dans une pièce suffisamment chaude pour que le bébé puisse être nu. Le massage peut se pratiquer sur la table à langer, l'adulte est alors debout penché sur le bébé. Quand le bébé est encore petit, il est agréable de le masser assis sur une chaise sans accoudoirs. Il se pratique aussi avec l'éducateur assis par terre, le bébé sur ses jambes allongées. En crèche, cette position est davantage utilisée dans la salle de jeu pour détendre un bébé par des caresses, sans le déshabiller.
- **Quelle organisation matérielle faut-il prévoir ?**
  - Les mains de l'adulte : avoir les ongles courts. Se laver les mains et les réchauffer, si nécessaire, en les passant sous l'eau chaude ou en les frottant l'une contre l'autre.
  - Matériel : allonger le bébé sur une serviette-éponge douce. Prévoir des mouchoirs en papier ou un linge pour essuyer un excès d'huile ou si le bébé urine un peu.
  - L'huile : elle n'est pas vraiment indispensable, sauf peut-être pour le dos et quand l'adulte a les mains moites. Choisir une huile végétale d'abricot, d'amande douce ou de noix de coco qui nourrit et hydrate la peau. En hiver, réchauffer l'huile au bain-marie dans un bol d'eau chaude.
- **La durée du massage**
  La durée du massage est nécessairement tributaire des deux partenaires, de leur disponibilité et de leurs besoins respectifs. Habituellement, le massage complet dure environ un quart d'heure. S'il accompagne un bain, le tout ne dépasse pas la demi-heure.
- **Quels mouvements effectuer pour masser le bébé ?**
  Il ne sera pas décrit ici les gestes à accomplir lors du massage. Des illustrations très claires sont présentées dans plusieurs livres traitant du sujet dont Leboyer, Auckett, Walker, et tant d'autres auteurs.
  Se baser sur sa propre expérience d'avoir été massé pour saisir ce qui est important dans le massage.
  Cette expérience ne peut être que partiellement transmise par un texte écrit. Pour l'acquérir, il faut s'exercer à masser différents adultes dont les verbalisations sur la pression exercée, le rythme du geste, la trajectoire, etc.

permettent, par leurs diversités de remarques, de mieux connaître sa façon d'utiliser ses mains. Cependant, l'observation du bébé massé et la capacité d'établir une harmonie à deux sont une source d'expérience importante. L'attention portée à ses gestes permet d'inventer et d'ajuster ses mouvements sur le corps du bébé. Le massage est une danse au ralenti. Les mouvements sont répétitifs, symétriques et synchronisés. C'est une activité harmonieuse qui stimule tous les sens.

- **À quoi faut-il être attentif au cours du massage ?**
  À la qualité de l'interaction entre le bébé et l'adulte. Cette interaction débute déjà au cours du déshabillage. Lui parler de ce qui va se passer, permet au bébé et au parent, ou à l'éducateur, d'anticiper le plaisir à venir. Le maintien du contact les yeux dans les yeux est nécessaire au début du massage, afin que le bébé ne soit pas surpris lors de ses premières expériences. Accompagner vos mouvements d'un chant ou d'une improvisation vocale et adapter l'intensité et la sonorité de votre voix à l'intimité de la relation.
- **Quelle séquence des segments massés peut-on suivre ?**
  a) Séquence se terminant par le visage
  Commencer par enduire le corps du bébé d'une fine couche d'huile. Ne pas toucher au visage, car il n'est pas nécessaire de l'huiler, la pression de vos mains sur le visage étant moins forte. De plus, du gras sur le visage est peu agréable et peut piquer les yeux.
  Le corps du bébé étant lubrifié, il ne vous sera pas nécessaire de reprendre de l'huile et ainsi d'interrompre le rythme de vos gestes. Sauf si le bébé a une peau très sèche. Avec l'expérience vous parviendrez à doser la quantité adéquate pour le bébé et pour vous-même. Trop d'huile sur la peau ne permet pas d'avoir un contact cutané, les mains glissent et l'huile empêche la prise sur la peau. À la fin du massage, les mains n'ont presque plus de lubrifiant, la fine couche qui reste est juste suffisante pour un massage agréable du visage du tout-petit.
  b) Séquence commençant par la tête
  Ne pas graisser vos mains pour la tête et le visage. Prendre de l'huile, enduire le corps, puis masser les épaules, poursuivre sur le reste du corps. Il est fort possible de faire tout le massage du bébé sans huile, à condition de ne pas appuyer trop fortement et causer ainsi une rougeur de la peau.
  c) Petits massages localisés
  En crèche, l'éducateur a peu l'occasion de faire des massages complets, car le bébé est normalement baigné et massé par ses parents à la maison. Cependant, lors des changes une caresse plus soutenue du ventre, des jambes et des pieds est tout à fait possible. Aucune huile n'est alors nécessaire. Il n'est pas indispensable de maintenir le bébé en position allongée sur le dos ou sur le ventre tout au long du massage. En effet, certains bébés restent difficilement immobiles. Suivre alors le bébé dans

ses déplacements en continuant de le masser et en adaptant la succession des mouvements en fonction des segments corporels accessibles. Par exemple : le massage des bras et des mains peut se faire le bébé étant en position assise. Le massage du dos peut s'effectuer le bébé debout appuyé contre une de vos épaules.

- **Les pleurs du bébé**
  Il se peut que le bébé pleure à cause de la nouveauté de la situation. Le prendre alors dans les bras et le rassurer. Allonger très progressivement la durée du massage en fonction du plaisir du bébé. Il arrive que la nudité le fasse également pleurer parce qu'il ne se sent plus contenu, donc plus en sécurité. L'emmailloter alors dans la serviette-éponge et le consoler. Reprendre le massage des membres seulement, en ayant soin de laisser le tronc serré dans le linge. À une autre occasion, il sera possible de le masser complètement.
  Si les pleurs ne sont pas persistants, poursuivre le massage et parler de façon douce, rythmée et continue au bébé pour le calmer.
- **La fin du massage**
  Si le bébé est encore disposé à rester allongé sur le dos, en profiter pour lui faire faire quelques exercices inspirés du yoga pour assouplir ses articulations et sa musculature. Ces exercices d'assouplissement et d'élongation peuvent être ceux proposés au chapitre 1 « l'éveil au mouvement ». Terminer par des effleurements sur tout le corps afin de donner un sentiment d'unité de l'enveloppe corporelle et dans le but de préparer la séparation physique d'avec vous-même. Emmailloter le bébé et le tenir affectueusement contre soi. Il apprécie, comme vous d'ailleurs, ce moment passé ensemble, où la communication a été privilégiée.

BIBLIOGRAPHIE

Ajuriaguerra de, Julian (1971). L'enfant et son corps. *Informations Psychiatriques* n° 47, pp. 391-402.

Ayres, Jean (1972). *Sensory Integration and the Child.* Los Angeles : Western Psychological Services.

Auckett, Amelia (1983). *Câlins et massages pour bébés.* Besançon : éditions de la Lanterne.

Goin-Décarie, Thérèse (1968). *Intelligence et affectivité chez le jeune enfant.* Neuchâtel : Delachaux et Niestlé.

Le Bolloch, Françoise ; Lorenz Edith (1998). L'organisation motrice du jeune enfant. *Les métiers de la petite enfance,* n° 39, pp. 14-17.

Piaget, Jean (1937). *La construction du réel chez l'enfant.* Neuchâtel : Delachaux et Niestlé.

Robert-Ouvray, Suzanne (2000). Porter un enfant, c'est un savoir être. *Les métiers de la petite enfance*, n° 59, pp. 13-17.
Reinhart, Jean-Claude (1990). *La genèse de la connaissance du corps de l'enfant*. Paris : PUF.
—. (1996). Le rôle des modalités sensorielles dans la connaissance du corps de l'enfant. in : sous la direction de Hermet, G. ; Jardiné, M. *Le jeune enfant, son corps le mouvement et la danse*. Éditions Erès.
Wallon, Henri (1942). *De l'acte à la pensée*. Paris : Flammarion.
Winnicott, Donald W. (1969). *De la pédiatrie à la psychanalyse*. Paris : Payot.

Pour en savoir plus

Leboyer, Frédérique (1976). *Chantala, un art traditionnel, le massage des enfants*. Paris : Ed. du Seuil.
Montague, Ashley (1979). *La peau et le toucher.* Paris : Ed. du Seuil.
Solioz, Vanessa (1980). *Symbolisation de gestes et d'actes moteurs – dessins d'attitudes et de mouvements corporels chez l'enfant de quatre à six ans.* Thèse de doctorat. Université de Poitiers.
Walker, Peter (1991). *Le massage des bébés*. Ed. Laffont.

CHAPITRE 4

ÉVEIL À LA CRÉATIVITÉ COGNITIVE

Ce chapitre cible plus particulièrement l'éveil de l'intelligence du bébé. Au cours de son développement celui-ci acquiert des processus cognitifs qui se traduisent dans ses actions sur les objets et ses déplacements dans l'espace. Il va chercher à atteindre des objets éloignés, à retrouver des objets cachés, à explorer tout ce qu'il attrape. Il tente de résoudre les problèmes pratiques qu'il rencontre en agissant sur les objets et en s'adaptant à leurs contraintes. Il est donc actif mentalement, il ne se limite pas à exercer une fonction motrice. En s'appuyant sur la théorie piagétienne, il est proposé à l'éducateur d'observer les actions du bébé et de l'accompagner dans sa découverte du monde qui l'entoure et dans la construction de ses connaissances. L'éducateur organise dans ce but des moments de jeux autour d'objets inducteurs d'actions logiques qui se reflètent dans la créativité cognitive du tout-petit.

UN PEU DE THÉORIE...

LE BÉBÉ ET LA CONNAISSANCE DES CHOSES

Au cours des 18 premiers mois de sa vie, le tout-petit construit sa propre connaissance pratique du monde. Par les interactions avec son entourage social et celles qu'il mène avec les objets physiques, il donne un sens à ce qui l'entoure.

Il progresse en étant soutenu par ses liens affectifs sûrs, seule cette sécurité lui permettra de s'intéresser au monde physique. Il utilise les capacités résultant de sa maturation neurologique pour perfectionner ses déplacements, sa dextérité manuelle, se diriger et capter toutes les informations sensorielles, plus particulièrement sonores, visuelles et tactiles. Par son activité, l'enfant structure la réalité, il n'y trouve pas une structure toute faite. Il ajuste ses nouvelles expériences en les assimilant à des expériences antérieures, c'est-à-dire à un schème existant. Il adapte ou modifie un schème pour le rendre approprié à de nouvelles expériences (accommodation).

Dans le vocabulaire piagétien, un schème serait la structure de l'action qui va permettre une assimilation du monde à l'enfant et une accommodation de l'enfant au monde. Les premiers schèmes sont des schèmes d'action : sucer, regarder, prendre… Ces différents schèmes se coordonnent, alors l'enfant cherche à voir ce qu'il entend, cherche à prendre ce qu'il voit…

N'étant jamais passif à recevoir le monde, il le construit activement à chaque étape de son développement avec les moyens adaptés dont il dispose à ce moment-là.

L'intelligence qualifiée de sensori-motrice couvre la première tranche de la vie du jeune enfant indiquant ainsi que son évolution mentale trouve ses racines dans ses actions et ses sensations.

Après ses premiers mouvements non intentionnels (réflexes, automatismes, habitudes…) l'enfant entreprend des explorations essentiellement par ses sens et par des actions manuelles comme taper avec l'objet, le soulever, le lâcher, le gratter… Il applique ainsi toute une série de schèmes d'actions sur un objet pour en découvrir les propriétés physiques, comme s'il se demandait « mais qu'est-ce donc cet objet ? » Il attrape (schème de préhension) et porte un objet à sa bouche (schème de la succion) pour le sucer, le goûter, le renifler et le toucher avec sa langue et ses lèvres pour en déterminer sa texture, sa chaleur, sa grandeur, son épaisseur…

Les objets ainsi manipulés, regardés, écoutés, sont progressivement différenciés les uns des autres. Ils sont regroupés, par exemple en objets suçables (agréables) et non suçables (désagréables), en objets qui font du bruit et ceux qui n'en font pas, et ainsi de suite. Les jouets à portée de la main sont catégorisés d'une manière un peu aléatoire, par tâtonnements, car l'organisation du monde qui se construit n'est pas encore stable, ni définitive. On en déduit que l'enfant différencie les objets les uns des autres en observant les schèmes d'actions que l'enfant utilise et leurs modifications. Par exemple, il ne prend pas de la même manière un objet plus petit ou plus large que sa main, il ouvre ses doigts différemment s'il veut saisir un bâtonnet ou une balle. S'il différencie ses actions, c'est que probablement il différencie les objets entre eux.

Ses actions se « spécialisent » au contact d'objets connus. L'enfant frappera plus volontiers avec un bâton qu'avec une balle qu'il lancera. Il placera facilement une boîte à l'envers sur sa tête ou y introduira sa main, démontrant sa connaissance que l'objet est contenant avec un intérieur d'une certaine grandeur.

Si d'une part, il exerce toutes sortes d'actions différentes sur un objet pour le connaître, en même temps, il s'intéresse à répéter une même action sur plusieurs objets différents, comme frapper avec chaque objet qu'il prend dans sa main ou lancer au loin tous les objets à sa portée. Avec un plaisir évident et avec sérieux, il lance systématiquement depuis sa chaise haute ou de son lit tous ses jouets pour observer l'effet de son action : les sons produits, la proximité et l'éloignement, le déplacement et la position au sol, et la réaction de l'adulte !

La répétition de l'action sert à constater des effets variés, mais aussi à vérifier un résultat obtenu par hasard, l'enfant peut maintenant anticiper des résultats.

Ce sont les réactions circulaires.

Il construit sa connaissance en construisant des relations.

En effet, il continue ses expérimentations en mettant en relation deux objets. Il découvre leurs propriétés spatiales respectives : leur forme et leur dimension. On observe les actions d'enfiler des tubes dans des trous ou introduire une cuillère dans une tasse. Il retient l'information sur la caractéristique de la tasse qui peut « accueillir » la cuillère, mais l'expérimentation spatiale inverse de mettre la tasse sur la cuillère est nettement plus difficile.

L'enfant établit des relations de comparaison entre les objets en découvrant que certains objets sont des contenants et que d'autres peuvent être des contenus, et même qu'un contenant peut devenir lui-même un contenu. Chaque objet mis en relation proximale renseigne sur les propriétés spatiales de l'autre objet. L'enfant parvient à ancrer l'objet dans l'espace et lui donner une identité quant à sa forme et ses dimensions. Le corps propre est aussi utilisé comme moyen de référence spatiale pour déterminer les caractéristiques d'un objet par la grandeur d'ouverture de la main, par exemple.

Ses actions portent sur les premières capacités d'assemblage d'objets et de leur séparation. On peut voir ici les prémices des mathématiques.

La mise en relation d'objets entraîne aussi des actions tournant autour de recouvrir, cacher un objet par un autre. Il construit de la sorte sa notion de permanence de l'objet. Par exemple, une petite fille de 13 mois met des tubes dans un tiroir qu'elle referme pour les faire disparaître. Ou encore un autre enfant soulève un objet évidé à trous multiples cherchant les objets qu'il avait enfilés par ses ouvertures.

Maintenant, observons un enfant qui renverse une cuvette par hasard sur un plot qui ainsi disparaît. Au cours de ses actions diverses, il bouscule, par hasard, le récipient et retrouve son jouet. Lorsqu'il cherche à reproduire la situation, ses actions pour y parvenir sont inadaptées et ne produisent pas le résultat recherché. Un autre jour, au cours de ses actions variées avec la cuvette (prendre, taper, soulever, retourner la cuvette) il découvre un effet espéré : son jouet apparaît. Après plusieurs tentatives, il comprend quelles actions sont le moyen d'arriver au but. S'il soulève intentionnellement la cuvette pour retrouver son jouet, c'est qu'il a différencié et coordonné deux actions (dits moyen) : prendre et soulever un objet faisant obstacle pour atteindre un but : retrouver son jouet.

Ainsi par le déploiement de toutes ses actions sur les objets l'enfant nous montre qu'il tire parti du hasard. Pour s'aider à comprendre la réalité des objets, il cherche à mettre de l'ordre, à trier, à emboîter, à faire correspondre les objets entre eux et à les comparer. L'organisation de ses actions devient son instrument de connaissance du monde physique. Tout ceci nécessite une coordination des actions entre elles pour obtenir le résultat recherché. En effet, les actions sur les objets ne sont pas des unités isolées, ni juxtaposées. Elles s'enchaînent en séquences.

Un jeu actif peut durer de quelques secondes à cinq ou vingt minutes. Une observation attentive fait ressortir des séquences organisées où l'enfant semble s'être donné un objectif qu'il poursuit tout au long de l'activité d'éveil psychomoteur. Il expérimente, tâtonne pour obtenir le moyen le plus efficace. Il peut même reprendre son intention la semaine suivante s'il est placé devant les mêmes objets. On observe aussi qu'il s'octroie des petites pauses, qui pourraient être des moments d'intégration, puis reprend la suite de son idée. Ce sont ces séquences d'actions organisées et de pauses qui sont intéressantes à repérer par l'éducateur, et à ne pas contrarier afin de ne pas interrompre l'activité mentale en cours.

Qui prend la peine d'observer un enfant de moins de 18 mois qui joue, découvre le pouvoir de concentration de celui-ci, sa capacité à revenir sur ce qui n'a pas " marché " comme il le voulait et l'incroyable inventivité dans la variation structurée de ses actions pour connaître le monde physique dans lequel il vit. Chaque fois que l'enfant réalise un nouveau projet ou met en œuvre une nouvelle action, il enrichit ses possibilités d'interagir avec son environnement. Pour reprendre le terme de Saada-Robert (1990), c'est la créativité cognitive.

Une observation des actions par l'éducateur est rendue efficace grâce à la connaissance des notions théoriques sur le développement cognitif de l'enfant. L'observation critique permet de différencier ce qui peut n'être, à première vue, qu'une succession d'actions sans lien ou qu'un exercice de dextérité.

L'éducateur repère des ensembles d'actions relevant d'une notion, qu'il s'agisse par exemple de la notion de contenu/contenant, ou d'une capacité mentale comme trouver un moyen pour atteindre un résultat ou encore effectuer une imitation.

Il utilise ainsi des bases théoriques pour traduire en actes éducatifs ses compréhensions des actions de l'enfant. Des activités sont donc préparées et évaluées dans le but de soutenir le développement naturel de l'enfant, notamment son développement cognitif.

Ce texte est tiré de : Solioz, Vanessa,
Animation d'une activité d'éveil psychomoteur avec des tout-petits de 12 à 18 mois.
Histoire d'ÈVE, n° 1, Université de Genève, 1999.

OBSERVATION DE LA LOGIQUE DES ACTIONS

Qu'y a-t-il à observer et à comprendre lorsque des tout-petits jouent librement avec des objets ?

Avant d'organiser des activités ludiques ou même d'entrer dans le jeu du tout-petit, il convient de prendre un temps d'observation afin de comprendre à quoi le bébé s'occupe spontanément, ou même de comprendre pourquoi il est peu actif. L'observation renseigne sur la disposition générale du bébé, elle permet de déterminer dans quel registre (affectif, cognitif ou moteur) le bébé est principalement engagé avant d'intervenir pour enrichir ses jeux suivant le sens de son intérêt spécifique du moment.

Les premières questions à se poser sont **Que recherche le bébé ? Qu'est-il en train de vivre ?**
Est-ce :
- exercer sa musculature (registre moteur) ? le mouvement est le but ;
- rechercher la communication avec autrui ? (registre affectif) le mouvement est un moyen ;
- explorer un objet (registre cognitif) ? le mouvement est un moyen.

Quand le tout-petit semble diriger ses recherches vers la découverte du monde environnant, l'observation des activités ludiques s'oriente plus précisément vers divers thèmes complémentaires :

1. Quelle est sa capacité d'attention sur son activité ?
   - Il manipule l'objet quelques secondes puis s'en désintéresse, il en prend un autre.
   - Il garde le même objet pour l'explorer.
2. Quelles sont ses stratégies exploratoires ?
   - Utilise-t-il uniquement sa bouche pour connaître l'objet ?
   - Explore-t-il un seul objet ? Met-il en relation deux objets (les taper l'un contre l'autre) ?
   - Quelles sont ses actions motrices sur l'objet (retourner, lâcher) ?
3. Y a-t-il une adéquation ou un décalage entre les buts probables du bébé et ses moyens moteurs et cognitifs pour les réaliser ?
   - ex : Il cherche à enfiler verticalement un anneau sur une tige en plaçant le bord extérieur de l'anneau sur la tige (la relation spatiale entre la tige et l'anneau n'est pas acquise).
   - ex : Il cherche à enfiler un anneau sur une tige en tenant l'anneau à plat, mais ne vise pas correctement le trou (décalage entre l'intention et la coordination œil-main).
4. Quelles sont les émotions du bébé, exprimées par son tonus, au cours de ses explorations ?
   - Plaisir intellectuel – satisfaction – surprise – frustration – désintérêt, abandon... ?

Observer un tout-petit qui joue librement avec des objets est d'autant plus fascinant qu'on comprend le sens possible de ses actions au travers de thèmes qui trouvent leur origine dans la théorie piagétienne sur le développement cognitif. Les actions s'organisent en séquence où l'enfant tâtonne et expérimente avec un objectif qu'il poursuit dans le temps. C'est ce qu'on nomme la créativité cognitive. L'analyse de l'observation permet de s'assurer que le tout-petit reste éveillé et curieux. Elle sert aussi à déterminer l'intervention éventuelle de l'éducateur pour soutenir l'attention, inciter la poursuite du jeu autonome ou encore à aider l'enfant à exercer sa logique.

D'après Piaget, l'intelligence c'est:

- avoir une intention et trouver les bons moyens pour réaliser ce que l'on veut;
- pouvoir se créer des buts nouveaux;
- s'adapter aux situations nouvelles.

Le raisonnement est une intériorisation de l'action, d'où l'importance fondamentale des actions intentionnelles du bébé. Ces actions sont des schèmes: sorte de répertoire de toutes les façons de taper, de lancer, de prendre.

Un objet prend sens, est «connu» grâce aux actions qui le mettent en rapport avec d'autres objets ou en rapport au corps propre pour en établir d'une part **ses propriétés physiques**, et pour établir d'autre part, la différenciation entre les propriétés des objets et la catégorisation d'objets semblables, ce qui relève de **la logico-mathématique**.

LES CONNAISSANCES PHYSIQUES

Les nombreuses actions (schèmes d'action) avec la main ou avec une autre partie du corps sont souvent **induites** par les caractéristiques de l'objet:

- Ex: saisir un objet dur, le tenir et frotter, taper par terre, le lâcher, saisir un objet mou et le regarder, le mordre, le sucer, le presser...

Ces actions permettent **la connaissance des propriétés physiques de l'objet**, c'est-à-dire les caractères physiques appartenant en propre à l'objet: sa forme, sa texture, son poids... Ce sont les différences que le bébé distingue en premier.

Plus tard, avec le développement des coordinations intermodales (vision, audition), l'enfant prend connaissance des objets par ses actions et en même temps il prend connaissance de ses propres actions par les objets.

On observe autant:

- **plusieurs actions** sur ou avec **un même objet** (ex: avec une cuillère en bois le bébé la mordille, frappe par terre, la tourne et la retourne, la lâche et la reprend. Ses actions multiples lui fournissent des renseignements sur l'objet ainsi exploré);
- **plusieurs objets** pour **une même action** (ex: assis puis se déplaçant à quatre pattes le bébé prend, regarde un objet puis le jette au loin, il répète

cette séquence d'actions avec chaque objet à sa portée comme s'il recherchait leurs réponses respectives à une même action).

LES CONNAISSANCES LOGICO-MATHÉMATIQUES

Actions de mise en relation d'objets

L'enfant utilise les propriétés physiques qu'il connaît des objets pour les mettre en relation. La base de cette logique comprend deux opérations fondamentales de la pensée.

La classification par ressemblance, c'est-à-dire repérer les propriétés communes. Par exemple, sortir uniquement les balles (objets ronds) du panier de jouets.

La mise en relation de différences, par exmple un objet plus dur ou plus chaud qu'un autre, un objet plus grand qu'un autre.

L'enfant combine deux ou plusieurs objets pour comprendre d'une part leurs propriétés physiques respectives de forme, de dimension, de poids..., (ce qui leur appartient en propre) et d'autre part de prendre en compte leurs ressemblances et leurs différences, c'est-à-dire d'établir leur relation logico-mathématique (ce qui appartient à l'enfant).

- Ex : remplir une boîte d'objets disparates, certains y entrent, d'autres pas, ils sont écartés.
- Ex : trouver les actions pour faire emboîter deux objets, l'un troué et l'autre plein.

Les actions sur les objets et leur mise en relation logico-mathématique permettent de construire :

1. l'espace topologique

Actions pour organiser les objets dans l'espace :

- actions concernant les positons relatives (mettre dedans, à côté, derrière, dessus, dessous, entre...)
- actions concernant l'enveloppemen (mettre autour) ;
- actions relevant de la relation d'ordre (placer en succession, aligner, empiler, emboîter) ;
- par l'action de mettre un objet dans un autre l'enfant aborde les notions spatiales (dedans/dehors, contenu/contenant, espace ouvert/espace fermé, plus grand que/plus petit que).

Une relation d'ordre : empiler sans se préoccuper encore de la grandeur ni de l'orientation

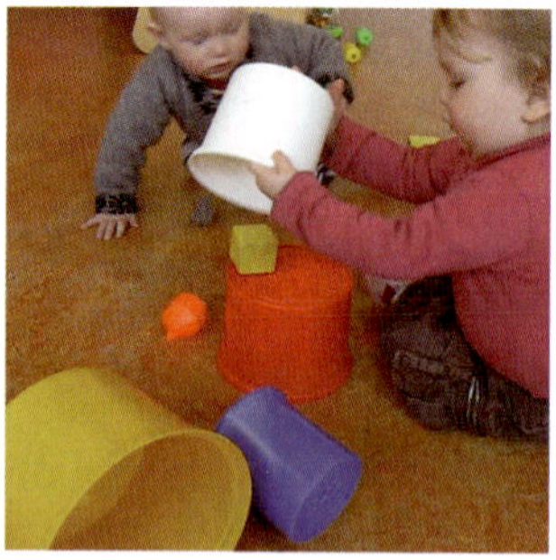

« Je vais les mettre les uns sur les autres »

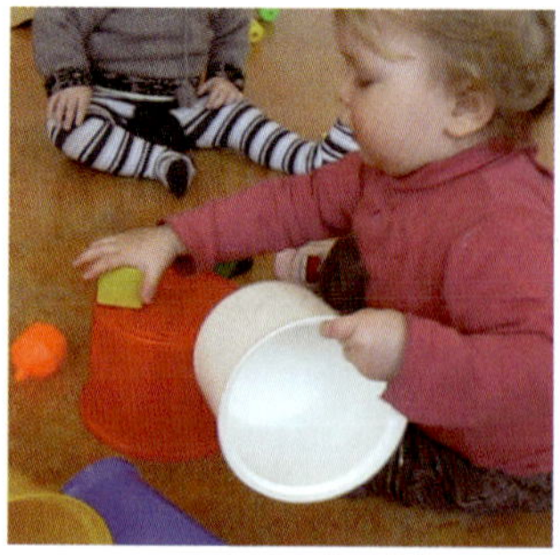

« Ce petit plot n'a rien à faire ici ! »

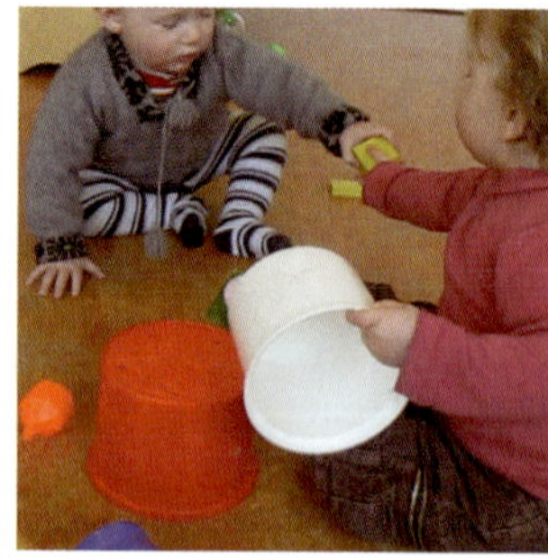

« Tiens c'est pour toi ! »

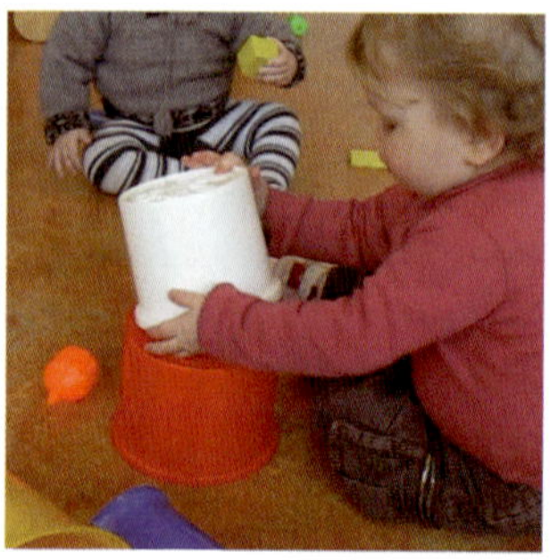

« ça marche… »

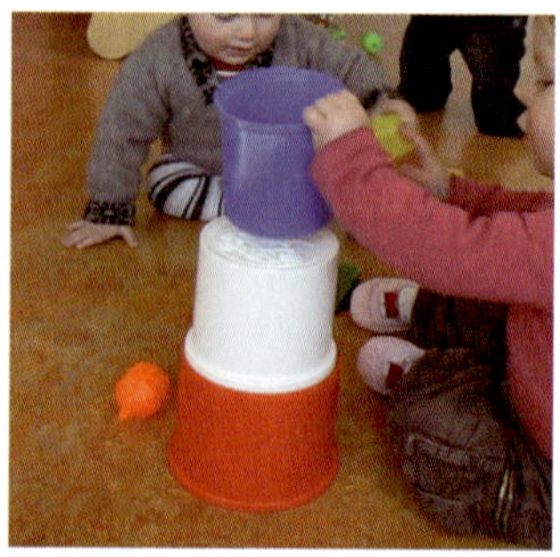

« Plus facile de prendre le bleu par le bord »

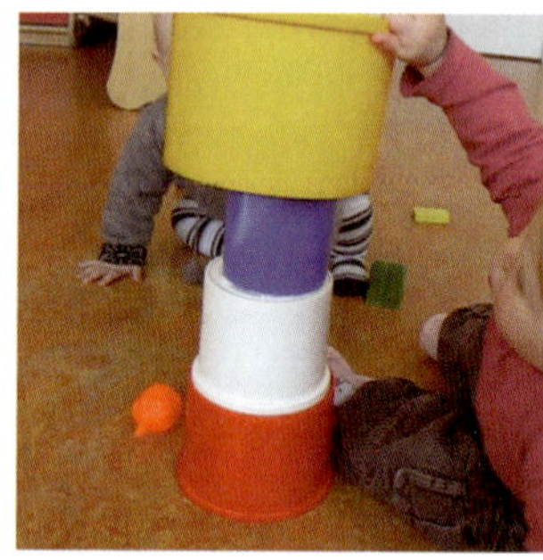

« Et voilà ! »

2. **la permanence de l'objet :**
- action pour rendre visible (dé-couvrir) ;

Soulever pour regarder

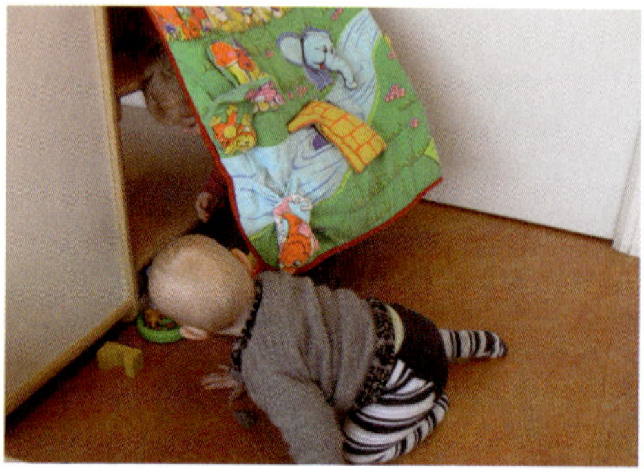

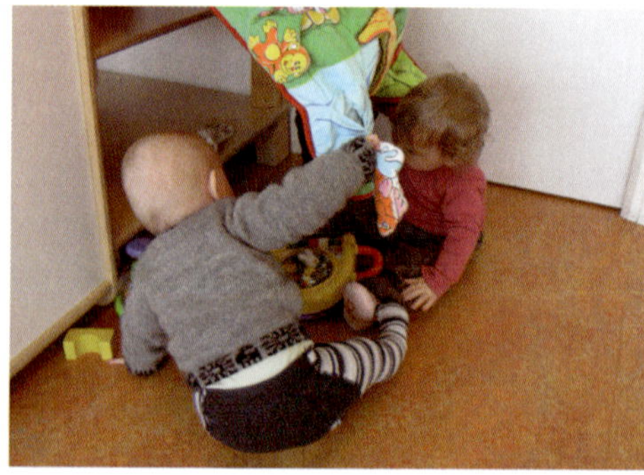

- action pour rendre invisible (couvrir, cacher, enfiler, mettre derrière).

Cacher un objet par un autre plus grand

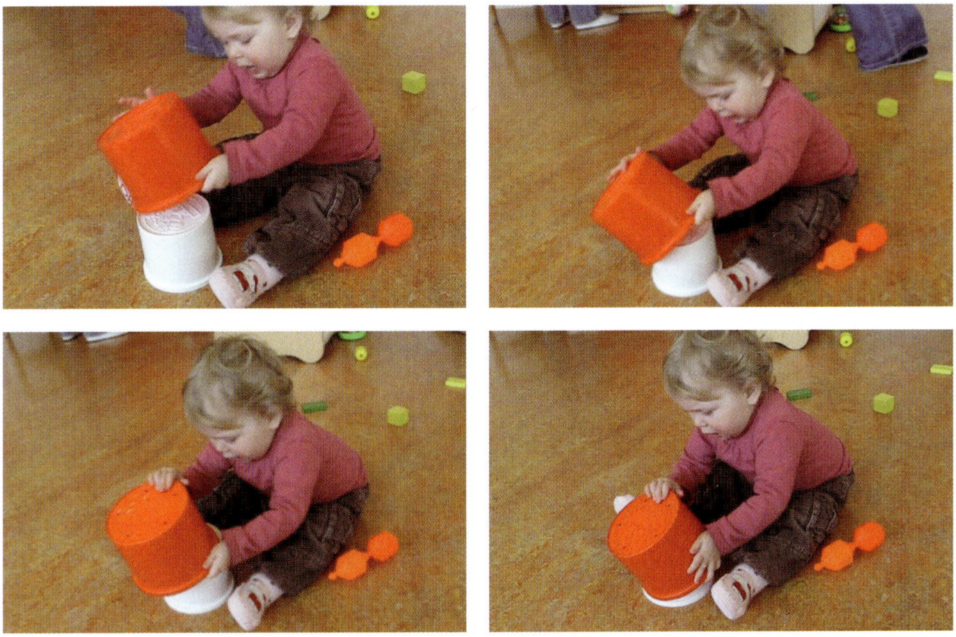

3. **les actions directes et inverses** qui sont une coordination des actions dans l'espace :
- action de déplacer un objet ou soi-même d'un endroit à un autre par différents trajets, y compris en décrivant un détour, ce qui revient à varier les déplacements pour arriver à un même point ;
- action de faire et de défaire ;
- action de mettre dedans et de ressortir.

Action directe et inverse

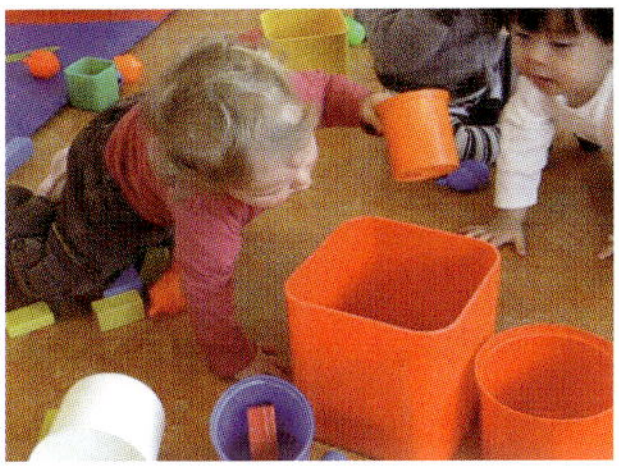

Mettre une boîte orange dans le récipient rouge.

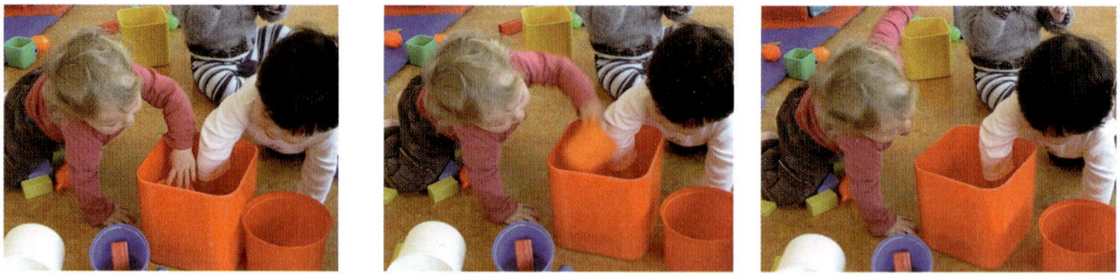

Reprendre le récipient orange pour le ressortir et le lâcher derrière soi.

4. **la notion de quantité** (vide – plein, beaucoup – peu) :
- action de prendre un à un ou tout ensemble ;
- action de remplir et de vider complètement ou en partie.

Les actions de mise en relation de **son corps et de l'objet** permettent d'aborder toutes ces notions. Le bébé peut se servir de son propre corps comme moyen d'investigation.
- Ex : entourer sa cheville ou son bras d'un foulard et en tirer des informations sur les propriétés physiques de cet objet (son élasticité, sa longueur).
- Ex : mettre sa main dans la cavité d'une boîte, ce qui aide à connaître la grandeur de l'ouverture selon que toute la main ou un doigt seulement peuvent s'y loger. Continuer en cherchant à y mettre sa tête ou ses deux pieds pour obtenir davantage d'information sur la grandeur de la cavité.

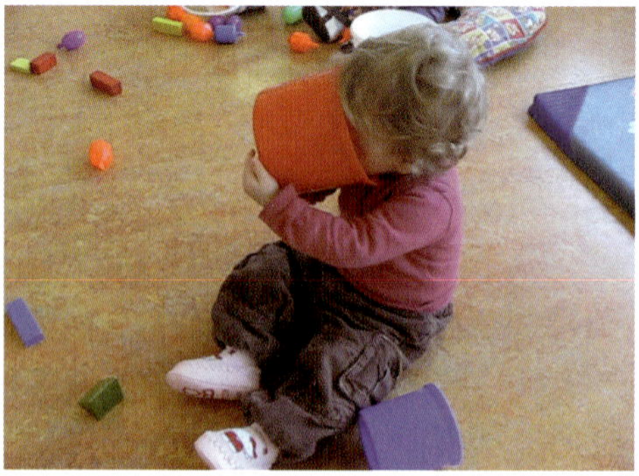

«je peux y mettre mon visage»

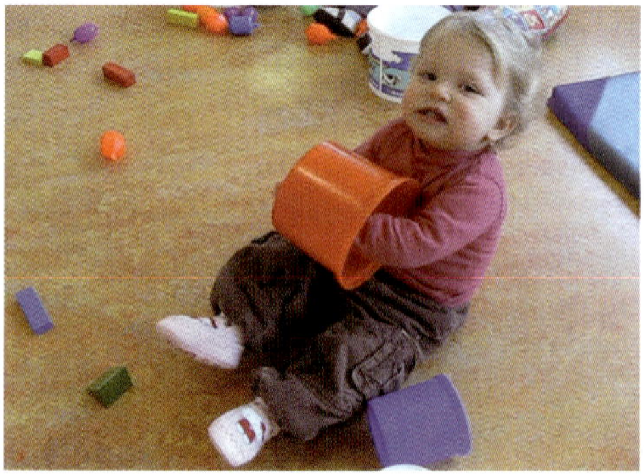

«ma main peut entrer dans le trou»

MISE EN RELATION DES ACTIONS

Les actions sont dirigées par l'intentionnalité de l'enfant, il cherche à atteindre un résultat plus ou moins précis. Il tâtonne, réfléchit, recommence… De la sorte il découvre, puis choisit une **action pour arriver à un but**, il fait la relation entre l'action (moyen) et l'effet (but) :

- secouer pour faire un son ;
- mettre en dessous pour cacher.

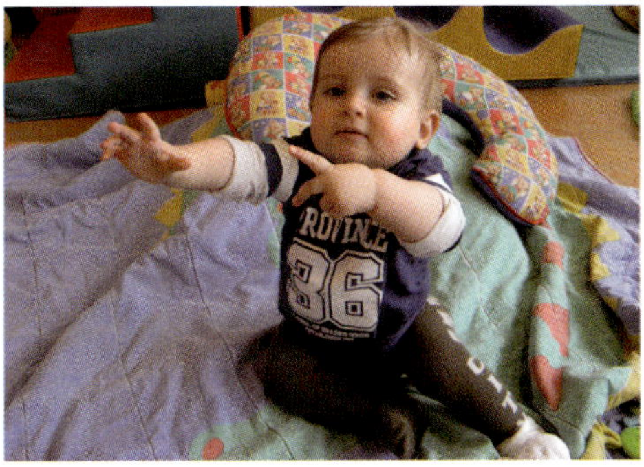

Tendre les bras pour…

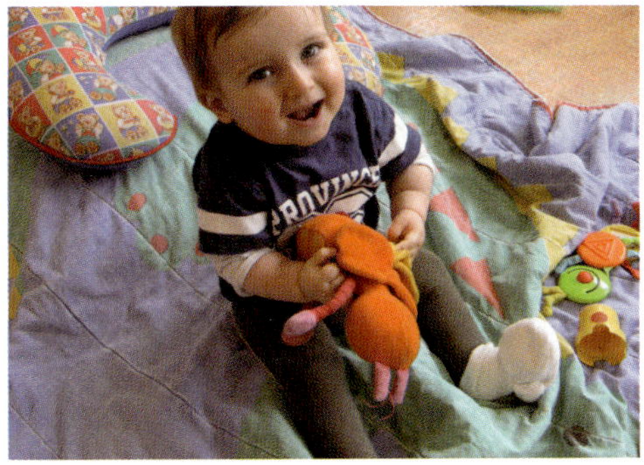

…qu'on lui donne son doudou.

Variation d'une action-moyen pour obtenir un résultat

- Ex : varier la façon de lancer un objet en modifiant l'espace, la force, la vitesse.

Imitation d'une action observée dans l'immédiat ou en différé

- Ex : reproduire l'action d'un autre enfant, donc avoir compris la relation entre l'action spécifique de l'autre et un résultat.

Réactions circulaires : répétition d'une action ou d'une séquence d'actions afin de reproduire un résultat attendu qui intéresse l'enfant.

ANALYSE D'UNE OBSERVATION D'UN JEU SPONTANÉ CHEZ UN BÉBÉ DE 11 MOIS

L'exemple qui suit décrit les activités d'un bébé engagé dans un jeu relevant surtout du registre intellectuel. En effet, il passe un long moment à découvrir les propriétés des trois objets, puis à explorer leurs relations possibles. À la fin de son jeu solitaire, ayant épuisé son attention pour les objets, il demande une relation affective avec son éducatrice. L'adulte a noté mentalement les stratégies exploratoires et l'adéquation existant entre l'intention du bébé et ses capacités motrices. Elle en conclut que le bébé suit dans son activité une bonne ligne de développement, ses interventions ont alors pour but de partager le plaisir du tout-petit et de l'encourager à élargir son champ d'expériences.

« Stephen est assis dans la salle de jeu. Il tient un petit bonhomme dans ses mains. Il le tourne, le retourne, le suce (explorations sensorielles), le jette devant lui, le reprend sans changer de position (exploration de l'espace). Il sait que je suis là (relation affective). Il babille, fait des jeux de sons avec la bouche (exploration motrice) et frotte son bonhomme contre ses lèvres (exploration tactile).

Je lui lance un cube (proposition pour faire varier les actions avec un nouvel objet). Il lâche son bonhomme, prend le cube et l'examine avec ses mains et sa bouche (explorations sensorielles). Puis il passe son cube dans sa main gauche et reprend son bonhomme avec la main droite (résolution d'un problème de dominance manuelle). Plusieurs fois, il fait entrer le bonhomme dans le cube (notion de dedans et de dehors) à l'endroit, à l'envers (explorations spatiales). Le bonhomme tombe, Stephen le reprend, le replace dans le cube. Pendant ce jeu Stephen me regarde parfois, babille, attend une réponse, un sourire (communication affective).

Puis le jeu change. Stephen lance son bonhomme, il se penche pour l'atteindre, (action-moyen/but) n'y arrive pas. Il trouve la position à quatre pattes (résolution d'un problème spatial et moteur) et esquisse un mouvement vers l'avant. Il retrouve son bonhomme, le replace dans le cube, le ressort (actions directe et inverse) en étant toujours à quatre pattes (équilibre). Il se déplace, trouve la corbeille à papier, il la fait rouler (exploration motrice). Il jette son bonhomme, puis le cube. Ensuite, il se laisse glisser sur le ventre. Il fait rouler la corbeille et suit le mouvement avec son corps en roulant un tour, deux tours en roulé-boulé (exploration motrice). Il rejoint la corbeille, la mordille (exploration tactile), la vide de son contenu, se la met sur la tête (notion de dedans et de dehors avec le corps propre et la corbeille). Puis il la jette, se retourne vers moi, rampe en avant, s'arrête et m'appelle (désintérêt intellectuel et besoin d'une relation affective). Je l'attire avec un autre bonhomme, il l'attrape, puis le jette vivement, il ne veut plus jouer, il m'appelle plus fortement».

Dans cet exemple, l'éducatrice offre un milieu physique stimulant pour les désirs d'explorations et de découvertes du bébé sur les plans moteur, sensoriel et cognitif. Elle reste en retrait, observe le bébé. Elle note mentalement la nature des explorations et les notions qu'il aborde.

Relevons le lien vraisemblable entre l'assurance affective ressentie par le bébé tout au long de ce moment de jeu et la richesse d'actions dans son jeu autonome.

À la suite de ses observations elle choisira une ou des notions logiques comme objectif pour l'«activité» psychomotrice de groupe des petits. Au cours de ce moment organisé ses interventions éducatives d'éveil vont accompagner individuellement chaque petit dans l'exercice de ses capacités mentales qui émergent et se construisent.

EXERCICES PERSONNELS SUR LA LOGIQUE DES ACTIONS

L'objectif des exercices personnels est de travailler votre connaissance sur la créativité cognitive en établissant un lien entre les termes proposés dans la théorie au début de ce chapitre et les actions que vous faites en cours pratique avec des exercices/jeux.

Voici quelques exercices pour s'aider en tant qu'adulte à mieux comprendre les actions du tout-petit et pour diriger aussi son observation de la logique des actions. Avant de commencer à jouer, ayez à proximité les pages de la partie précédente : « observation de la logique des actions ».

EXPLORATIONS À FAIRE POUR SOI-MÊME AVEC UN OBJET À DÉCOUVRIR

Prendre un objet insolite, non familier, ou mieux, se faire mettre dans les mains sans le voir un objet et, les yeux fermés, l'explorer de ses deux mains pour en connaître les propriétés physiques : sa forme, sa grandeur, sa texture... Vous vous rendrez compte quelles sont vos actions pour obtenir les informations sur cet objet et comment vos mains se complètent dans cette recherche.

Notez en même temps vos actions relevant cette fois de la logico-mathématique : observez comment vous utilisez par exemple la grandeur de votre main pour déterminer par comparaison la taille de l'objet.

Soyez attentif à vos actions (moyens) qui ont un but, c'est-à-dire vos stratégies exploratoires. Par exemple : passer le doigt sur le pourtour de l'objet pour en connaître la forme en détail ; vous pensez reconnaître l'objet comme étant un feutre, vous vérifiez en tirant sur le capuchon pour savoir s'il se détache.

EXPLORATIONS À FAIRE POUR SOI-MÊME AVEC DU MATÉRIEL INDUISANT PLUTÔT LA CONNAISSANCE LOGICO-MATHÉMATIQUE

Matériel :

- anneaux en caoutchouc, cordelettes, rouleaux cartonnés de papier ménage, petits sacs de sable
  a) Jouer avec une série d'objets identiques
     ex : empiler, aligner les anneaux (ces actions relèvent de la relation d'ordre).

b) Jouer en combinant deux objets de la liste
ex: un anneau et une cordelette: leurs propriétés (forme, longueur, souplesse, rigidité...) vont vous induire à aborder par vos actions, les notions spatiales de dedans, dehors, autour, sur, sous..., en exploitant les formes que peuvent prendre la cordelette et ainsi les mettre en rapport avec les particularités de l'anneau.

Il en sera de même pour toutes les combinaisons des objets que vous aurez choisies.

JEU EN GROUPE SANS MATÉRIEL

La moitié des personnes du groupe ferment les yeux, ce sont les aveugles. Chaque aveugle est dirigé dans la pièce par un membre de l'autre moitié du groupe, les voyants. Les aveugles sont amenés à être placés dos à dos, sans connaître qui ils touchent. Toujours les yeux fermés en gardant le contact dos à dos, ils tentent de deviner par leurs actions contre qui ils sont appuyés. Sans l'aide de ses mains, chaque aveugle frotte, appuie, se baisse et se relève en glissant, ...

Les deux voyants préposés au couple d'aveugles notent les actions exploratoires de ceux-ci sur le *paper board*. Quand un aveugle pense connaître le nom de l'aveugle dans son dos, il lève la main (sans ouvrir les yeux). Lorsque les deux aveugles ont la main levée, ils ouvrent les yeux et se regardent...

Les actions notées par les voyants sont organisées à l'aide des pages sur « la logique de l'action ».

Voici quelques exemples observés pendant le cours pratique avec des éducateurs.
Actions faites avec le dos d'un aveugle pour connaître les propriétés physiques du dos de l'autre aveugle:
Appuyer, frotter... → le dos est osseux ou « rembourré »
Glisser de gauche à droite... → d'après la longueur du trajet:
le dos est étroit ou large
Actions dirigées par l'établissement d'une relation logique entre son dos et celui de l'autre:

Chercher une comparaison spatiale en pliant et dépliant ses jambes pour glisser en montant et en descendant avec son dos afin de situer la tête, la nuque et les fesses de l'autre par rapport à la hauteur de son propre corps.

Utiliser un moyen en vue d'un but: chercher à faire réagir vocalement l'autre pour obtenir une information supplémentaire sur la personne dans son dos en lui donnant un bon coup de fesses.

Au cours de vos actions vous triez les informations, les mémorisez et formez une représentation mentale du corps de l'autre. Vous les mettez en relation avec ce que vous connaissez déjà des caractéristiques physiques des personnes participant au jeu. De la sorte, vous utilisez des processus cognitifs pour établir des stratégies exploratoires motrices pour prendre de l'information.

MISE EN PRATIQUE

RÔLE DE L'ÉDUCATEUR

- Organiser l'environnement du tout-petit en proposant des objets variés et stimulants qu'il peut manipuler aisément.
- Choisir un matériel qui induit des schèmes d'actions et des mises en relation.
- Respecter le rythme du tout-petit dans ses découvertes et ses apprentissages.
- Observer les progrès de la créativité cognitive.
- Établir une relation ludique interactive pour stimuler le tout-petit quand cela semble nécessaire.

JEU AUTONOME ET ACCOMPAGNEMENT suivant l'âge du bébé

Le découpage des actions du tout-petit en quatre phases successives a pour objectif d'aider l'éducateur à observer les actions individuelles qui apparaissent spontanément suivant l'âge du bébé. De plus, il est proposé quelques exemples de jeux initiés par l'éducateur pour soutenir la logique de l'action, sans oublier que c'est le bébé qui est l'agent de ses apprentissages.

LA PHASE D'AJUSTEMENT (0 – 1 MOIS)

À cette période, le bébé est en train de s'ajuster à un changement de milieu de vie. Il est entièrement tourné vers la satisfaction de ses besoins physiques et vers la création de son lien affectif avec sa mère. Les stimulations de la vie courante sont amplement suffisantes pour éveiller ses fonctions cognitives naissantes.

LA PHASE DES EXPÉRIENCES SENSORIELLES (1 – 4 MOIS)

Le bébé est le plus souvent couché sur le dos pendant sa période d'éveil.

A. Un matériel est mis à la disposition du bébé qui règle lui-même la durée de son intérêt. Par exemple :
- un mobile au plafond incite à la poursuite oculaire ou à la fixation du regard ;
- un environnement sonore incite à écouter.

B. L'éducateur stimule activement le bébé pour orienter et soutenir ses expériences sensorielles tournées vers le monde environnant.
- Stimulation visuelle : poursuite oculaire en décrivant un trajet avec un objet.
- Stimulation auditive : objets sonores – chants.

Remarque :
Les expériences sensorielles suivantes concernent plutôt la découverte du corps (cf. chapitre 3), c'est-à-dire les stimulations sensorielles tournées vers soi et non vers le monde physique.
- Stimulations vestibulaires : bercements – déplacements dans l'espace.
- Stimulations proprioceptives : manipulation des segments corporels.
- Stimulations tactiles : caresses.

LA PHASE D'EXPLORATION SENSORIELLE ET MOTRICE DES OBJETS (4-8 MOIS)

Le bébé est couché sur le dos, sur le ventre ou sur le côté, progressivement il pourra se retourner seul et se déplacer.
Le bébé devient actif dans sa propre production de sensations et d'actions. Il est capable de coordonner sa vision avec sa préhension. Par ses actions répétées sur les objets, le bébé va progressivement intégrer et relier les informations qu'il en retire, ce qui donnera à ses connaissances ainsi obtenues une certaine stabilité.

- **Explorations auditives :**
  A. Le bébé produit lui-même des sons par son action sur l'objet. Il a donc à la portée de sa main des objets à frapper, des instruments de percussion adaptés…
  Le bébé explore les sons produits avec sa bouche.
  B. L'éducateur aide le bébé à écouter en soutenant son attention. Il présente des bruits, des sons produits avec des instruments ou des objets sans submerger le bébé, il s'agit seulement de l'intéresser en l'attirant vers l'objet manipulé par le son produit. L'éducateur attend en reprenant éventuellement le jeu pour prolonger l'intérêt sur la différenciation auditive entre deux sons contrastés. Il laisse aussi le bébé explorer l'objet à sa guise.

- **Explorations visuelles:**
  A. Le bébé choisit ses propres stimulations visuelles en dirigeant son regard sur ses manipulations de l'objet.
  B. L'éducateur invite le bébé à regarder et à soutenir son attention visuelle, par exemple, un jeu d'anticipation d'une trajectoire: laisser tomber un objet de la table à langer.
  Choisir des objets stimulant la perception des formes et des couleurs.
- **Explorations tactiles:**
  A. Le bébé produit ses propres stimulations tactiles par l'exploration de son corps et de ses vêtements, ainsi que par toutes ses préhensions dans son environnement physique. Il commencera à différencier la texture, la consistance, le poids, la chaleur des objets à sa disposition.
  B. L'éducateur propose des objets stimulants sur le plan tactile.
  Ex: le bébé est posé sur un tapis multisensoriel. Il a en mains une balle faite de fourrure, de laine, de tissus. L'éducateur touche la peau de l'enfant au moyen d'une plume d'oiseau, d'un foulard en soie, d'une brosse à cheveux, d'une brosse à dent, des chatouilles, etc. Le tout-petit est ainsi renseigné à la fois sur l'objet qui le touche et sur son corps (cf. chapitre 3).
- **Explorations gustatives et olfactives:**
  Ces stimuli surviennent plus spécifiquement au repas. Cependant, au cours de la journée le bébé se procure des stimulations gustatives par le fait de porter à la bouche ses jouets ou tout autre objet qu'il parvient à attraper. Son sens olfactif est excité, entre autre, par les produits de soins utilisés lors de sa toilette. Les promenades dans le jardin ou dans le parc sont des moments privilégiés pour offrir au bébé l'occasion de humer de multiples odeurs.
- **Coordination des voies sensorielles:**
  Elles s'effectuent par des stimulations plurimodales simultanées ou successives. Toutes les explorations activent rarement un seul sens, car chaque action entraîne généralement plusieurs sens à la fois.
  Ex: prendre un objet (la vision, la proprioception et le toucher), le tenir et retourner sa main (sensations proprioceptives des doigts et du poignet) pour le regarder (la vision), le mettre en bouche (le toucher, le goût et l'olfaction).

Au cours de toutes ces explorations sensorielles, il va différencier les objets en repérant leurs propriétés dissemblables et leurs propriétés communes pour parvenir à constituer des catégories.

LA PHASE D'ESSAIS ET DE DÉCOUVERTE DES PROPRIÉTÉS DES OBJETS ET DE L'ESPACE (8-18MOIS)

Le tout-petit peut maintenant se déplacer, que ce soit au sol ou debout, ce qui lui permet d'aller vers les objets qui l'intéressent. Dès qu'il sait marcher, il a les mains libres pour transporter les objets, les tirer derrière lui ou les entreposer sur un meuble. Son attention se prolonge et se porte plus aisément sur ses manipulations.

Au cours de cette phase, le bébé explore un objet au travers de ses sens (vision, audition, toucher, goût, olfaction) et de ses actions (schèmes) pour obtenir de l'information à propos des propriétés de cet objet en particulier. Il répète ses actions pour mémoriser ces informations, il est capable en plus de différencier et d'établir des relations entre les moyens (actions) et les buts (résultats). Il amorce des expériences logico-mathématiques en reconnaissant et en regroupant, par exemple, les plots qui peuvent s'empiler et en écartant d'autres objets.

Ces connaissances se font au travers de **ses tâtonnements et de ses découvertes**, et il tente aussi de reproduire l'action de l'adulte, ce qui rend possible **l'apprentissage par imitation**. On observe parfois un tout-petit imiter une action d'un autre bébé, d'autant plus que l'action entraîne un résultat, comme frapper par terre le couvercle d'une casserole pour produire un son.

Il est à remarquer que le bébé peut être frustré dans ses tentatives maladroites d'action sur les objets et dans ses déplacements. Il a donc besoin qu'on comprenne ce qu'il cherche à faire, qu'on le conforte et qu'on l'encourage dans ses essais et ses découvertes, sans toutefois faire à sa place.

JOUER POUR DÉVELOPPER LA LOGIQUE

avec un bébé de 6 mois et plus

Les jeux interactifs se déroulent le plus souvent au cours de l'activité de groupe. L'éducateur passe un moment en interaction individuelle après avoir observé les actions d'un tout-petit. Il le stimule à utiliser ses moyens mentaux naissants, de la sorte il accompagne le bébé plus loin dans ses connaissances du monde des objets qui l'entoure.

Dans le chapitre 1 « L'intervention éducative », l'observation des actions du tout-petit a été répartie en trois zones graduées du jeu.

La zone 1 : le connu où le bébé répète ses actions pour les consolider. La zone 2 : la nouveauté où le bébé prend en compte un effet non prévu et enrichit ainsi son jeu. La zone 3 : zone au-dessus des capacités enfantines actuelles où le bébé abandonne l'action entreprise.

Quand l'éducateur décide de partager, pendant un moment, le jeu du bébé, il respecte l'enfant en prenant le temps d'une prise de contact suivie d'une proposition d'action et d'une attente de la réponse du bébé avant d'entrer dans un jeu interactif. Il va alors amener le bébé à exploiter et à varier ses actions, et même à en inventer d'autres (zone 2 du jeu : la nouveauté).

EXEMPLES D'INTERVENTIONS SUR L'ACTION DU TOUT-PETIT

Intervention de soutien à l'action (zone 1 du jeu : le connu)
Observation : bébé saisit des objets et les met dans une boîte.

- L'éducateur **imite** l'action. Ce qui a pour effet d'encourager bébé à ramasser tous les objets qui l'entourent pour les mettre dans la boîte.

Intervention apportant un élément nouveau (zone 2 du jeu : la nouveauté) :
« **Provoquer** » le bébé en entravant ou en freinant son action pour qu'il trouve une solution au « problème » posé.
Observation : bébé secoue un bâtonnet avec un mouvement haut/bas.

- L'éducateur **enfile** sur le bâtonnet un rouleau cartonné **pour le cacher**.

Observation : bébé laisse tomber l'objet qu'il explore.

- L'éducateur **recouvre l'objet** partiellement avec un cube transparent évidé pour le cacher en laissant ainsi un indice visuel.

Observation : bébé assis tape alternativement ses jambes allongées.

- L'éducateur **recouvre un pied** avec un foulard pour le cacher.

Observation : bébé secoue un morceau de tissu.

- L'éducateur **immobilise l'objet** en tenant un coin du tissu.

Observation : bébé frappe par terre avec son jouet.

- L'éducateur **met un objet dans la trajectoire de l'action** de bébé ce qui peut en varier le résultat.
- L'éducateur **pose un objet qui produit un effet sonore** quand il est frappé.
- L'éducateur glisse un tissu épais **pour supprimer le son** rendu par le sol.

Observation : bébé enfile un bâton dans un tuyau en carton, puis dans un autre.

- L'éducateur pose un tuyau bouché parmi tous les tuyaux. **Cet objet intrus** va inciter la différenciation entre des objets et peut-être une recherche de solution par une variation des actions.

Observation : bébé tambourine sur une bassine retournée.

- L'éducateur **change la disposition spatiale de l'objet**. Ceci va inciter l'apparition d'autres actions sur l'objet.

Ces interventions de l'éducateur ne sont que le départ d'un enchaînement d'actions, construisant le jeu interactif.

On remarquera que chacun de ces exemples d'intervention introduit une notion logique ou incite une recherche de solutions chez le bébé. L'éducateur accompagnera ce dernier au cours d'un jeu interactif vers la connaissance des propriétés physiques de l'objet et vers la connaissance logico-mathématique.

JEUX THÉMATIQUES CIBLÉS
pour l'âge de la période des essais et des découvertes

Les jeux qui suivent servent d'exemples de situations cognitives amenées par le choix d'objets inducteurs de notions logiques. Les exemples d'actions des tout-petits avec le matériel pourront servir de départ à un jeu interactif au cours duquel l'éducateur va faire des propositions pour vérifier la compréhension du bébé ou encore pour stimuler sa capacité à trouver une solution au « problème » posé (voir ci-dessus).

Il est intéressant pour l'éducateur de garder en mémoire les différentes catégories d'interventions proposées ci-dessous et de s'exercer à les appliquer, de trouver des variantes, bref d'utiliser sa propre créativité cognitive.

JEUX EXERÇANT LA PERMANENCE DE L'OBJET

À noter : les jeux autour de la permanence de l'objet coïncident avec la période de la peur de l'étranger. L'arrivée d'une personne inconnue dans la pièce peut provoquer un comportement d'évitement ou de pleurs. Le premier objet permanent est habituellement la mère de l'enfant.

Les jeux de cache-cache

But : consolider la notion qu'un objet, un segment de son corps ou une personne continue d'exister même hors de la vue du bébé.

Voici des propositions d'interventions à orientation cognitive, elles sont à continuer en fonction de la réponse du tout-petit afin de construire un jeu interactif.

Sans matériel :

- Vous faites les mouvements de marionnettes avec vos mains, puis vous les cachez derrière votre dos. Le bébé restera peut-être seulement à vous observer très attentivement. Il peut aussi, après observation, venir voir vos mains dans votre dos. Peut-être imitera-t-il les mouvements des mains.

Matériel : un jouet et un foulard.

- Vous posez un foulard sur l'objet qui intéresse le bébé. Observez-le enlever le foulard et partagez sa joie à découvrir son jouet.
  Si au début le bébé ne comprend pas le jeu, vous laissez dépasser du foulard une partie de l'objet, lui donnant ainsi un indice visuel.

Matériel : un jouet sonore (clochette, hochet…).

- Secouez le hochet devant l'enfant afin qu'il s'intéresse et le localise. Déplacez l'objet en s'assurant qu'il le suit visuellement, assisté de l'indice auditif.

Puis cachez l'objet sous un drap, sous un meuble, derrière votre dos ou dans votre poche. Si nécessaire, continuez à agiter l'objet pour aider auditivement l'enfant dans sa recherche. Après plusieurs répétitions où l'objet est caché au même endroit, variez les localisations.

Matériel : un plot et deux cubes évidés.

- Le bébé vous regarde. Placez alors le plot sous un cube que vous glissez de façon à faire frapper l'objet contre les parois du cube. Faites le même mouvement avec l'autre cube renversé mais qui ne recouvre rien. Incitez le bébé à retrouver le plot caché. Le même jeu peut se faire sans l'aide auditive pour trouver l'objet.

Matériel : un plot avec couvercle, un petit jouet.

- Devant le bébé, placez le jouet dans le plot et refermez le couvercle. Motiver l'enfant à retrouver le jouet en ouvrant le couvercle.

Matériel : un rideau suspendu, un meuble…

- Vous vous cachez partiellement ou entièrement derrière le rideau ou le meuble. Appelez l'enfant à venir vous trouver. Proposez-lui des indices sonores et visuels pour l'assister dans sa recherche. Vous pouvez vous montrer et vous cacher rapidement pour aider l'enfant. Puis c'est l'enfant qui se cache et vous qui le cherchez en l'appelant. Les retrouvailles entre l'enfant et vous-même sont chaleureuses et donnent lieu à des embrassades et à des rires.

Vous êtes encouragé à trouver d'autres jeux autour de cette notion logique et de l'adapter au comportement moteur et affectif du bébé.

Les jeux de dedans et dehors

But : ces jeux sont dérivés des jeux de cache-cache et font travailler en même temps les premières notions spatiales topologiques. Ils ont l'avantage de permettre à l'enfant de participer de façon motrice au jeu, et même d'y jouer tout seul.

Dans les différents jeux de « dedans et de dehors » qui suivent, **le bébé produit lui-même l'action** induite par le type de matériel qui lui est proposé. Le principe de ces jeux est d'offrir une variété d'objets contenants et des contenus pour qu'il applique sa compréhension de la notion à une variété d'objets.

Matériel : un récipient rempli de petits jouets ou objets.

Spontanément l'enfant va vider le panier de ses objets un à un. Il se peut qu'il vide le récipient de tous les objets à la fois en le renversant. Il aura plaisir à en remettre au moins quelques uns, qu'il ressortira aussitôt.

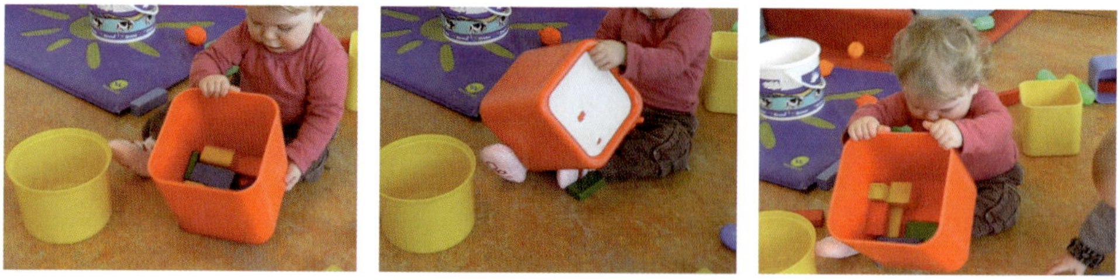

Ce n'est pas évident de vider ce récipient !

Matériel : des tuyaux et des foulards.

- L'enfant va chercher à enfiler et ressortir les foulards

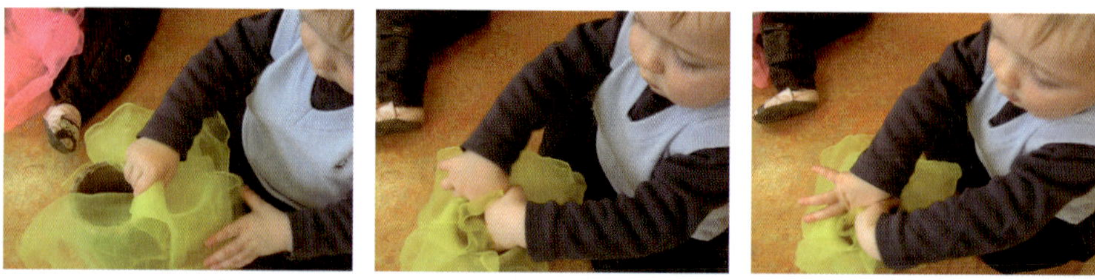

Le bébé recherche différents mouvements des doigts pour parvenir à enfiler le foulard dans le tuyau.

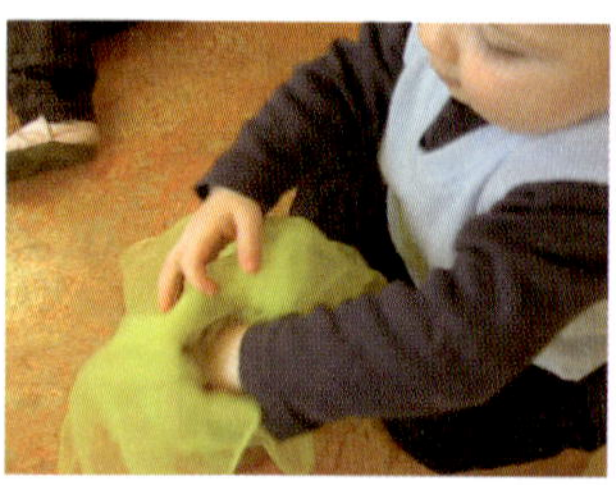

Il pousse le foulard avec toute la main.

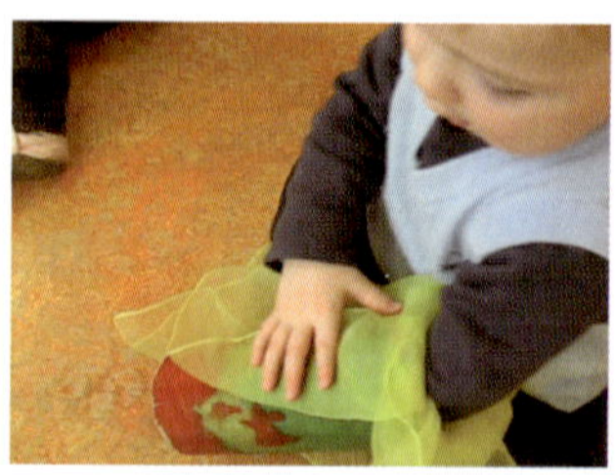

Il enfile le bras tout en poussant.

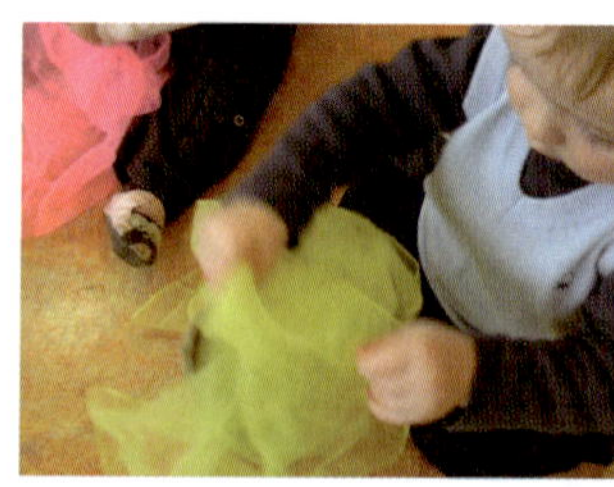

Il ressort le foulard en le tirant.

Matériel : des récipients de différentes tailles.

- L'enfant va chercher à emboîter les objets.

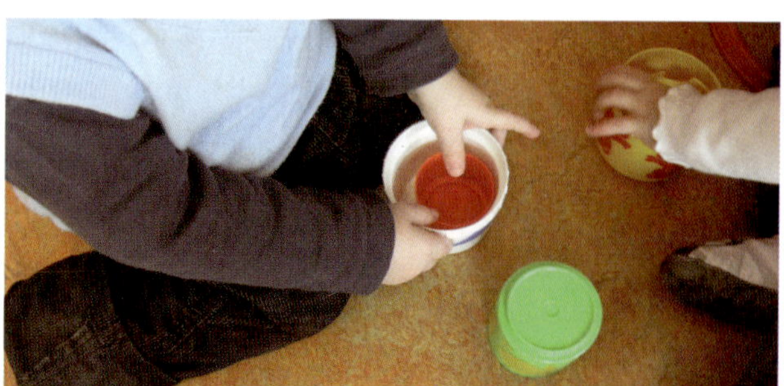

Emboîter à chaque fois un plus petit dans un plus grand.

JEUX DE RELATION DE CAUSE À EFFET ET DE MOYEN / BUT

Une autre acquisition de cette phase tient au fait que le bébé comprend qu'il peut apporter **un changement en agissant** sur les objets. En effet, quand il associe par son action deux objets entre eux (frapper deux cubes), et perçoit une relation entre les objets (production du son), il devient capable d'établir une relation entre **la cause et son effet**, c'est-à-dire entre **les actions qu'il a réalisées (moyen) et un résultat (but)**. C'est pourquoi il est nécessaire de lui procurer un environnement varié, et de lui fournir l'occasion d'observer le résultat de ses actes.

Rappelons que le bébé applique aussi dans sa vie sociale cette relation logique entre le moyen et le but quand il pleurniche et tend les bras sachant qu'on viendra certainement le prendre.

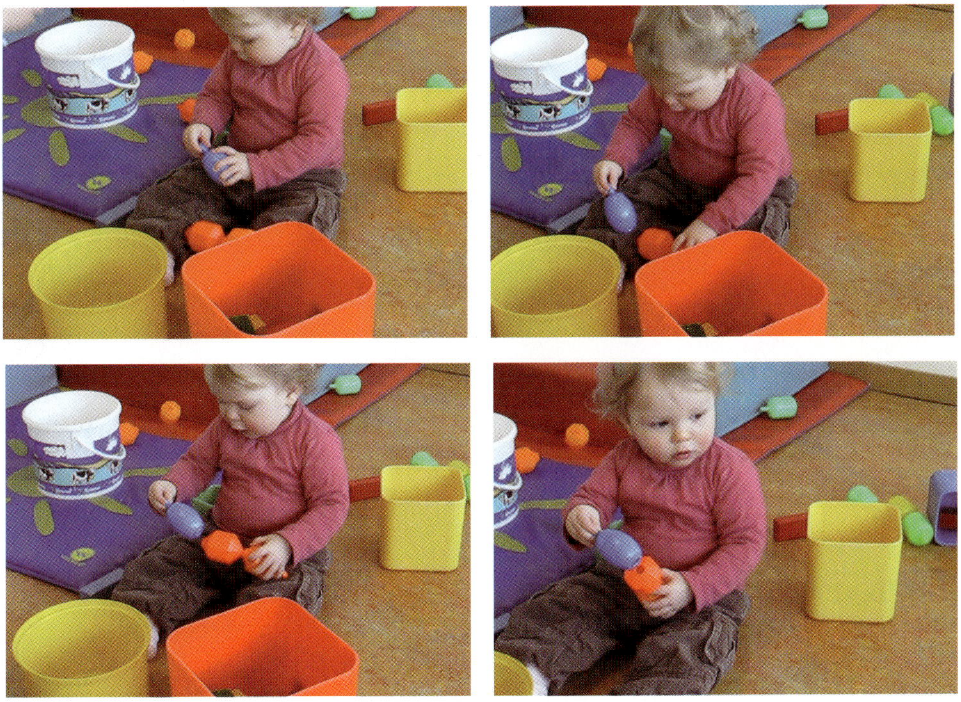

Cette petite a compris que la pointe de la perle bleue doit être mise dans l'ouverture de la perle rouge pour former le collier. Elle n'a pas encore compris qu'il faut retourner (moyen) la perle bleue pour pouvoir assembler les perles (but).

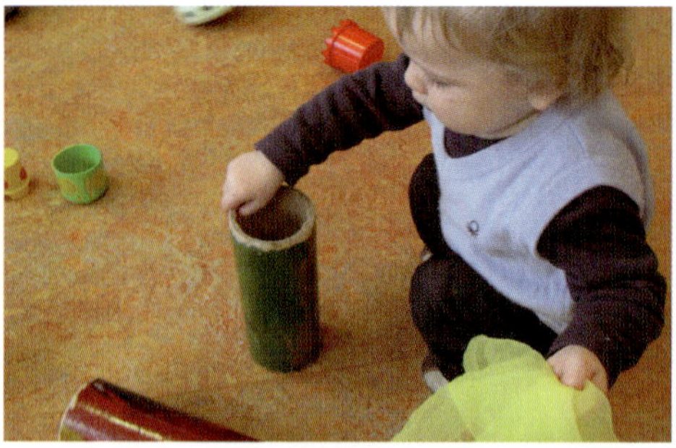

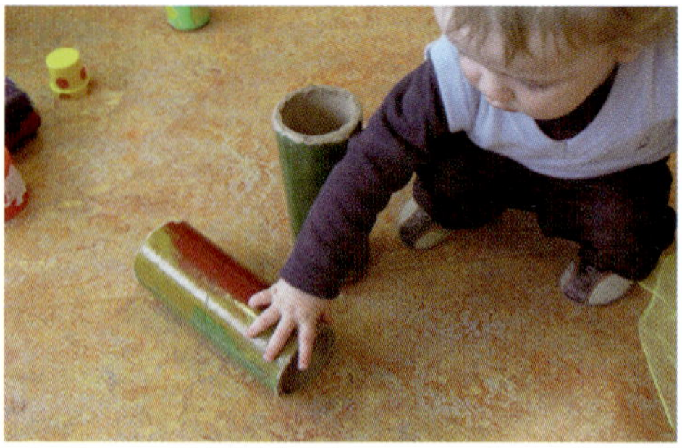

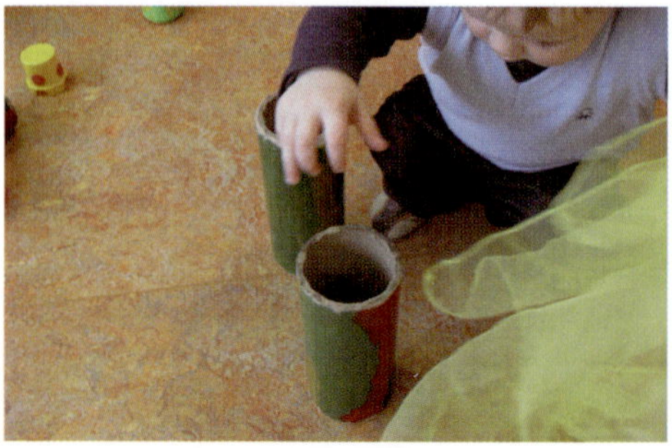

Relever le tuyau pour l'aligner avec l'autre.

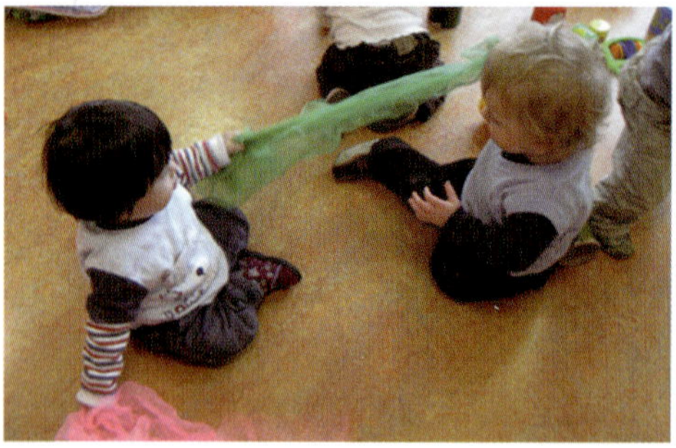

Tirer pour obtenir le foulard.

JEUX DE DÉPLACEMENTS DANS L'ESPACE

Le bébé étudie le déplacement des objets dans l'espace qui l'entoure. Il commence à mieux percevoir les distances par rapport à son corps, ce qui lui confère la connaissance de la profondeur. D'autre part, à cet âge, le bébé se déplace de lui-même dans l'espace, d'abord à quatre pattes puis progressivement, il acquiert la position verticale. Cette nouvelle perspective lui permet de voir le monde différemment. Par exemple, il regarde le dessus des meubles au lieu d'en voir seulement les pieds. Mais avant tout, la station debout libère ses mains pour toucher, attraper et transporter les objets.

Le tout-petit apprécie que l'adulte le poursuive dans la pièce, il se réjouit d'entendre les onomatopées de l'éducateur et le son de ses pas martelés. Ces jeux de poursuite sont souvent initiés par le bébé lui-même. Il joue alors les thèmes de rapprochement et d'éloignement, ainsi que ceux d'absence et de présence. La distance qui sépare le bébé de l'éducateur devient un objet de jeu en soi et enrichit leurs modalités d'interagir.

L'« ACTIVITÉ » PSYCHOMOTRICE EN GROUPE

Le sens de « l'activité » d'éveil à la créativité cognitive avec la participation de l'éducateur est de soutenir le bébé dans l'exercice de ses capacités cognitives et de stimuler ses moyens mentaux naissants.

Vivant en collectivité, les tout-petits se retrouvent en groupe généralement au sol avec des objets/jouets pour les moments en dehors des soins, des repas et du repos. À partir de l'âge où ils commencent à se déplacer, vers 6 mois environ, les petits partagent un espace et des objets en commun, sous le regard et la participation de l'éducateur. On procède alors à l'organisation d'une « activité » avec des objets mis à disposition pour faciliter l'induction d'actions logiques. Le choix des objets ou jouets présentés aux tout-petits et les jeux interactifs initiés par l'éducateur se regroupent autour des actions faisant référence à quatre acquisitions mentales :

- la permanence de l'objet ;
- la relation de cause à effet et la relation entre ses actions (moyens) et ses buts ;
- l'imitation d'autrui ;
- les déplacements dans l'espace des objets et de lui-même (notions spatiales : devant, derrière, autour, entre…).

PRÉPARATION DE « L'ACTIVITÉ »

Celle-ci consiste à trouver des objets qui favorisent des actions logiques, d'être attentif à la manière de les présenter et d'imaginer quelques interventions pour introduire un jeu qui deviendra interactif au cours de l'échange avec le tout-petit.

Le choix du matériel inducteur de la créativité cognitive

Il est évident que tout objet à portée de main soit un sujet de découverte permettant d'exercer la connaissance des propriétés physiques et les activités logico-mathématiques. Cependant, l'adulte contribue au développement des schèmes mentaux en fournissant à certains moments des objets particuliers qui induisent des actions spécifiques.

Des objets bien choisis piquent la curiosité du bébé et l'incite à se poser des questions sur l'objet lui-même : « Qu'est-ce que c'est ? », « Est-ce que je peux le faire rouler ? », « Si je le lâche que se passe-t-il ? » Il se pose aussi des questions sur la relation de cet objet avec un autre sur le plan spatial, par exemple : « Est-ce que je peux le mettre dessus, à l'intérieur, le recouvrir… ? Est-ce que je peux les taper l'un contre l'autre ?, « Que se passe-t-il alors ? »

Disposer des boîtes en plastique et des balles, va inciter des mises en relation d'objets comme l'action de mettre les balles dans les boîtes et de les ressortir, de transvaser le contenu d'une boîte dans une autre, de renverser le contenu au sol, de recouvrir la balle d'une boîte, de laisser tomber une à une les balles, etc. Les actions sont donc très variées, elles se regroupent pourtant autour de l'action générale de mettre à l'intérieur et de ressortir.

Afin de susciter et orienter quelques-unes de ces questions, la combinaison des objets présentés est réfléchie en fonction d'une capacité ou notion cognitive.

Exemples :

- induire la recherche autour de **la notion d'intérieur/extérieur ou de vide/plein** en proposant des contenants et des contenus ou des objets de tailles différentes qui s'emboîtent ;
- induire la recherche autour **de la notion de permanence de l'objet** avec du matériel qui s'emboîte ou se recouvre comme avec des récipients de tailles différentes et des plots ou des tissus et des plots ;
- induire la recherche autour **de la notion de passer au travers et de ressortir, d'enfiler et de ressortir** avec des rouleaux évidés et des balles (topologie) ;
- des séries d'objets similaires qui vont offrir l'occasion de collectionner des objets qui « vont ensemble ».

La connaissance des propriétés des objets, la connaissance des schèmes et l'observation des actions du bébé décideront du choix du matériel à proposer à chaque activité d'éveil pour susciter l'intérêt de l'enfant et pour l'orienter vers une activité cognitive.

LA PRÉSENTATION DES OBJETS

Le panier de jouets

Il s'agit de jouets et d'objets habituels, donc connus des petits. Ces objets/jouets stimulent les sens et les actions auxquels le petit donnera sa propre signification.

L'objectif de ce choix d'objets est de soutenir et consolider les connaissances acquises. Ils peuvent aussi être utilisés pour de nouvelles combinaisons si le petit en a les capacités.

Objet(s) nouveau(x) à explorer

Il s'agit d'objets inconnus ou peu connus des petits. L'objectif de ce choix est d'induire l'exploration autour d'un thème. L'âge du tout-petit déterminera l'exploitation de l'objet.

- Plusieurs petits objets invitent le bébé à explorer par ses sens et ses actions pour élargir son champ d'expériences autour de :
  - un seul type d'objet ayant une même propriété physique comme la texture, le poids, la couleur, le son ; il est proposé d'offrir un seul type d'objets en quantité suffisante pour que chacun puisse en manipuler un ou plusieurs à la fois (ex : balles, foulards, clochettes, plots…) ;
  - des objets complémentaires induisant la logique de l'action comme établir une relation de cause à effet entre deux objets, une action qui entraîne un effet comme un son, des objets contenant et des objets contenus ;
  - Des objets suscitant des déplacements dans l'espace comme chercher à atteindre une balle qui roule, se mettre à l'intérieur et ressortir d'un carton, se cacher derrière un rideau, passer au travers d'un tunnel.
- Un gros objet a ses caractéristiques inductives propres (ex : un bac à linge, un toboggan de coussins, un gros ballon, une couverture), mais chaque bébé l'exploite selon son intérêt.

Exemples de matériel

Voici une liste non exhaustive de matériel qui peut induire plus particulièrement des actions logiques variées. Attention à la mise en bouche !!!

Ensemble d'objets identiques à présenter pour en connaître les propriétés physiques :

- ballons de baudruche ;
- ballons de baudruche avec petits objets à l'intérieur ;
- maracas faites maison avec deux petites passoires à manche collées ensemble et recouvertes de tissus ;
- magazines ;
- foulards transparents de couleurs différentes ;
- bouteilles en plastique de tailles différentes.

Des contenants et des contenus (notions dedans-dehors, grand-petit) :

- boîtes en plastique de taille et de hauteur différentes et bonnets de laine à pompon ;
- boîtes en plastique transparent et opaque et chaussettes de couleurs différentes ;
- boîtes et foulards ;
- boîtes avec couvercle fixé et des balles en mousse ;

- bouchons de liège et des tasses en plastique, rouleaux évidés de papier ménage;
- bouchons en plastique de couleur;
- bouteilles en plastique transparent contenant chacune de la laine, du maïs, des pâtes, du riz, des grelots, des trombones de couleur…

Des objets à associer, à empiler, à démolir (mise en relation d'objets):
- blocs de formes, de couleurs et de grandeurs semblables et différentes.

Des objets avec lesquels faire un son (relation cause/effet):
- objets à secouer (maracas);
- objets avec lesquels frapper sur un autre;
- objets à presser (animal en caoutchouc avec un sifflet).

Ensemble d'objets de forme, de texture et d'assemblage différents (mise en relation d'objets)
- Éléments d'une batterie de cuisine:
  - cuillère en bois;
  - fouet en métal;
  - passoire;
  - couvercle de casserole.

Il existe **des jouets savamment conçus** pour exercer les schèmes d'action, par exemple:
- la valise Fischer Price: schèmes d'action de frapper, de tenir et déplacer, d'appuyer…; apporter la notion de moyen/but: appuyer fort pour faire monter la bille et l'entendre frapper la clochette;
- la boîte aux lettres: schème d'action de mettre dedans et de ressortir, notion spatiale: faire correspondre la forme de la pièce avec la forme de l'ouverture.

DÉROULEMENT SCHÉMATIQUE D'UNE « ACTIVITÉ » PSYCHOMOTRICE EN GROUPE

Lors du moment de jeu d'éveil à proprement dit, l'éducateur est activement présent: il assure le cadre du déroulement, observe et intervient dans les jeux suivant les besoins des enfants. Schématiquement, son rôle pourrait être déterminé comme suit:

1. Disposer le matériel choisi – si nécessaire enlever les jouets aux alentours pour ne pas distraire l'attention du matériel choisi.

2. Se retirer pour laisser les enfants aborder le matériel comme ils le désirent. Les bébés s'engagent dans un jeu autonome.
3. Observer les actions de chaque bébé, chercher à comprendre son intention et ses découvertes: les schèmes d'action, les répétitions, les découvertes probables, la logique d'une action, les imitations d'autrui, la recherche d'un moyen pour atteindre un but.
4. Interventions à partir de ses observations et de l'objectif visé dans la créativité cognitive pour soutenir ou consolider une notion logique (zone 1 du jeu: le connu). Interventions pour construire un jeu interactif pour amener l'enfant plus loin sur le plan cognitif (zone 2 du jeu: la nouveauté) en abordant une capacité ou une notion nouvelle et ainsi élargir le champ d'expériences du bébé.
5. Observation de signes de la fin du jeu pour les bébés (après dix à vingt minutes). Leur intention étant réalisée, un désintérêt apparaît ou alors une fatigue est ressentie après l'effort de concentration.
6. Rangement avec ou sans participation des petits.
7. Prévision de l'activité d'éveil suivante:
   l'éducateur prend en note la trame générale de l'activité. Il consigne les actions les plus marquantes et plus particulièrement celles de l'un ou l'autre bébé. Il peut choisir d'offrir ultérieurement une deuxième présentation des mêmes objets. Ceci stimule souvent le petit dans la poursuite de ses découvertes, car il se souvient de son intérêt précédent et tente de reproduire ses actions réussies. L'introduction d'un objet complémentaire relance sa curiosité et réactive sa recherche.
   L'éducateur peut aussi décider, en fonction de la compréhension de ses observations, de proposer pour l'« activité » suivante une tout autre situation avec des objets inducteurs d'actions qui se rapportent à l'éveil au mouvement (cf. chapitre 2) ou encore à l'éveil au corps propre (cf. chapitre 3).

EXEMPLE D'UNE « ACTIVITÉ » PSYCHOMOTRICE EN GROUPE

Groupe de bébés de 12 à 18 mois

Tiré de: Solioz, Vanessa,
in: Animation d'une activité d'éveil psychomoteur avec des tout-petits de 12 à 18 mois
Histoire d'ÈVE, n° 1, Université de Genève, 1999.

1re « activité » d'éveil à la créativité cognitive:
Préparation
Objectif de l'activité: exploration et expérimentation libres d'un ensemble d'objets identiques.
Matériel: présentation d'une quinzaine de tubes métalliques pour cigare.

Propriétés de l'objet: 10 cm de long, diamètre d'un doigt d'adulte, léger, ouverture à un bout, préhension palmaire facile.
Prévision des schèmes d'actions possibles:
- prendre, puis sucer, lâcher, lancer, rouler, ou frapper le sol...;
- regarder un bout du tube, puis tourner le poignet pour regarder l'autre bout...;

Prévision de la logique de l'action possible:
- prendre et lâcher le tube pour entendre le son;
- mise en relation avec un autre tube ou avec n'importe quel autre objet.

Observations d'actions relevées au cours de l'activité:
Exploration des propriétés de l'objet selon les prévisions
- mise en relation fortuite (un tube roule sous un banc et disparaît);
- mise en relation délibérée (mettre des tubes dans un tiroir à jouets et refermer le tiroir).

2e « activité » d'éveil à la créativité cognitive:
Préparation
Objectif de l'activité: favoriser la mise en relation pour l'action de mettre dedans/ressortir.
Matériel ajouté:
- 2 pyramides en plastique de 50 cm de hauteur avec des trous de même diamètre;
- des tubes de cigare;
- 4 rouleaux évidés en plastique de 4 cm de diamètre et 20 cm de longueur;

Propriétés des objets ajoutés: les tubes de cigare peuvent être enfilés dans les trous de la pyramide et disparaître. Les tubes peuvent aussi être enfilés dans un rouleau en plastique pour ressortir de l'autre côté.
Prévision de la logique d'action possible:
- mettre un tube à l'intérieur par un trou et le reprendre en soulevant la pyramide;
- enfiler un tube dans un rouleau, le pencher pour le faire ressortir de l'autre côté.

Observations des actions relevées au cours de l'activité:
- mettre les tubes dans la pyramide posée sur sa pointe et les ressortir un à un;
- retourner la pyramide sur sa base, enfiler les tubes par les trous, puis soulever la pyramide et la poser plus loin, et recommencer à enfiler les tubes découverts;
- lâcher un tube pour écouter le son produit; ce procédé est découvert fortuitement par l'un des enfants, il est imité par d'autres.

Dans cet exemple de deux « activités » d'éveil psychomoteur successives, on voit qu'un objectif cognitif a été déterminé au départ et qu'il a dirigé le choix des objets. La prévision des actions des petits a servi à vérifier l'emploi possible des objets et à préparer l'observation à venir. À la suite de la première « activité », l'éducateur propose des objets pour aller dans le sens de la recherche des enfants et pour soulever de nouveaux questionnements.

La mise à disposition du matériel propice à leur exploitation constitue la manière de démarrer l'activité cognitive, la poursuite de la recherche dépend de l'intérêt que suscite la polyvalence des propriétés de l'objet.

Lors de la deuxième « activité », la poursuite de l'exploitation des possibilités offertes par les combinaisons d'objets et l'invention de procédés divers dépendent aussi de l'attitude et de l'intervention de l'adulte. En effet, l'attention du bébé doit parfois être soutenue ou relancée lors de la deuxième présentation du matériel. L'adulte prolonge la durée de l'intérêt du bébé dans sa recherche au cours de leur interaction. Il reste cependant respectueux du choix ou non de participation du tout-petit. Si ce dernier quitte le jeu, c'est souvent pour un moment de « repos » ou d'intégration. Il revient généralement de lui-même pour poursuivre l'action en cours, poussé par sa soif de connaître. Une aide extérieure amène l'enfant à affiner ses recherches et à les diversifier. Il exerce alors ses capacités mentales. Ce sont les interventions pour amener l'enfant plus loin qui constituent la partie dynamique de l'action éducative.

BIBLIOGRAPHIE

Solioz, Vanessa (1999). Animation d'une activité d'éveil psychomoteur avec des tout-petits de 12-18 mois. *Histoire d'ÈVE*, n° 1, Université de Genève.

Saada-Robert, Madelon (1990). *Le fonctionnement des connaissances chez l'enfant de 2 à 8 ans*. International Congress of Child Educators ICCE. Kyoto, Japon.

Pour en savoir plus

Hatwell, Y. ; Steri, A. ; Gewtaz, E. (2000). *Toucher pour connaître*. Paris : PUF.

Kamii C. ; Devries R. (S.D.) *La théorie de Piaget et l'éducation préscolaire*. Cahiers de la Section des Sciences de l'Éducation, Faculté de psychologie et des sciences de l'éducation. Université de Genève.

Ludinton-Hoe, Susan (1987). *Éveiller l'intelligence de votre bébé*. Ed. Lattès

Piaget, Jean (1936). *La naissance de l'intelligence chez l'enfant*. Neuchâtel : Delachaux et Niestlé.

—. (1937). *La construction du réel chez l'enfant*. Neuchâtel: Delachaux et Niestlé.

Post, J.; Hohmann, M.; Bourgon, L.; Léger, S. (2004). *Prendre plaisir à découvrir. Guide d'intervention éducative auprès des poupons et des trotteurs*. Montréal: gaëtan morin éditeur.

Sinclair H.; Stambak M.; Lézine I.; Rayna, S.; Verba, M. (1982). *Les bébés et les choses*. Paris: PUF.

CONCLUSION GÉNÉRALE

L'Éveil psychomoteur traite de la relation éducative entre l'éducateur et le tout-petit : un savoir-faire et un savoir être qui relèvent de l'Éducation psychomotrice, dont l'Éveil fait partie.

Pour savoir faire, l'éducateur s'appuie sur son savoir théorique du développement de la motricité, de la connaissance du corps propre et de la créativité cognitive du bébé.

Pour savoir être, l'éducateur exercice sa qualité d'écoute, et offre la sécurité affective au bébé afin qu'il puisse grandir.

La mise en application de l'Éveil psychomoteur s'adresse à l'enfant dans sa globalité, c'est-à-dire dans tous les aspects de son développement : physique, émotionnel et cognitif. Apports qui permettent aux tout-petits de ressentir, d'explorer, d'expérimenter, de trouver des solutions pratiques, bref de vivre pleinement les différents moments de sa journée en collectivité dans un cadre sécurisant pour sa personne et stimulant pour ses capacités en évolution.

L'éducateur accompagne l'enfant dans son développement, et s'assure que celui-ci progresse dans ses acquisitions et dans la connaissance naissante de lui-même.

Les observations sur la motricité, sur l'utilisation de son corps et sur ses actions avec des objets renseignent sur l'évolution de chaque enfant. Elles offrent matière à échanger avec les autres éducateurs de l'équipe éducative.

Les connaissances sur l'Éveil psychomoteur et sa mise en pratique par l'éducateur nourrissent les échanges avec le psychomotricien, qui fait souvent partie de l'institution de la petite enfance. Le partage du vécu qui suit les interventions psychomotrices ne peut que profiter à l'action éducative quotidienne.

Les parents, de leur côté, apprécient de recevoir des informations détaillées et précises sur les différents domaines de progrès de leur enfant. Ils peuvent participer en reprenant les gestes proposés par l'éducateur. Le partage de leurs observations enrichit un échange qui ne peut que contribuer à soutenir le développement du tout-petit.

Le contenu de ce document est à usage de référence, de consultation périodique, de soutien à des interventions éducatives au gré des besoins de l'éducateur de l'enfance.

Pour qu'il trouve son application, l'éducateur doit privilégier les instants d'échange individuel avec le tout-petit. Les exemples d'interventions ne sont que propositions. L'éducateur est invité à se les approprier, à trouver les siennes propres et ainsi à garder plaisir à demeurer créatif dans l'interaction avec le bébé.

Place à la joie de partager avec le tout-petit son prodigieux développement !